AF879656

SOTHIS PRESS

Sothis Press aims to completely reimagine the public domain book with an emphasis on universal access to captivatingly designed print editions. We believe that technology will enable every single book ever published to be perpetually accessible in beautiful print form. Sothis is beauty in ubiquity.

Printed and bound by CPI Group (UK) Ltd,
Croydon, CR0 4YY

www.sothis.press
1 Waterhouse Square, London, EC1N 2ST

Nouveau Manuel Complet du Parfumeur

Contenant la Fabrication Et la Nomenclature des Essences;
La Composition des Parfums, Extraits, Eaux,
Vinaigres, Sels, Poudres, Etc.; La Préparation
des Fards, Colds-Creams, Teintures, Etc

P. Pradal

SOTHIS PRESS

ISBN 978-1-0365-2518-7

Nouveau Manuel Complet du Parfumeur
is in the public domain.

ENCYCLOPÉDIE-RORET

PARFUMEUR

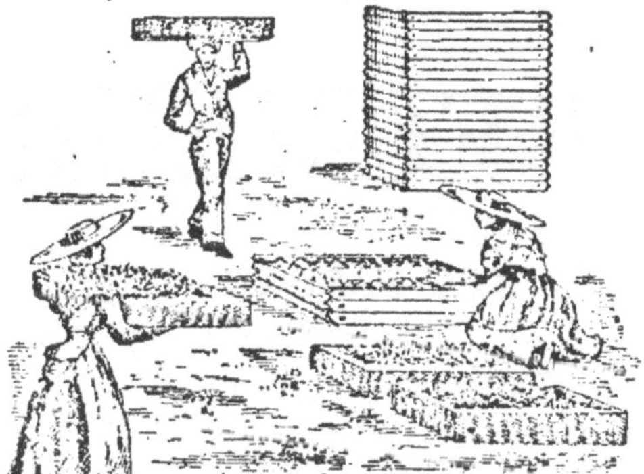

TOME PREMIER

PARIS
LIBRAIRIE ENCYCLOPÉDIQUE DE RORET
RUE HAUTEFEUILLE, 12

ENCYCLOPÉDIE-RORET

PARFUMEUR

TOME PREMIER

o

MANUELS-RORET

NOUVEAU MANUEL COMPLET

DU

PARFUMEUR

CONTENANT

LA FABRICATION ET LA NOMENCLATURE DES ESSENCES

La composition des Parfums, Extraits, Eaux Vinaigres, Sels, Poudres, etc.

LA PRÉPARATION DES FARDS, COLDS-CREAMS TEINTURES, ETC.

Par MM. **PRADAL** et **MALEPEYRE**

NOUVELLE ÉDITION

CORRIGÉE, AUGMENTÉE ET ENTIÈREMENT REFONDUE

Par M. **A.-M. VILLON**
Ingénieur-Chimiste

TOME PREMIER

PARIS
LIBRAIRIE ENCYCLOPÉDIQUE DE RORET
12, RUE HAUTEFEUILLE, 12
1895

AVIS

Le mérite des ouvrages de l'**Encyclopédie-Roret** leur a valu les honneurs de la traduction, de l'imitation et de la contrefaçon. Pour distinguer ce volume, il porte la signature de l'Éditeur, qui se réserve le droit de le faire traduire dans toutes les langues, et de poursuivre, en vertu des lois, décrets et traités internationaux, toutes contrefaçons et toutes traductions faites au mépris de ses droits.

Le dépôt légal de ce Manuel a été fait dans le courant du mois de Mars 1895, et toutes les formalités prescrites par les traités ont été remplies dans les divers États avec lesquels la France a conclu des conventions littéraires.

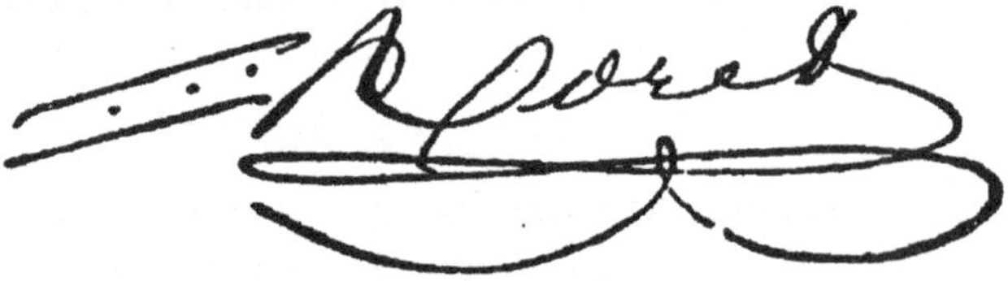

PRÉFACE

La fabrication des parfums a pris, en France et en Angleterre, depuis de longues années déjà, une très grande extension. Au siècle dernier, Montpellier était le centre de cette industrie, aujourd'hui transportée surtout en Provence, et dont Nice, Cannes et Grasse ont principalement le monopole. Les parfums d'Orient sont, pour la plupart, fabriqués en France ou en Angleterre avec des produits indigènes. Il y a pourtant, en Asie-Mineure, certaines fabriques très importantes d'essence de roses. Nous importons un certain nombre de matières premières, telles que le musc, la myrrhe, le benjoin, etc., qui servent à la confection de certains mélanges, mais on ne les emploie qu'après leur avoir fait subir des préparations diverses ou les avoir unies à d'autres parfums.

L'art de la parfumerie, c'est-à-dire l'art de composer les mélanges de parfums, les odeurs, les esprits, les pommades et toutes les préparations ayant pour but l'hygiène de la peau, l'entretien de la beauté, les soins de la bouche et de la chevelure, se trouve concentré dans deux grands centres, Paris et Londres, dont la renommée est universelle.

Cet art, dont les débuts ont été tout empiriques, est devenu une des branches les plus importantes de la chimie industrielle. Il a fait des progrès considérables en suivant les principes scientifiques modernes.

De nombreuses améliorations ont été apportées à l'extraction des huiles essentielles, et des méthodes entièrement nouvelles ont permis l'obtention d'essences qui, jusqu'à ce jour, n'avaient pu être isolées par suite de leur fugacité et de leur subtilité. Les formules servant à la composition des extraits, des parfums pour le mouchoir, des eaux aromatiques, des poudres odorantes, etc., ont été simplifiées et considérablement augmentées.

De plus, grâce aux merveilles de la synthèse chimique, on a pu produire artificiellement, en quelques heures, dans le laboratoire, les essences, les principes odorants que la nature mettait des mois et des années à produire dans les plantes ou les animaux. C'est ainsi qu'on est arrivé à préparer de toutes pièces la vanille, le musc artificiel, l'essence d'amandes amères, l'essence de violettes, l'aubépine, l'héliotropine, la jacinthe, le lilas, les essences de fruits.

Les audaces de la chimie n'ont plus de bornes et ont fait de l'art du parfumeur, en particulier, une science absolument nouvelle, exigeant un certain nombre de connaissances et d'aptitudes spéciales pour le conduire à bien.

Le nombre presque infini de produits et d'articles résultant de la science du parfumeur peut se diviser comme suit :

1° *Articles de parfumerie proprement dite comprenant :*

A. Les produits liquides comme les extraits des bouquets, les eaux, les parfums alcooliques divers, les parfums ammoniacaux et sels volatils à respirer;

B. Les produits solides comme les poudres odorantes, les sachets, les pastilles fumigatoires, les papiers et bandes fumigatoires, l'encens, les poudres d'encens, les cierges parfumés.

2° *Articles pour l'hygiène de la peau*, comme les émulsions, les pâtes, les crèmes, les cold-cream, les pommades, les savons parfumés, les eaux de toilette, le lait végétal, la poudre pour les ongles, etc.

3° *Articles pour l'hygiène de la chevelure*, renfermant les pommades, les huiles, les crèmes, les eaux de friction pour l'entretien de la chevelure.

4° *Articles pour l'hygiène de la bouche*, comme les poudres, les pâtes, les opiats, les poudres dentifrices, les pastilles aromatiques pour combattre l'haleine fétide.

5° *Articles pour l'entretien de la beauté de la peau, ou cosmétiques*, comprenant les fards, poudres de toilette, eaux antéphéliques.

6° *Articles pour l'entretien et la coloration de la chevelure :* eaux pour laver le cuir chevelu, préparations pour la croissance des cheveux et de la barbe, teintures pour les cheveux et la barbe, épilatoires, cires à moustaches, pommades fixatrices, bandolines, brillantines, ondulines, etc.

C'est l'ordre de classification que nous avons adopté pour le Manuel que nous publions aujourd'hui et qui résume, d'une façon claire et détaillée, les nombreuses formules de parfums et de cosmétiques en usage dans tous les pays.

Nous n'avons accepté que les compositions sérieusement étudiées et trouvées recommandables par la pratique et les usages.

Nous pensons avoir fait, ainsi, une œuvre utile, qui sera consultée avec fruit par tous les praticiens et les gens du métier.

A.-M. VILLON.

NOUVEAU MANUEL COMPLET

DU

PARFUMEUR

HISTORIQUE

L'usage des parfums remonte à la plus haute antiquité ; il est immémorial en Orient, probablement dans tous les pays. De nombreux témoignages sont là pour nous convaincre que les parfums datent de l'aurore de l'humanité.

La fleur odorante fut le premier parfum. Dès que le hasard — source ordinaire des découvertes — eut révélé à l'homme l'odeur agréable que répandaient certains bois et certaines résines en brûlant, il s'empressa d'en faire hommage à la divinité qu'il adorait. Ces suaves émanations le jetaient dans une religieuse extase, et il lui semblait voir ses vœux monter vers le ciel, portés sur les nuages bleuâtres qui s'élevaient et disparaissaient lentement dans l'espace.

Il paraît bien démontré que les parfums servirent d'abord aux rites religieux et, comme leur nom l'indique (*per fumum*), ils furent d'abord obtenus par la combustion de substances aromatiques. On brûla d'abord une seule espèce de substance odoriférante à la fois ; puis on fit des mélanges, dont on tira des vapeurs composées : c'est ainsi que dans le temple d'Héliopolis, l'offrande du soir, appelée *Kuphi*, était composée de seize substances aromatiques différentes. La divinité du lieu recevait, ainsi quotidiennement, trois repas par jour. Les parfums jouèrent donc un grand rôle, dès leur origine, dans les rites sacrés de tous les peuples. L'encens fuma sur les autels de Memphis comme sur ceux de Jérusalem, et il figure dans les prescriptions liturgiques de Zoroastre comme dans celle des Védas.

C'est en Orient surtout où nous devons chercher le berceau de l'art de la parfumerie ; car c'est dans ce pays où on a eu de bonne heure la pensée de remplacer l'odeur des fleurs par des matières d'odeur durable. Diverses essences odorantes d'arbres furent choisies d'abord. L'usage de ces essences doit avoir été très étendu. C'est là que les Egyptiens en connurent l'emploi.

Les parfums chez les Egyptiens. — Les Egyptiens — ces pères de la civilisation — furent les premiers chez lesquels les parfums furent en honneur. La parfumerie y fit de si grands progrès, qu'au temps des Ptolémées, le monde entier faisait usage de la parfumerie égyptienne. Alexandrie possédait de nombreuses fabriques, dont les produits étaient si estimés, qu'aucun de leurs ouvriers n'en pouvait sortir sans être fouillé.

Les parfums eurent une place importante dans la mise en scène de la comédie amoureuse jouée par Cléopâtre allant au-devant de Marc-Antoine, sur le Cydnus, et par suite dans la séduction exercée sur son ennemi par la reine d'Egypte.

Pline et Gallien rapportent que c'est à cette reine qu'on devait l'invention de la pommade à la graisse d'ours.

Les Egyptiens récoltaient leurs parfums sur leur territoire et en faisaient venir de l'Arabie et de la

Judée. Lorsque Joseph fut vendu par ses frères, il fut emmené en Egypte par des marchands de parfums qui allaient y porter les précieux aromates du mont Galaad.

Le nombre des parfums connus des Egyptiens était fort grand. Sur la *stèle des offrandes*, du musée de Leyde, on compte près d'une centaine de noms d'aromates différents. Les prêtres égyptiens furent les premiers parfumeurs, car ils connaissaient seuls le secret de la composition des aromates qui servaient au culte, et le privilège de les vendre à un prix d'or aux riches particuliers qui voulaient savourer ces jouissances jugées dignes des dieux. C'était aussi l'apanage des prêtres de préparer, dans les hypogées de Thèbes, les diverses substances odoriférantes qui servaient à l'embaumement des corps.

Les riches Egyptiennes étaient très minutieuses pour leur toilette. Les anciens auteurs nous ont laissé la description détaillée de la toilette d'une Egyptienne. Après d'abondantes ablutions, elles se faisaient frotter le corps d'onguents parfumés par des esclaves chargés de ce soin, tandis que d'autres leur faisaient respirer des odeurs particulières propres à les faire patienter. Après cela, on passait à la peinture. Avec une baguette d'ivoire et du collyre, on produisait un cercle noir autour des yeux pour ajouter à leur éclat ; la boîte de fard était mise en réquisition, et le rouge succédait au blanc sur le visage de la belle personne qui se transforme en un masque sur lequel les veines mêmes sont indiquées artificiellement par des traits bleus dessinés à la pointe d'ivoire. Le carmin rougit les lèvres et le henné jaunit les doigts ; puis c'est le tour des cheveux, etc...

Le professeur Baeyer, de Munich, a recherché à quels ingrédients la princesse Ast, fille de Pharaon, recourait pour aviver le noir de ses yeux ou rehausser l'incarnat de son teint. Ayant eu à sa disposition quelques momies de grandes dames égyptiennes, habitantes des tombeaux récemment découverts à Achmin, il s'imagina de gratter avec un scalpel la mince couche d'onguent inconnu dont on les avait maquillées *post mortem*, et d'en faire l'analyse.

Pour se blanchir le teint, les mondaines de Thèbes et de Memphis employaient volontiers des onguents au blanc de céruse; ceux-ci devaient leur revenir très cher, les minerais de plomb nécessaires à leur préparation devaient être importés des Indes.

Les parfums chez les Hébreux. — Ce fut à leur retour d'Egypte que les Hébreux commencèrent à employer les parfums et que Moïse reçut du Seigneur l'ordre de confectionner l'encens sacré destiné à brûler sur l'autel du temple, et l'huile sainte qui devait servir à oindre le grand prêtre, le tabernacle et les vases sacrés. Les aromates, alors fort coûteux, étaient en grande estime, et ils formèrent partie des riches présents que la reine de Saba offrit au roi Salomon. Les Juifs utilisaient une gomme résine odorante (*olibanum*, *encens*) comme parfum dans les cérémonies religieuses. Dans le Cantique des Cantiques, on fait mention des parfums indiens, par exemple, la cannelle, le nard, la myrrhe, l'aloès. On considérait comme un crime de se servir des encens autrement que dans un but religieux. La Bible nous apprend que Ezéchiel et Isaïe le défendirent formellement et que Moïse prescrivit même la préparation de certains encens, à l'usage exclusif du tabernacle.

Les femmes israélites employaient beaucoup de parfums et de cosmétiques, et elles se teignaient le visage aussi bien que les Egyptiennes. Ezéchiel tonne, en effet, contre les filles de Sion, parce qu'elles se baignent dans des eaux parfumées et se teignent les yeux. Jézabel, pour séduire Jéhu révolté et triomphant, se peignit le visage.

Avant d'aller trouver Holopherne, Judith s'était peint et fardé le visage ; de même Dalila voulant surprendre le secret de Samson, et de même encore, nous trouvons dans la *Bible*, au livre des *Rois*, la mention que Jézabel, la mère bien connue de cette Athalie dont Racine a raconté l'histoire, ayant appris l'arrivée de Jéhu, se peignit le visage et s'orna la tête avant de se montrer à l'hôte de Jerral.

Dans son admirable *Salammbô*, Flaubert, racontant par le menu la toilette de la fille d'Hamilcar, nous apprend qu'elle se noircissait les yeux à l'antimoine, s'oignait de myrrhe et de cinnamome et se teignait la paume des mains et les ongles.

L'antimoine, ou mieux le sulfure d'antimoine a, du reste, dans tout le monde ancien, été fort employé pour les soins de la parure.

Il était la base des fards noirs, comme la céruse ou parfois la craie celle des fards blancs, et la pourpre de Tyr, le carmin ou plus souvent encore le cinabre celle des fards rouges pour nuancer les joues ou aviver l'éclat des lèvres.

Une autre substance, extraite des excréments du crocodile, était encore fort recherchée par les parfumeurs d'alors, pour préparer certains cosmétiques réputés.

Le noir de fumée, enfin, était, lui aussi, d'un grand usage.

On l'employait à se peindre les cils et cette opération s'accomplissait au moyen d'une épingle ou stylet de forme spéciale et que l'on enduisait de la poudre noire.

Cette pratique était des plus courantes, si répandue même que, dans les tombeaux, on enfermait avec les corps, les instruments et le produit servant à ce maquillage familier.

Le docteur Shaw, en effet, a constaté que dans les sépultures de femmes découvertes dans le Sahara, il existait des étuis en roseau contenant des stylets à peindre les cils et du noir de fumée.

Il ne faut pas oublier que c'est pour avoir usurpé les attributions du grand-prêtre, seul investi du privilège d'offrir des parfums à Jehovah, que Coré, Dathan et Abiron furent engloutis tout vifs. On se rappelle que Marie Magdala oignit la tête de Jésus d'une pommade précieuse, lui lava les pieds avec de l'huile parfumée et les essuya avec ses cheveux, chez Simon, le pharisien.

Les Hébreux, en Judée, connaissaient le henné et les juives l'employaient, comme nos femmes modernes, à teindre en roux doré leur noire et opulente chevelure.

Comme les Egyptiens, les Hébreux embaumaient leurs morts. « C'était coutume, dit saint Jean, en parlant des Hébreux, de répandre sur les morts des substances aromatiques, particulièrement de la myrrhe et de l'aloès, qui venaient d'Arabie. »

Les parfums chez les Grecs. — Chez les Grecs, la parfumerie date également de la plus haute antiquité. Homère parle fréquemment des bois odoriférants, de liqueurs et d'essences parfumées, du suc exprimé des roses. Hippocrate a sauvé Athènes de la peste par l'emploi des aromates. Il fit suspendre des paquets de fleurs parfumées partout et brûler des bois aromatiques dans les rues. Les parfums occupaient une place importante dans la pharmacie.

L'abus des parfums devint si grand à Athènes, que Solon en interdit l'usage, sans grand succès. Socrate aussi combattit l'emploi des parfums. Malgré cela, on parfumait les appartements, les salles de festins, etc... Alexis dit « Il lâchait quatre colombes tout imprégnées d'essences diverses, chacune portant un parfum particulier et différent des autres. Elles planaient au-dessus de nous, et de leurs ailes humides, faisaient pleuvoir leurs parfums sur nos robes et nos vêtements, moi aussi, n'en soyez pas trop jaloux, j'ai été arrosé d'essence de violettes. »

L. Piesse dit encore :

« Chaque partie du corps avait son parfum particulier : la menthe était recommandée pour les bras ; l'huile de palmier pour les joues et la poitrine ; dans les sourcils, dans les cheveux, on mettait une pommade faite avec de la marjolaine ; pour les genoux et le cou, on employait l'essence de lierre terrestre ; cette dernière était réputée utile dans les orgies, ainsi que l'essence de roses ; le coing fournissait une essence utile dans la léthargie et la dyspepsie ; le parfum extrait des feuilles de la vigne entretenait la lucidité de l'esprit et celui des violettes blanches était favorable à la digestion. »

Aspasie écrivit deux livres de recettes dont l'excellence était garantie par sa propre expérience.

Les parfums chez les Romains. — Les Romains exagérèrent l'emploi des parfums, ce qui valut à Martial ce mot : *Male olet qui bene semper olet* (celui-là sent mauvais qui sent toujours bon).

Les Romains s'enduisaient le corps avec des huiles parfumées, avec de l'*helenium* (pommade à la germandrée), avec le *lamentum* (savon de farine de fève), avec l'*œsype d'Athènes*, pommade préparée avec la graisse de la laine de mouton, le suint, d'où nous avons fait notre *lanoline* moderne.

L'œsype a été beaucoup employé à cause de son onctuosité, pour éviter les rides du visage. Pour cet usage, il a été recommandé par Hérodote, Horace et Ovide.

Aristophane en parle comme d'une pommade vulnéraire, lorsque, au vers 1159 des Acharniens, il fait chercher par l'esclave de Lamachas blessé, de la toile, un emplâtre et de l'œsypum.

Quelques passages d'Ovide sont sous ce rapport, si caractéristiques, qu'ils méritent d'être cités.

Au livre III de l'*Art d'aimer* (*Ars amataria*), Ovide parle des artifices de toilette employés par les dames romaines pour s'embellir; il blâme l'usage du fard et continue en ces termes :

« Que dire maintenant de l'odeur de l'œsypum, car il sent bien mauvais quand il vient d'Athènes où on le fabrique avec la laine de brebis non lavée. ».

Au vers 354 du *Remedia amaris*, Ovide décrit en ces termes une visite à une beauté romaine :

« Tu peux la visiter, la bienséance le permet, quand elle prépare son cosmétique et se farde le visage. Tu verras chez elle des pots de pommade de mille couleurs et comment elle s'enduit le corps à répétition avec l'œsypum. »

Les Romaines se servaient aussi de l'*alcyonée* qui rendait le visage brillant ; du sávon des Gaules pour se laver les mains ; c'était un composé de graisse de chevreau et de cendres de hêtre, aromatisé avec de la cinnamome ou du nard de Perse.

La teinture en noir des cheveux était très à la mode chez les Romains.

Pline cite diverses pommades, dont les unes avaient pour base le myrthe, d'autres le cyprès, celles-ci la pelure de poireau bouillie, celles-là le brou de noix. Comme fard, les Romaines employaient la craie ou la céruse (*pulvis cretæ, sive cerusæ*) pour se rendre pâles, et le vermillon pour se rougir les lèvres.

Horace nous apprend qu'il y avait trois espèces de fard : le minium, le carmin et une substance extraite de certain résidu du crocodile. Aussi Juvénal se moque des Romaines ainsi enluminées en ces termes : « Cette face empâtée que recouvrent tant de drogues et où s'agglutinent les lèvres des infortunés maris, est-ce un visage ou une plaie. »

Pour les yeux, écoutons Ovide, dans ses *Cosmétiques* : « Il faut en noircir légèrement le pourtour, insuffler entre les paupières une poudre fine, afin de les rendre plus grands et plus brillants ; teindre les cils avec de la sépia, puis allonger, en l'accusant davantage, l'arc des sourcils. »

C'est ici le lieu de mentionner le fameux *masque au mari,* dont Poppée, femme de Néron, faisait usage pour se tenir le teint frais, appelé, pour cela, *masque de Poppée.* Ce masque était confectionné avec de la farine de seigle délayée dans l'huile parfumée. Poppée s'appliquait cette pâte sur le visage, s'en faisait un véritable masque, et le gardait toute la journée, si elle ne devait se montrer que le soir ; alors elle se débarrassait de son masque par un lavage au lait.

Les Phéniciens et les Carthaginois ont fait un grand commerce des parfums. Dans la *Salammbô* de M. Flaubert, on trouve la description de l'appartement où se fabriquaient les parfums dans la maison d'Hamilcar, suffète de la mer à Carthage. La physionomie du laboratoire est assez curieuse pour que nous la citions :

« Des hommes nus pétrissaient des pâtes, broyaient des herbes, agitaient des charbons, versaient l'huile dans des jarres, ouvraient et fermaient les petites cellules ovoïdes creusées tout autour de la muraille et si nombreuses que l'appartement ressemblait à l'intérieur d'une ruche. Du myrobolan, du bdellium,

1.

du safran et des violettes en débordaient. Partout étaient éparpillées des gommes, des poudres, des racines, des fioles de verre, des branches de filipendule, des pétales de roses ; et l'on étouffait dans les senteurs, malgré les tourbillons du styrax qui grésillait au milieu sur un trépied d'airain.

« Le chef des odeurs suaves, pâle et long comme un flambeau de cire, s'avança vers Hamilcar pour écraser dans ses mains un rouleau de métapion, tandis que deux autres lui frottaient les talons avec des feuilles de baccaris...

« Afin de montrer sa vigilance, le chef des odeurs offrit au suffète, sur une cuiller d'électrum, un peu de malobathre à goûter ; puis avec une alène il perça trois besoars indiens. Le maître, qui savait les artifices, prit une corne pleine de baumes, et, l'ayant approchée du charbon, il la pencha sur sa robe. Une tache brune y parut : c'était une fraude. Alors il considéra le chef des odeurs fixement et, sans rien lui dire, lui jeta la corne de gazelle en plein visage.

« Si indigné qu'il fût des falsifications commises à son préjudice, en apercevant des paquets de nard qu'on emballait pour les pays d'outre-mer, il ordonna d'y mêler de l'antimoine, afin de le rendre plus lourd... »

Ainsi voilà bien le magasin et la fabrique de parfumerie à la fois, et c'est le plus haut personnage de Carthage, le plus puissant et le plus riche, qui en est le maître, qui ne dédaigne pas d'en surveiller les détails.

Lorsque les Carthaginois eurent disparu de l'histoire, ce furent les Vénitiens et les Génois qui parurent comme les premiers dans le commerce des parfums.

Après ceux-ci, les Florentins vinrent qui acquirent une sorte de supériorité en cet art de parfumerie sous les Valois.

La parfumerie en France. — L'usage des parfums s'est perpétué en Orient jusqu'à nos jours, mais, paraît-il, sans aucun progrès dans l'art de les préparer.

C'est aux croisades que nous en devons l'introduction dans l'Europe occidentale. Plus d'un galant paladin tint à honneur de rapporter, à travers mille dangers, à la dame de ses pensées, quelques-uns des parfums de l'Arabie. On sait que c'est à un philosophe arabe du xe siècle, Avicenne, qu'on doit l'invention de la distillation qu'il appliqua, la première fois, à la fabrication de l'essence de roses.

Dès l'an 1190, Philippe Auguste octroya aux maîtres parfumeurs de Paris une charte qui fut confirmée par Jean-sans-Peur en 1357, par Henri II d'Angleterre, se disant roi de France, en 1426, et par Henri III en 1582 ; puis renouvelée et augmentée par Louis XIV, en 1658.

Pendant le moyen-âge, les parfums se vendaient principalement par les merciers, chez lesquels se trouvaient également des peignes, des brosses et autres objets de toilette.

Ce ne fut que sous le règne de Henri II que l'industrie de la parfumerie, qui florissait alors en Espagne et en Italie, prit quelque développement en France.

On sait que Catherine de Médicis vint en France suivie d'une foule d'Italiens d'aptitude variée. Parmi ceux-ci se trouvait le trop fameux Réné le Florentin, parfumeur et empoisonneur intime de Catherine, qui établit sa boutique sur le Pont-au-Change et y débita tour-à-tour, au gré des acheteurs, les parfums les plus suaves et les poisons les plus subtils.

« Pendant la renaissance, dit M. L. Piesse, le sceptre de la parfumerie est tenu par les artistes italiens amenés par François Ier et par Catherine de Médicis ; cette époque peut être comparée à celle de Martial pour l'abus qu'on fait des pâtes et des pommades, des gants parfumés et de tous les raffinements de l'art. Les historiens attestent que Diane de Poitiers, grâce aux cosmétiques dont elle faisait usage, conserva tous ses charmes jusqu'à un âge où ses rivales avaient renoncé à plaire. On prétend qu'elle tenait ses secrets de Paracelse. A côté de la châtelaine d'Anet, brillaient la Marguerite des marguerites et les héroïnes célébrées par Brantôme, qui demandaient à la cosmétique italienne toutes les ressources de son art. C'est à cette époque que furent publiés les ouvrages de Saigini, de Guet, de Dettezi, d'Isabelle Carteze, de Marinetto, sur les cosmétiques, et qui traitaient tous de cet art d'une manière remarquable.

« Sous les Valois, l'usage des parfums alla jusqu'à l'abus : les pâtes, les pommades, le masque de Poppée retrouvé par Henri III et ses mignons, amenèrent l'espèce de réaction qui se fit sous le règne suivant contre les parfums et les cosmétiques ; mais les pratiques de Réné le Florentin, les gants de la reine de Navarre et ceux de la belle Gabrielle contribuèrent à cette belle répulsion. Sous ce huguenot, hardi soldat, qui se nomme Henri IV, vous pensez bien qu'on n'avait point le temps de songer à se barbouiller le corps de pommades,qui furent,pendant quelque temps, laissées dans la boutique des parfumeurs ; mais la belle et coquette Anne d'Autriche, l'amoureuse de Buckingham, vint s'asseoir sur le trône de France,et par elle, les pâtes d'amandes, les crèmes qui servent à blanchir « les mains et les épaules » reprennent bientôt faveur.

« De la cour du Louvre, l'usage des cosmétiques passe à une cour voisine, celle de la rue Saint-Thomas, celle d'Arténice : une *chère* qui, quand elle recevait dans sa ruelle, était attifée, fardée, pommadée ; et, c'est alors que les noms les plus précieux et les plus recherchés, empruntés, pour la plupart, au vocabulaire de Tendre, furent employés pour désigner les cosmétiques. »

Quelques historiens ont prétendu que Louis XIV détestait les parfums. Le *Parfumeur françoys*, publié en 1680, détruit complètement cette assertion. Il paraît, au contraire, que le grand roi « aimait s'enfermer dans son cabinet avec M. Martial et lui voir composer les parfums qu'il portait sur sa personne sacrée ». Martial était alors le parfumeur en vogue : Molière en parle dans la *Comtesse d'Escarbagnas.*

A la cour de Louis XIV on fit un abus considérable de pommades, de fards, de poudres, d'essences ; on inventa la fameuse *poudre à la maréchale.* A force d'onctions et de frictions, la belle Ninon conserva jusqu'à soixante-dix ans sa beauté funeste. Richelieu saturait l'air de sa chambre de parfums lancés par des soufflets.

Sous le règne de Louis XV, les habitudes de luxe furent portées à un tel point, qu'à la Cour de Versailles — la *Cour parfumée* — c'est à qui se procurerait les parfums les plus fins, les plus enivrants, et tout galant chevalier se faisait un devoir d'adopter les odeurs aussi bien que les couleurs de la dame de son choix. La marquise de Pompadour dépensait annuellement un demi-million pour sa parfumerie, on pourra juger du reste par ce seul terme de comparaison, en se rappelant toutefois, que l'étiquette de la « *Cour parfumée* » exigeait qu'on y changeât de parfum tous les jours. On connaît les folies de la Dubarry pour acheter une pommade secrète au célèbre Cagliostro, pour se procurer la *pommade de Samson*, etc...

Ces goûts se perpétuèrent sous Louis XVI et ne trouvèrent un terme que dans les sanglantes scènes de la Révolution.

Sous le Directoire, ils reparurent, et l'on vit la belle madame Tallien prendre des bains aux fraises framboisées et se faire frictionner de lait et des parfums les plus suaves.

Après le Directoire, vint le Consulat où les parfums eurent également grande vogue. Joséphine Beauharnais, la créole vaporeuse, ne pouvait s'en passer.

Depuis ce temps, dit M. Rimmel, la consommation des parfums dans toutes les parties du monde civilisé s'est considérablement accrue. Ce n'est pas cependant qu'ils n'aient souvent de rudes luttes à soutenir, tantôt contre les caprices de la mode, qui, après les avoir portés au pinacle, s'avise parfois de les bannir ; tantôt contre des attaques plus sérieuses d'hommes de science qui les dénoncent comme nuisibles à la santé. Au premier de ces adversaires il n'y a rien à répondre, car on ne peut raisonner avec la mode ; mais aux seconds on peut dire hardiment qu'ils se trompent, et que les parfums employés avec modération sont plutôt favorables que contraires à l'hygiène. Il n'est besoin d'en citer d'autre preuve que l'immunité dont ont joui, jusqu'à présent, les fabriques de parfumerie de Paris et de Londres dans toutes les invasions du choléra, immunité qu'elles partagent avec les tanneries, et qui provient, sans doute, dans les deux cas, du même principe, la neutralisation des miasmes par les fortes odeurs.

CHAPITRE PREMIER

Généralités sur les Odeurs et les Parfums

—

Nous désignons généralement sous le nom de *parfums* les matières qui produisent une impression agréable sur notre odorat.

Avant de traiter des matières premières et de leur transformation en huiles, essences, extraits, eaux, etc., nous devons parler de l'origine des parfums, de leur classification, du mode de propagation des parfums et enfin de leur action physiologique.

1° *Origine du parfum des fleurs.*

La question de l'origine et du mode de formation du parfum des fleurs a déjà donné naissance à de nombreux travaux qui n'ont pas jeté, il faut le reconnaître, une lumière complète sur ce problème. Un jeune botaniste, M. Ménard, qui adresse à l'Académie des Sciences une note sur cette question, paraît avoir été plus heureux. Par une étude microscopique minutieuse des parties constituantes des fleurs, il a pu reconnaître que les huiles essentielles qui dégagent les odeurs ont leur siège d'élection à la surface interne du calice et de la corolle. Sur la face externe, on ne trouve d'ordinaire que quelques rares globules d'essence ; par contre, les pigments colorés et le tannin qui a servi à les former abondent.

En suivant le développement des fleurs, M. Ménard a pu constater que la chlorophylle, le pigment vert des plantes, est le principe d'où dérivent tous ces produits. Elle se transforme d'abord en glucosides, substances analogues au tannin. Mais le travail chimique ne s'arrête pas là, tandis que, vers la face externe exposée à la lumière et à l'air, les glucosides servent de matériaux à la formation des pigments et du tannin, sur la face interne qui est protégée dans le bouton, les glucosides se transforment en huiles essentielles qui, s'oxydant énergiquement au moment de l'éclosion, donnent naissance au parfum.

Un parfum est d'autant plus fin que l'huile essentielle est plus élaborée, c'est-à-dire qu'elle s'est débarrassée davantage des produits secondaires dérivés de la chlorophylle. Ceci explique pourquoi les fleurs vertes ne sentent rien, pourquoi les Composées (riches en tannin) ont une odeur désagréable,pourquoi les lilas blancs artificiels et les roses forcées ont une odeur plus fine.

Piesse a démontré que, dans beaucoup de cas, l'essence obtenue des fleurs, par la distillation, n'est pas identique avec le parfum qui s'exhale des fleurs vivantes.

2° *Classification des odeurs.*

On a cherché à classer les odeurs en espèces diverses. Aucune des classifications proposées n'a été admise d'une façon générale. Quoique cela, nous devons parler de ces classifications, car elles peuvent servir beaucoup au parfumeur cherchant de nouvelles combinaisons.

La classification d'Aristote a fait loi jusqu'à Linné. Il distinguait dans les odeurs, le *doux*, le *gras*, l'*acide*, l'*austère*, l'*acerbe* et le *fétide*.

Linné compte sept espèces d'odeurs, en se basant sur l'impression qu'elles produisent sur l'économie.

Elle comprend : 1° les *odeurs flagrantes*, comme celles de la rose, du jasmin, du lis, de la tubéreuse, du safran, etc. ; 2° les *odeurs aromatiques* : œillets, lauriers, etc. ; 3° les *odeurs ambrosiaques*, comme celles de l'ambre, du musc et de plusieurs géraniums exotiques ; 4° les *odeurs alliacées*, agréables pour un petit nombre, mais désagréables à la majorité : l'ail, l'*assa-fœtida* et plusieurs autres gommes résines ; 5° les *odeurs fétides*, comme celles du bouc, du grand satyron, etc. ; 6° les *odeurs repoussantes*, comme celles de l'œillet d'Inde et beaucoup de plantes de la famille des Solanées ; 7° les *odeurs nauséeuses*, comme celles des fleurs du *vératrum*, du *stapelia variegata*, etc.

Fourcroy et Larry ont reconnu cinq genres d'odeurs ; Haller et Virey, trois.

Populairement on divise les odeurs en deux grandes catégories, selon la manière agréable ou pénible dont elles affectent l'odorat. La première catégorie comprend les parfums proprement dits, ou les odeurs suaves, et la seconde, les puanteurs, les odeurs infectes.

Cependant, cette classification est par trop simple et notre sens olfactif exige une classification un peu plus détaillée. Nous parlerons des classifications du docteur Bain et de celles du parfumeur Rimmel.

Le docteur Bain, dans son ouvrage : *Les sens et l'intelligence*, admet trois classes principales d'odeurs, dont la première est caractérisée par une sympathie du nez avec les poumons ou d'autres organes vitaux ; la seconde classe se compose des odeurs produites simplement par l'excitation de l'appareil olfactif ; et la troisième implique en outre une certaine excitation des nerfs du toucher.

La première classe comprend : 1° les *odeurs fratches*, dont l'influence est restaurative et se fait sentir principalement sur les organes respiratoires, en les stimulant et activant leurs fonctions. C'est ainsi qu'elles sont essentiellement rafraîchissantes et comparables, dans leurs effets, à l'air pur que l'on respire en sortant de l'air étouffant d'une chambre chaude et fermée ; 2° l'inverse des odeurs fraîches, c'est-à-dire les odeurs *suffocantes* ou *de chambres fermées*, rappelant cette sorte de malaise que fait éprouver le manque d'air pur ; 3° les odeurs *nauséabondes* ou *dégoûtantes*, dont l'hydrogène sulfuré peut fournir le type. Leur influence est due à une certaine action antipathique sur l'estomac, tendant à produire des nausées et des vomissements. On doit rapporter à ces trois sections toutes les odeurs dont les caractères dépendent d'une action sympathique entre le nez et les organes vitaux.

La seconde classe — celle des odeurs qui n'ont d'action que sur l'appareil olfactif — se divise en deux groupes conformes à la division populaire, c'est-à-dire, en odeurs suaves et en odeurs plus ou moins désagréables, mais cependant exemptes des caractères particuliers spécifiés pour d'autres groupes. Comme exemple d'odeur suave, on peut citer celle des violettes ; mais l'art du parfumeur est de combiner les matériaux que lui fournit la nature et de former les combinaisons qui satisfont le mieux un goût délicat. Ordinairement, il mélange les odeurs simplement suaves avec celles qui ont la propriété d'être rafraîchissantes. Quant aux odeurs simplement désagréables ou *puantes*, on peut leur donner pour type l'assa-fœtida.

Les odeurs de la troisième classe se distinguent par la propriété d'être *piquantes*, comme on l'observe dans les effets du tabac en poudre, des vapeurs ammoniacales ou de celles du vinaigre, de la moutarde, etc. Ces effets, toutefois, ne dépendent pas précisément du sens de l'odorat, ils résultent d'une action sur les nerfs qui partent des narines, et c'est pour cette raison que les caractères de cette classe impliquent une excitation des organes du toucher. Les odeurs *éthérées*, c'est-à-dire celles de l'éther, de l'alcool, etc., sont à la fois suaves et piquantes, et les odeurs *âcres* sont de même piquantes et fétides, par une combinaison des caractères des deux groupes. Les odeurs dites *appétissantes* ne sont que trop connues des gens habitués à faire usage, avant leurs repas, de certains breuvages alcooliques ; il en est d'autres qui possèdent particulièrement la propriété d'exciter les instincts sexuels chez les animaux. Enfin, sous le titre de *fumet*, on peut grouper les odeurs de la venaison, et celles qui se développent par la mastication de certaines substances habituellement inodores, telles que la cannelle.

Rimmel a tenté une classification des odeurs agréables, en adoptant pour principe que, de même, il existe des couleurs primaires dont se forment les nuances intermédiaires, il y a aussi des odeurs mères qui peuvent servir de type, et auxquelles se rattachent les autres, soit à l'état naturel, soit à celui de combinaison.

Voici cette classification :

SÉRIES.	TYPES.	ODEURS SECONDAIRES appartenant à la même série.
Rosée.	Rose.	Géranium, Églantine, Rhodium, Palissandre.
Jasminée.	Jasmin.	Muguet, Ihlang-Ihlang.
Orangée.	Fleur d'oranger. .	Acacia, Seringa, Feuille d'oranger.
Tubérosée.	Tubéreuse.	Lis, Jonquille, Narcisse, Jacinthe.
Violacée.	Violette.	Cassie, Iris, Réséda.
Balsamique.	Vanille.	Baumes du Pérou et de Tolu, Benjoin, Storax, Fève tonka, Héliotrope.
Épicée.	Cinnamome.. . . .	Cannelle, Muscade, Macis, Tout-épices.
Caryophillée. . . .	Girofle.	Œillet.
Camphrée.	Camphre.	Romarin, Patchouli.
Santalée.	Santal.	Vétiver, Cèdre.
Citrine.	Citron.	Orange, Bergamote, Cédrat, Limette.
Herbacée.	Lavande.	Aspic, Thym, Serpolet, Marjolaine.
Menthacée.	Menthe poivrée. .	Menthe sauvage, Basilic, Sauge.
Anisée.	Anis.	Badiane, Carvi, Aneth, Fenouil, Coriandre.
Amandée.	Amande amère.. .	Laurier, Noyer, Mirbane.
Musquée.	Musc.	Civette, Ambrette.
Ambrée..	Ambre gris.. . . .	Mousse de chêne.
Fruitée.	Poire.	Pomme, Ananas, Coing.

3° *Mode de propagation des odeurs.*

Il est naturel de nous demander s'il y a quelque chose de positivement connu dans la nature et la composition des molécules odorantes. On connaît la composition des corps d'où s'exhalent les odeurs, on connaît les conditions nécessaires pour la production de la sensation d'odeur, mais l'agent matériel qui est la cause directe et spéciale de cette sensation échappe à nos investigations.

Les molécules odorantes, qu'elles soient ou non pondérables, doivent être au moins très légères. On sait que un gramme de musc qui a parfumé des millions de mètres cubes d'air atmosphérique, pèse encore, dans la balance, exactement un gramme.

On doit se garder de confondre les molécules odorantes avec les gaz ou les vapeurs qui les transportent ordinairement dans l'air qui nous environne. Toutes les matières odorantes ne possèdent pas un pouvoir aussi intense que le musc; il en est qui, au contraire, sont très fugaces, tel le principe odorant de la racine de violette. Il existe même des odeurs qui offrent une grande identité dans leurs effets sur les nerfs olfactifs et qui possèdent une intensité d'odeur très différente. Ainsi l'essence de rose possède une intensité d'odeur presque double de celle de l'essence de géranium. Donc, pour composer un parfum d'égale intensité, on devra employer le double d'essence de géranium à la place d'une quantité moindre de moitié d'essence de rose.

On admet généralement que les corps ne sont odorants qu'à l'état de gaz ou de vapeur, lors même que la vapeur n'a pas un poids sensible.

D'après James Paton, les gaz odorants sont tous doués d'une action énergique et immédiate sur l'oxygène ; en outre, la présence de l'oxygène semble être une condition essentielle de la sensation de l'odeur. Les gaz qui se mélangent à l'oxygène sans combinaison chimique, sont inodores ; tels sont, par exemple, l'hydrogène ou l'azote.

La condition première et fondamentale pour la sensation, dit le même auteur, consiste dans l'action des parties odorantes sur la membrane sensible qui est en communication avec le cerveau par le nerf olfactif.

L'intensité d'un parfum dépend donc de la volatilité de l'essence ou du produit qui le dégage. Voici un tableau, construit par M. Piesse, sur la volatilité en puissance des parfums :

Volatilité en puissance des parfums.

Eau	1.0000
Essence de sureau	0.2850
Zeste de citron	0.2480
Zeste de Portugal	0.2270
Lavande française	0.0620
Lavande anglaise	0.0610
Bergamote	0.0550
Persil	0.0370
Petit grain	0.0330
Thym anglais	0.0220
Lemongrass	0 0170
Géranium d'Espagne	0.0106
Calamus	0.0069
Lemon (serpolet)	0.0062
Foin coupé	0.0039
Géranium français	0.0074
Essence de roses de Turquie	0.0051
— de France	0.0038
Girofle	0.0035
Cèdre	0.0020
Patchouly	0.0010

Ce tableau sera fort utile aux parfumeurs, en ce qu'il leur servira de guide quand ils mélangeront des parfums, pour marier, selon les cas, ceux qui sont d'une volatilité différente avec ceux qui sont d'une volatilité égale.

M. Rimmel a donné l'explication suivante sur le mode de propagation des odeurs :

« L'odeur est-elle un gaz imperceptible qui s'échappe d'un corps ou est-elle une action dynamique qui s'exerce sur l'appareil olfactif de même façon que la lumière agit sur la rétine de l'œil et le son sur le nerf auditif ?

« C'est une grave question bien souvent agitée, et qui n'a pas encore été résolue par les savants d'une manière satisfaisante.

« Si c'est un gaz, quelle qu'en soit la ténuité, il ne doit pas être impondérable, et cependant, malgré les expériences et les recherches les plus minutieuses, on n'est pas arrivé, jusqu'à présent, à fixer la gravité spécifique des corpuscules odoriférants.

« Un de ces patients investigateurs, comme en produit parfois l'Allemagne, a démontré mathématiquement qu'une vessie de musc après avoir été exposée pendant vingt-quatre heures dans un rayon de trente mètres avait produit cinquante-sept millions de particules, et cela, sans avoir subi la moindre déperdition de poids.

« Les essences concrètes obtenues par les procédés d'un chimiste français, M. Millon, fournissent une preuve non moins convaincante de l'impondérabilité des odeurs ; car malgré leur état d'extrême concentration, qui les ferait prendre, à première vue, pour le principe solidifié du parfum, elles sont susceptibles d'abandonner la totalité de leur arome à l'alcool, en conservant leur substance dans toute son intégrité.

« Il est donc permis de supposer que certains corps ont la propriété d'émettre des *vagues* d'odeur, de même que le diamant projette des vagues de lumière, et que les vibrations d'une harpe font naître des vagues de son.

« Ces vagues d'odeur, surtout celles produites par les fleurs, voyagent à de grandes distances et avec une extrême rapidité. Souvent elles viennent réjouir le cœur des navigateurs, après une longue traversée, en leur faisant pressentir le voisinage si désiré de la terre; maintes fois aussi, le touriste qui parcourt les sites délicieux de la Provence, pendant la floraison des rosiers et des orangers est salué par des bouffées odorantes bien avant de découvrir les plantations dont elles émanent. »

M. Charles Henry, à l'aide d'un instrument dénommé *olfactomètre*, arrive à déterminer, dans un centimètre cube d'air, le poids de vapeur odorante correspondant au minimum perceptible.

Cet appareil est fondé sur un cas de diffusion à travers une membrane flexible comme le papier. Cette diffusion particulière présente le caractère remarquable que la membrane diminue dans un rapport constant, qui est le même pour tous les corps, l'évaporation des liquides.

Cet instrument consiste essentiellement en un tube de verre gradué, glissant à l'intérieur d'un tube de papier qu'il découvre plus ou moins, laissant ainsi parvenir aux fosses nasales des quantités de vapeur qu'il est facile de calculer grâce à la théorie, si l'on connaît le temps et la hauteur de soulèvement, la surface et le volume du tube, enfin le poids de substance évaporée à l'air libre dans l'unité de temps par unité de surface. Pour pouvoir déterminer rapidement (ce qui est indispensable, vu l'altération facile des odeurs à l'air) cette dernière donnée, M. Charles Henry a dû recourir à un aréomètre très sensible appelé pèse-vapeur qu'on gradue empiriquement, et qui pèse 1/50e de milligramme près, si l'on maintient la température bien constante. C'est par ces méthodes que l'auteur a trouvé des minima perceptibles très différents suivant les sujets et suivant l'odeur, variant, par exemple, de 1 millième de milligramme pour un sujet avec le wintergreen, à 2 milligrammes avec l'éther pour un autre sujet.

En général, ces nombres croissent avec le caractère agréable de l'odeur pour chaque sujet d'observation. A ce point de vue principalement, l'olfactomètre est un explorateur remarquable des caractéristiques individuelles.

De son côté, M. Jacques Passy est arrivé à analyser les odeurs, c'est-à-dire à les séparer les unes des autres, dans une odeur émise par un corps même pur et bien défini.

La méthode est fort simple. S'il existe réellement plusieurs odeurs dans le même composé, chacune d'elles doit avoir son minimum perceptible propre qui ne coïncide pas nécessairement avec les autres ; dès lors, si l'on fait décroître progressivement la quantité de substance, on doit voir les odeurs disparaître les unes après les autres. L'expérience a pleinement réussi avec l'*alcool amylique* : l'odeur alcoolique résultante proviendrait d'une odeur *sui generis*, rappelant la benzine, et d'une odeur *camphrée* correspondant au second minimum. D'après M. J. Passy, si certains *parfums* ne sont agréables qu'à faible dose, c'est que, à forte dose, *au parfum* puissant mais très peu intense, agréable, se superpose *une odeur*, peu puissante, très intense, désagréable et qui masque la première.

4° *Action physiologique des parfums.*

Les odeurs et les parfums ne produisent pas seulement une sensation agréable sur l'odorat, mais leur effet s'étend sur tout le système nerveux en agissant comme stimulants. Employés à l'excès, les parfums produisent facilement chez les personnes impressionnables des maux de tête.

Les émanations des fleurs sont aussi nuisibles qu'agréables, car à côté des jouissances qu'elles nous procurent, elles peuvent, à certains moments et suivant la disposition dans laquelle nous nous trouvons, occasionner des troubles nerveux très graves, des céphalalgies, des syncopes et même l'asphyxie. C'est surtout pendant la nuit, par des temps orageux et dans une atmosphère confinée qu'elles peuvent déterminer de graves désordres, causés non-seulement par l'intensité de la nature des parfums, mais et surtout par la présence de l'acide carbonique que les plantes dégagent en échange de l'oxygène qu'elles absorbent.

Quelques personnes, celles surtout dont le système nerveux est très affaibli, ne peuvent supporter l'odeur des fleurs ni même des fruits. On rapporte que le célèbre musicien Grétry perdait connaissance lorsqu'il sentait une rose, et Ledelius, dans les *Ephémérides des Curieux de la nature*, cite un marchand à qui l'odeur d'une rose donna une ophtalmie. Un médecin de Rome, Thomas Capellini, raconte l'histoire d'une dame sur laquelle l'odeur de la rose agissait si puissamment, que la vue d'une de ces fleurs suffisait pour déterminer une syncope. Un jour, elle reçut une visiteuse qui portait une rose à sa ceinture ; la syncope ne tarda pas à se déclarer, et pourtant la rose était artificielle. On cite encore une jeune fille que le toucher d'une pêche faisait évanouir, et un homme qui se trouvait mal à l'odeur d'une pomme de reinette. La bétoine fleurie procure, dit-on, à certaines personnes tous les syptômes de l'ivresse ; enfin, le sureau, le chanvre, le noyer et le mancenilier produisent des émanations très dangereuses.

Les parfums doivent être employés modérément et infiniment dilués. C'est à cette condition qu'ils ont une action agréable et bienfaisante. Du reste, les matières odorantes pures n'ont souvent pas une odeur agréable du tout et ne commencent à plaire que lorsqu'elles atteignent un degré extrêmement grand de dilution. Ainsi, l'essence de rose, la fleur d'oranger, le jasmin, ont une odeur désagréable à l'état de pureté, tandis qu'elles émanent des senteurs fines et suaves à l'état de dilution.

5° *Propriétés antiseptiques des parfums.*

Il y a plus de dix ans que l'on a reconnu des propriétés antiseptiques à certaines essences. En 1881, MM. Josselin et Bergeron ont expérimenté l'essence de Wintergreen ou huile essentielle de gaultheria, qui est un éther méthylsalicylique.

Avec une solution contenant 2 gr. 50 de cette essence dans 200 grammes d'alcool à 45 degrés, les microbes et la putridité du sang ne survenaient que le vingt-cinquième jour, tandis que l'alcool seul au même titre n'empêchait pas l'apparition des microbes au delà du neuvième jour.

Plus tard, des chirurgiens employèrent cette essence en solution à la place de l'acide phénique.

En 1887, M. Chamberland étudia les essences et leur reconnut un pouvoir antiseptique presque aussi considérable que celui des meilleurs antiseptiques connus ; l'essence de cannelle est un des plus énergiques, mais il est irritant pour les tissus.

Après l'essence de cannelle, viennent les essences de géranium, thym, origan, verveine.

M. Lucas Championnière, chirurgien des hôpitaux de Paris, a étudié cette question depuis plusieurs années et a cherché avec M. André, pharmacien, les moyens de rendre l'application de ces essences moins irritante pour les plaies.

M. André a constaté que l'essence de cannelle du commerce était impure et devait être distillée à nouveau et conservée à l'abri de l'air et de la lumière pour pouvoir être appliquée aux pansements.

Les essences se dissolvent dans le retinol, qui est tiré de la colophane, et ne provoquent sous cette forme aucune irritation fâcheuse ; les plaies guérissent aussi bien qu'avec les pansements antiseptiques, sans avoir le désagrément de sentir l'acide phénique ou l'iodoforme, peu agréables pour l'odorat.

Les essences de géranium, origan, thym, verveine sont associés à la dose de 25 centigrammes chaque pour 100 grammes d'un mélange de cire et de retinol ; cette formule a donné aussi des résultats très satisfaisants à l'éminent chirurgien.

Voici donc de nouveaux antiseptiques qui flatteront l'odorat le plus difficile ; l'odeur des salles d'hôpital, si désagréable autrefois aux visiteurs, a disparu depuis les progrès de l'hygiène, et bientôt on y sera attiré par les parfums.

MM. Cadéac et Meunier ont expérimenté d'une façon plus approfondie l'action antiseptique des essences. Nous allons donner un résumé de leurs travaux d'après M. H. de Parville :

Les anciens usaient beaucoup des propriétés antiseptiques des essences. L'examen des momies prouve que les Égyptiens le connaissaient fort bien. Czermack, en faisant des recherches sur deux momies qui avaient plus de trois mille ans, les trouva si bien conservées qu'il put reconnaître au microscope des fragments d'intestins. Or, les divers procédés employés pour embaumer se résument dans l'introduction au milieu du corps de poudres aromatiques, de baume, de résines et d'essences pures, dans l'application de bandelettes trempées dans des résines saturées d'essences. Ce sont les essences qui ont conservé les momies. C'est si certain que Hunter est arrivé à embaumer les corps et à les momifier en injectant dans les artères une solution de térébenthine de Venise dans des essences de lavande, de romarin et de camomille.

Les essences constituaient au surplus la base de divers pansements dont usaient les médecins de l'antiquité depuis Hippocrate, Celse, Galien, Actius, jusqu'à Ambroise Paré et Fabrice d'Aquapendante. Deux physiologistes de Lyon, MM. Cadéac et Albin Meunier, en fouillant tout le chaos de la polypharmacie des anciens, ont retrouvé dans la composition de la thériaque d'Andromaque, toutes les drogues dont les vertus ont été vantées par les médecins de l'antiquité et chantées par les poètes. Cet électuaire célèbre imaginé par le médecin de Néron contenait les cinquante-quatre substances reconnues par la méthode empirique pour être les plus actives et les plus efficaces. La thériaque a joui d'une vogue telle, que, conseillée par tous les médecins, sa formule a traversé les siècles; elle a même été regardée par Bordeu comme le remède par excellence. Elle est composée de sulfate de fer, poudre d'opium, quelques substances amères tanniques, et de quarante-deux substances aromatiques actives par leurs essences.

Les essences ont donc été les antiseptiques des Egyptiens, des Grecs et des Romains ; aujourd'hui encore les plantes aromatiques forment la base de la médecine populaire.

Les antiseptiques les plus usités de nos jours ont été examinés comparativement. Le plus puissant, le sublimé corrosif à 1/1000ᵉ, tue le microbe de la fièvre typhoïde en 10 minutes ; l'éther iodoformé saturé, en 36 heures ; la solution de sulfate de cuivre à 2 0/0, en 9 jours ; l'acide borique à 1 0/0, en 11 jours ; l'acide phénique à 1 0/0, en 12 jours.

Or, l'essence de cannelle de Ceylan tue le microbe en 12 minutes ; celle de girofle, en 25 minutes ; de thym, en 35 minutes ; de serpolet, en 35 minutes ; de verveine des Indes, en 45 minutes ; de géranium de France, en 50 minutes ; d'origan ou dictame de Crète, en 75 minutes ; de patchouly, en 80 minutes ; d'absinthe, en 4 heures ; de santal en 12 heures.

Aussi, l'essence de cannelle est microbicide au point de tuer le microbe de la fièvre typhoïde presque aussi vite que le plus énergique de nos antiseptiques modernes, 12 minutes contre 10. La comparaison avec les solutions d'acide phénique, d'acide borique, d'iodoforme est toute en faveur des essences. Beaucoup d'entre elles empêchent l'évolution du microbe après quelques minutes d'action ou quelques heures ; nos antiseptiques recommandés n'agissent qu'au bout de plusieurs jours. C'est la cannelle de Ceylan qui tient la première place ; elle était précisément très employée par les Egyptiens dans les embaumements et entrait dans la composition de la thériaque. Le thym et le serpolet ont été utilisés de tout temps dans la médecine populaire. La verveine des Indes est employée de nos jours en infusion théiforme. L'origan avait grand renom dans les temps héroïques de la Grèce comme vulnéraire. Virgile en fait mention dans l'*Enéide*, livre XII.

Beaucoup d'autres essences sont antiseptiques, mais leur action sur le microbe d'Eberth au moins est plus lente et exige de un à plusieurs jours. Il en est ainsi du genièvre (27 heures), de la mélisse (30 heures), de la valériane (32 heures), du citron (32 heures), de l'angélique (35 heures), du céleri (36 heures), de la térébenthine (45 heures), de l'opoponax (45 heures), de la rose (46 heures), de la camomille (48 heures). L'éther iodoformé saturé, si employé aujourd'hui comme antiseptique dans le traitement de la fièvre typhoïde, ne tue le microbe qu'en 36 heures ; il est donc moins efficace que le genièvre, employé aussi pour les embaumements par les Egyptiens. La térébenthine, le citron, la valériane entraient également dans la thériaque.

L'encens ne tue qu'en 52 heures ; mais il est encore plus actif que la solution de sulfate de cuivre. Le *calamus aromaticus*, qui tue en quatre ou cinq jours, a une puissance sensiblement supérieure à la solution d'acide phénique à 5 0/0. MM Cadéac et Meunier ont ainsi passé en revue toutes les essences. Il ne faut pas perdre de vue que l'influence antiseptique varie selon le microbe ; cependant les essences les plus actives paraissent conserver leur action sur la plupart des microbes. Ainsi la cannelle tue le microbe de la morve en 15 minutes de contact, exactement dans le même temps que le sublimé corrosif à 1/1000e. Mais la girofle, le thym, le serpolet, la verveine, etc., qui viennent ensuite, exigent un peu plus de temps que l'acide phénique. La nature du microbe joue son rôle.

Dans leurs expériences, MM. Cadéac et Meunier ont opéré par contact du microbe et de l'essence. On peut se demander si le pouvoir antiseptique reste à peu près le même, quand, aux essences, on substitue la vapeur d'essence. Il est clair que, pour la pratique médicale, il est plus facile, généralement, d'exposer les voies respiratoires aux vapeurs d'essence qu'au contact même de l'essence. Respirer des essences antiseptiques est chose aisée, et l'on peut se créer ainsi une atmosphère microbicide. Or, les expériences de M. Chamberland répondent nettement à cet égard. M. Chamberland a démontré que les vapeurs d'essence ont sensiblement la même propriété antiseptique que les essences elles-mêmes agissant par contact direct. Ce sont là des faits d'une singulière importance.

On peut aller plus loin dans cette voie et concevoir la composition d'une sorte de thériaque moderne qui serait douée d'un grand pouvoir antiseptique général. Il suffirait de recommencer sur quelques autres microbes les essais entrepris par M. Chamberland et par MM. Cadéac et Meunier ; on saurait ainsi quelles sont les essences les plus généralement actives. On constituerait un mélange dont le pouvoir microbicide serait considérable. MM. Cadéac et Meunier ont déjà trouvé que les propriétés antiseptiques du vespetro sont plus grandes que la somme algébrique des propriétés de chacune des essences composantes. Dès aujourd'hui, on peut déduire de ce que l'on sait déjà qu'on posséderait un mélange particulièrement microbicide en ajoutant ensemble les essences de cannelle, de girofle, d'origan, de thym, de serpolet, de géranium, de verveine des Indes, de patchouly. Les vapeurs de ces mélanges pourraient rendre de véritables services à la médecine préventive, chaque fois que nous aurions à redouter les atteintes d'une affection infectieuse et contagieuse. Ne dédaignons donc plus ni les essences, ni les parfums, à condition, bien entendu, que l'on n'en abuse pas au point d'attaquer le système nerveux.

CHAPITRE II

Matières premières employées en Parfumerie

—

Le projet de décrire toutes les substances employées par le parfumeur n'entre et ne peut entrer dans notre plan ; ce serait un travail immense, inutile, fastidieux. A quoi bon dépeindre au lecteur des fleurs connues, comme le jasmin, la rose ; des fruits usuels, comme les amandes, les citrons et autres choses semblables ? Mais autant cette nomenclature serait superflue, autant sont importants des conseils sur le choix des matières premières ; sur leur récolte, leur conservation ; sur l'ordre dans lequel il convient de les disposer. C'est là, en effet, le moyen d'assurer la bonne qualité des produits du parfumeur, de lui procurer une grande économie d'argent et de temps, toutes choses qui sont la base de la prospérité de son commerce, comme on le voit au premier abord.

Pour être complète et méthodique, cette instruction doit se diviser en trois paragraphes, d'après les trois règnes de la nature.

Ici deux écueils se présentent : ou l'instruction sera incomplète et l'ordre sera interverti, ou nous serons forcé de nous étendre oiseusement sur quantité de choses bien connues. Notre intention est de nous arrêter spécialement sur les productions étrangères, sur les matières non appréciées généralement sous tous les rapports, et de mentionner seulement les autres par une simple et rapide indication ; nous éviterons ainsi ce double écueil.

§ 1. MATIÈRES ODORANTES D'ORIGINE VÉGÉTALE.

Voici les matières premières les plus importantes, les plus nombreuses, sur lesquelles le parfumeur devrait s'exercer spécialement et (sauf quelques substances animales) exclusivement ; mais ces intéressantes productions sont tellement multipliées, qu'il est nécessaire de les ranger en plusieurs classes.

1° *Racines.*

La parfumerie tire un parti plus ou moins avantageux de diverses racines, notamment : de la racine d'iris de Florence, de l'acore, du vétiver, du gingembre, du galanga.

Vétiver — Graminée de l'Inde appelée *chiendent des Indes*, *Kus-Kus*, *wetti-wayr*, etc. ; c'est la racine tortueuse, chevelue de plusieurs andropogons (*A. muricatus*), possédant une odeur. On l'emploie pour parfumer le linge. On en fait des extraits et on en retire une huile essentielle.

Le *patchouly*. — Plante d'une odeur franche et pénétrante, importée vers 1825, du Bengale en Angleterre, où elle ne fut d'abord employée que pour conserver les fourrures et parfumer le linge. Elle n'a fait son apparition en France qu'après 1830. Les meilleurs parfumeurs de Paris furent longtemps les seuls à en faire usage. Le patchouly, d'abord fort rare et d'un prix élevé, fut recherché dans le monde élégant. On l'employait pour faire des sachets destinés aux mêmes usages que ceux au vétiver. Quant il devint plus commun, on en prépara un alcoolat très fragrant, ên le distillant avec de l'alcool ; on le vendait sous le nom impropre d'extrait ou d'essence de patchouly.

Aujourd'hui que la plante est très abondante dans le commerce et à très bon marché, on en retire une huile volatile ou essence, en la distillant comme le thym, le serpolet, etc.

Le patchouly provient du *Pogostemon patchouli* de Lindley, ou *Plectranthus crassifolius* de Burnett.

Il peut être employé à l'état naturel en plaçant des feuilles dans des sachets ; mais généralement on préfère l'essence dont une ou deux gouttes parfument instantanément les corbeilles, vêtements, nécessaires, etc. Le parfumeur-fabricant l'emploie pour la fabrication des pommades, savons, etc., comme toutes les autres essences ou huiles essentielles.

Iris de Florence en poudre et en morceaux. — Il faut rejeter les racines qui sont maigres, mollasses et vermoulues, et ne présentent pas une odeur prononcée de violette.

Angélique. — On emploie aussi les sommités des feuilles.

Galanga. — On choisit les racines de la petite espèce, et qu'elles soient de moyenne grosseur. Les fleurs de cette plante fournissent aussi une huile très pénétrante de la plus agréable odeur.

Calamus aromaticus. — La racine de ce roseau est d'une odeur aromatique et suave. On doit le choisir rougeâtre à l'extérieur et blanchâtre intérieurement. Le plus commun, qui croît en nos climats, est inférieur à celui que fournit le Levant et même la Pologne.

Cèdre. — On désigne ainsi, en parfumerie, le bois du *Juniperus virginiana*, qui sert à faire des sachets et dont on extrait une essence pour le mouchoir.

Gingembre. — Cette plante qui croît aux Indes, aux Antilles, aux Philippines, en Chine, au Mexique, à la Jamaïque, entre dans la confection de beaucoup d'eaux aromatiques et de quelques dentifrices. C'est la racine dont on fait usage ; sa cassure doit être nette et résineuse, sa couleur d'un blanc jaunâtre à l'intérieur. On doit, d'ailleurs, choisir le gingembre nouveau, sec, difficile à rompre, d'un goût chaud et piquant, n'ayant aucune filandre, ne présentant aucune altération. Le gingembre que l'on trouve dans le commerce est de la grosseur du doigt ; il est articulé ou palmé ; son épiderme (d'un blanc jaunâtre s'il provient de la Jamaïque) est ridé ; les points, dès qu'ils ont été enlevés, sont noirâtres. Ce dernier est plus long et plus mince ; il est blanc à l'intérieur, donne une poudre brûlante, offre une odeur plus agréable, une plus forte saveur. On retire du gingembre, par la distillation, une huile volatile et très caustique.

Racine de glaïeul. — Cette racine ou *acore vraie* provient de la plante des marais nommée *Acorus calamus.* Cette racine est spongieuse, de la grosseur du doigt, a des écailles nombreuses et est de couleur jaunâtre. Son huile essentielle est très employée pour parfumer les savons ; son odeur rappelle l'iris.

Racine de musc. — La plante musquée qui la fournit, ou *sunnboul*, est originaire de l'Inde orientale. Cette racine est d'un brun clair, garnie de fibres minces.

2° *Bois odorants.*

Bois du Brésil. — Le parfumeur l'emploie pour colorer des fards communs, des savons, des pâtes, etc. Le plus estimé vient de Pernambouc. Pour être de bonne qualité, ce bois doit être très dur, compacte, rouge-brun pâle quand il vient d'être coupé, mais augmentant graduellement de couleur par son exposition à l'air.

Bois de gaïac. — Ce bois, fort usité pour quelques liqueurs odontalgiques estimées, croît à Saint-Domingue, à la Jamaïque et autres îles de l'Amérique. Il est dur, compacte, résineux. Sa râpure, souvent falsifiée par les droguistes avec celle du buis, est d'un jaune bien plus foncé, devient verdâtre à la lumière ; d'ailleurs, son goût âcre et repoussant le fait aisément distinguer du buis. Sa gomme, d'une odeur très suave, embaume lorsqu'on la pétrit dans la main, ou lorsqu'on la brûle sur des charbons ardents. Elle est très rare, et se confondrait aisément avec l'arcanson, si cette dernière gomme ne se décelait par une odeur de térébenthine.

Bois d'aloès. — Il y a trois sortes de bois d'aloès : 1° le *bois de calomboa*, qui est si rare, même en Asie, qu'on le vend au poids de l'or. L'odeur aromatique qu'il exhale en brûlant, le fait employer comme parfum dans les temples. Ce bois est très pesant, onctueux, résineux, et d'un brun rougeâtre jaspé ; 2° le *bois d'aloès agalloche* ressemble assez au précédent, mais il n'offre pas comme lui l'odeur de la myrrhe ; de plus sa couleur est orangée et sa cassure circuse ; c'est celui qu'on trouve le plus communément dans le commerce ; 3° le *bois d'aigle* ou *garc*. Il n'est pas amer comme les deux précédents ; sa teinte est d'un jaune verdâtre, son odeur musquée, il est fibreux et spongieux parfois. Il faut le brûler lentement pour qu'il répande un parfum agréable. La combustion facile et parfumée des trois sortes d'aloès le font rechercher pour les pastilles à brûler.

Bois de santal. — Ce bois est blanc quand il provient du *Santalum album*, ou citrin, ou rouge : les deux premières espèces ont une odeur analogue à celle de la rose, quoique plus forte, surtout en été, et lorsqu'on les frotte quelques moments. On se sert principalement du second en parfumerie. Plus il est dur, pesant, odorant, plus il est estimé.

Bois de Rhodes. — Ce bois, produit du *Convolvulus scoparius*, dont l'odeur à la fois douce et forte se rapproche de celle de la rose, est aussi nommé *bois de rose*, par ce motif, et *bois de Chypre*, parce qu'on suppose qu'il est indigène de cette île ; il vient cependant presque toujours des Canaries. Il est de couleur fauve, de saveur un peu amère ; il faut le choisir sec, noueux, gros et odorant. Le parfum qu'il communique se conserve fort longtemps.

Bois de Sainte-Lucie, de *Sainte-Luce*, ou de *Mahaleb.* — Les deux premières dénominations de ce bois viennent des villages aux environs desquels il croît, comme en Suisse et dans la Provence. Ce bois, d'un violet rougeâtre, est d'une odeur agréable, qui s'augmente lorsqu'il vieillit.

Bois de palissandre. — Le parfumeur en faisait autrefois beaucoup d'usage pour les poudres de couleur. Il se le procurait chez les tourneurs et les ébénistes, afin de l'avoir en menus morceaux et en sciures.

Bois de sassafras. — Les provinces de l'Amérique fournissent au parfumeur ce bois qui est le produit du *Laurus sassafras*. On emploie sa râpure qui perd son parfum avec le temps : aussi faut-il ne râper le sassafras qu'à mesure que l'exige le besoin. L'odeur et la saveur du *bois de terre de Ceylan* se rapprochent de celles du sassafras.

Bois de rose. — Ce bois, dont le nom est commun à plusieurs autres bois des légumineuses et des laurinées, est fourni par une convolvulacée arborescente (*Convulvulus scaparia* et *florida*) originaire des Canaries. Son odeur est analogue à celle de la rose. Il donne une essence qui sert souvent à falsifier l'essence de rose.

Bois de camphre. — Bois du *Lignum campharis* de l'Inde. Il ressemble à notre pin. Il est riche en huile essentielle.

Bois de cèdre. — Bois du genevrier de Virginie (*Junisperus Virginiana*). Il est rouge brun, se débite facilement. Il est très odoriférant.

3° *Ecorces odorantes.*

Cannelle. — La cannelle de Ceylan est la plus estimée : la cannelle de la Chine, ou *cannelle mâle*, dont les écorces sont épaisses, rudes et larges, ne convient que pour les compositions communes. La première se distingue par ses écorces minces, de couleur foncée, d'un goût piquant, d'une odeur douce et suave. La première écorce est de beaucoup préférable à la seconde écorce de l'arbre. Le parfumeur fait un usage fréquent de la cannelle.

Parmi les cannelles de Ceylan, il faut distinguer d'abord, la *cannelle miellée* ou *cannelle royale* et la *cannelle camphrée* qui prend son nom de l'odeur de camphre qu'elle exhale.

Cannelle-giroflée. — Elle est connue vulgairement sous les dénominations de *bois de crabe*, *bois de girofle*, quoiqu'elle ne provienne nullement de l'arbre qui donne la noix de girofle. Cette cannelle se trouve, dans le commerce, en rouleaux de près de 65 centimètres de longueur, composés d'une infinité d'écorces minces, roulées les unes sur les autres.

L'épiderme jaunâtre présente une surface lisse, quand il manque, les écorces sont d'un brun foncé. Leur cassure est fibreuse, et leur odeur celle du girofle affaibli. Elles s'emploient avantageusement dans les poudres d'odeur.

Les droguistes altèrent, de deux sortes, les cannelles : 1° Ils mélangent celles de Ceylan avec la *cannelle de Cayenne*, la *cannelle blanche* et celle de la Chine. 2° Ils la dépouillent d'une partie de leur huile volatile, en les faisant infuser dans l'esprit-de-vin, puis ils séparent cette huile par la distillation. L'odeur et la saveur affaiblies des cannelles font aisément reconnaître la fraude.

Les bois de santal, d'ébène, de coco, de Sainte-Lucie, forment aussi les boîtes élégantes dans lesquelles le parfumeur renferme certaines pommades pour les lèvres et pour le teint.

Ces bois à parfum se conservent facilement : il suffit de les mettre à l'abri de l'humidité, de l'air et de la poussière, en les renfermant, enveloppés de papier de soie, dans des boîtes hermétiquement closes.

Cassia, écorce odorante du *Cassia laurus* qu'on trouve dans le commerce sous le nom de fausse cannelle, et qui est peu employée en parfumerie.

Ecorce de cascarille.— Ecorce d'un arbre de la famille des Euphorbiacées, le *Cioton eleutheria*, croissant dans l'Inde occidentale et à la Jamaïque. Elle se présente en longs fragments, gros comme le doigt, blanchâtres à l'extérieur, fendillés ; l'intérieur est brun et résineux.

4° *Feuilles odorantes.*

Les parfumeurs emploient les feuilles et les sommités dans les plantes suivantes :

Romarin, grande et petite gentiane, sauges diverses, rue, anis, aneth, thym, serpolet, baume, menthe commune et menthe poivrée, cresson, fumeterre, marrube, matricaire, lavande, pariétaire, verveine, tanaisie, badiane, valériane, absinthe, sureau, genièvre, mélisse, marjolaine, fraxinelle ou dictame blanc, petite camomille, consoude, hysope, queue de chat, petite centaurée, armoise, buglose, bouillon blanc, basilic, bétoine, pélargonium, citronnelle, chardon bénit, mélilot, plantin, véronique, mille-pertuis, lierre terrestre, et autres herbes aromatiques et vulnéraires pour confectionner les eaux et vinaigres aromatisés.

Ces feuilles et ces sommités s'emploient à l'état de verdure. On doit les choisir en bonne exposition, saines, et les cueillir à l'époque de la floraison de la plante, par un temps sec, après que le soleil a dissipé la rosée. Ces deux dernières conditions importent surtout lorsqu'on veut conserver ces feuilles sèches, ce qu'il faut toujours faire à l'égard des restes de provisions végétales fraîches, avec lesquelles on a opéré en grand. Cette précaution est nécessaire pour obtenir un supplément nécessité, pendant l'hiver, par des commandes imprévues. Ces feuilles se dessèchent en les exposant au soleil, ou dans une étuve, sur des claies, recouvertes d'une serpillière : on les remue de temps en temps, et on les retire dès qu'elles commencent à se briser entre les doigts. On laisse ensuite à l'air pendant deux ou trois heures, et lorsqu'elles se montrent un peu souples, on les met dans des boîtes placées dans un endroit sec.

Aux feuilles nommées ci-dessus, nous ajouterons les suivantes :

Feuilles de cajeput, produites par le *melalenca cajeputi*, arbre de l'Asie ;

Feuilles du nord appelées *spikanard*, produites par une plante de la famille des Valérianées. Elles ont une odeur forte, peu agréable, et sont très employées en Orient ;

Feuilles de gaultheria, donnant l'essence de Wintergreen, qui n'est autre, comme chacun le sait, que l'aldehyde methylsalicylique.

5° *Fleurs odorantes.*

Cette partie spéciale de l'art du parfumeur sera suffisamment connue par de rapides indications ; nous suivrons l'ordre prescrit par l'usage.

a. Roses. — C'est la rose pâle qu'on distille pour en retirer l'eau et l'essence de roses. Elle entre aussi dans la composition des poudres, pastilles, cassolettes, vinaigres à la rose, etc. La *rose de Provins* vient ensuite. Ces deux espèces sont employées également à l'état de siccité et de fraîcheur. On doit les dessécher avec soin.

b. Fleurs d'oranger et de *citronnier.* — *Acacia* ou *cassie* des jardiniers. — *Jasmin.* Le jasmin d'Espagne, celui d'Arabie, sont préférables au petit jasmin de France. — *Seringa.* Le parfumeur peut l'adjoindre avantageusement aux fleurs précédentes, car son parfum est analogue au leur. — La *tubéreuse*, le *sceau de Salomon,* l'*onagre*, et beaucoup d'autres fleurs dont l'odeur est semblable à celle de la fleur d'oranger, pourraient fournir au parfumeur une utile et bien agréable addition.

c. Jonquille, jacinthe, narcisse, lys, œillets. — Toutes ces fleurs s'emploient fraîches. Il faut choisir les jacinthes doubles et fortement colorées, les œillets rouges, larges, et bien odorants.

d. Lilas, héliotrope, myrte, violette, verveine, chèvrefeuille, magnolia, muguet, réséda. — Ces fleurs à odeurs douces fournissent des parfums très distingués.

e. Cassie. — Fleurs de l'*acacia Farnesiana* des pays méridionaux, qui entre dans plusieurs préparations, entre autres dans celles des alcoolats ou extraits de violette.

Parmi les autres fleurs qui s'emploient d'une façon générale en parfumerie, nous citerons celles du geranium, d'hédiasmat, du sureau, de la giroflée, de la marjolaine, de la muscade, de l'oranger, de plumeria ou frangipane, du ylang-ylang, etc.

Nous devons une mention spéciale à la citronnelle, ou *andrapogon schœnantus*, originaire de Ceylan, depuis que de son essence, on a retiré l'essence de violette artificielle, dont nous parlerons plus loin.

Le *schœnantus* est l'*andrapogon nardus* ; il se rapproche beaucoup de la citronnelle.

Voici maintenant quelques renseignements pratiques sur les fleurs à essences, d'après un très bon résumé paru dans la *Dépêche Tunisienne* :

L'*acacia Farnèse*, appelé vulgairement cassie, est une mimosée épineuse atteignant, dans les bons sols, jusqu'à quatre mètres de hauteur. Ses fleurs, très odorantes, donnent une essence dite huile à la cassie.

On le multiplie de graines en semis, qui peut se faire en tous temps, pourvu qu'on ait le soin de tenir la plate-bande dans un état de fraîcheur ou d'humidité convenable.

Ce n'est guère qu'à l'âge de trois ans que l'acacia Farnèse commence à donner un produit sérieux.

La cueillette des fleurs a lieu presque continuellement de novembre à juin. On a calculé qu'un pied de cassie de quatre ans donne, à peu près, deux kilogrammes de fleurs fraîches, c'est-à-dire, huit grammes d'essence.

Le *géranium rosat,* dont la culture est encore peu répandue en Tunisie, demande un sol moyen. On le plante de bouture, et on peut récolter dès la première année, au mois d'avril. On peut obtenir jusqu'à trois coupes dans l'année.

La première récolte est assez aqueuse et a, par conséquent, moins de valeur que celles de juillet et septembre.

Un hectare contient environ 4,000 touffes qui donnent, à peu près, 17 à 18 kilogrammes, chacun, d'essence ordinaire, valant 38 francs au bas mot, soit un revenu brut de 650 francs par hectare et par coupe.

On a calculé que le capital engagé est représenté par une somme de 500 francs par hectare.

L'essence de géranium supplée l'essence de rose dans la parfumerie.

Comme toutes les cultures industrielles, la culture et la manipulation du géranium occupent un grand nombre de bras, et, à ce point de vue, elle est intensive et colonisatrice.

Le *jasmin*, dont l'essence est fort appréciée, se multiplie de boutures et se cultive comme la vigne. Il entre, à peu près, 5,000 pieds à l'hectare. Le jasmin demande un arrosage assez fréquent pendant l'été.

La cueillette des fleurs dure six mois, de juillet à décembre. Cette cueillette doit être faite le matin, à la fraîcheur, mais non à l'humidité de la pluie ou de la rosée.

Un ouvrier peut ramasser de 800 à 1,200 grammes de fleurs par jour. Les fleurs doivent être livrées de suite à l'industrie.

Un hectare de jasmin donne de 6,000 à 8,000 kilogrammes de fleurs par an, et 100 kilogrammes de fleurs donnent 12 à 13 grammes d'huile essentielle, qui se vend deux fois au poids de l'or.

La culture du jasmin occasionne une dépense de 3,000 fr. par hectare et par an.

La *rose*, dont l'essence de Tunis a une réputation si méritée, est une des cultures particulièrement recommandée.

Les espèces qu'on cultive comme plantes industrielles sont au nombre de quatre : le rosier de Provins (*rosa gallica*), le rosier de Damas (*rosa damascena*), le rosier musqué (*rosa moschata*), et le rosier toujours vert (*rosa sempervivens*).

La multiplication des rosiers est trop connue pour qu'il soit utile d'en parler.

La récolte des roses se fait depuis le commencement d'avril jusque vers la fin de mai.

On doit, autant que possible, cueillir les roses le matin ou le soir, et aussitôt qu'elles sont épanouies. Elles perdent de leur parfum quand elles ont reçu une forte insolation.

Un rosier de Damas, âgé de trois à cinq ans et en pleine végétation, fournit, chaque année, de 250 à 300 grammes de fleurs.

Le rosier de Provins, en plein rapport, donne de 4 à 500 grammes.

Dans le premier cas, un hectare produit, chaque année, 2,500 à 3,000 kilog. de roses ; dans le second, il en fournit de 4 à 5,000 kilog.

La rose fournit très peu d'essence pure.

En Egypte, 100 kilog. de pétales donnent de 30 à 40 grammes ; en Provence de 8 à 10, et à Paris de 2 à 4 grammes.

En Orient, 100 kilog. de fleurs et 80 kilog. d'eau produisent environ 48 kilog. d'eau de rose.

Le prix des roses fraîches varie, à Grasse et à Cannes, de 0 fr. 45 à 0 fr. 65 le kilog.

Les cultivateurs de Puteaux (Seine) vendent à Paris les roses qu'ils récoltent à raison de 0 fr. 60 à 0 fr. 75.

En Egypte, on les vend de 0 fr. 40 à 0 fr. 65.

L'essence pure de rose est rare ; elle se vend à un prix très élevé.

L'essence de Constantinople se vend de 1,000 à 1,200 fr. le kilog., quelquefois même, ce prix s'élève jusqu'à 1,600 et 1,800 fr.

A Paris, on la vend de 1,100 à 1,200 fr.

La *verveine*, qui se multiplie de graines ou de boutures, a des feuilles qui sont très riches en essence. 100 kilog. peuvent donner 150 grammes d'essence.

L'huile essentielle se vend de 100 à 120 fr. le kilog.

La *violette* est d'un assez bon rapport. Ses fleurs fraîches se vendent de 1 à 1 fr. 50 le kil.

Le commerce donne la préférence aux violettes cultivées sur les violettes sauvages. Quant aux fleurs sèches, le prix varie entre 3 et 4 fr. le kilog.

La *lavande*, la *menthe*, l'*oranger* surtout font l'objet de cultures et d'industries trop universellement connues pour qu'il soit nécessaire d'insister.

Le département des Alpes-Maritimes, grâce à la douceur de son climat, s'est fait une spécialité de la production des fleurs pendant la saison rigoureuse, alors qu'elles sont très rares ailleurs.

Ce commerce spécial a pris une importance vraiment extraordinaire, si bien que l'on est surpris en lisant quelques chiffres relatifs à cette production, fournis par les *Annales de la Société d'horticulture de l'Hérault*.

La production des fleurs dans le département des Alpes-Maritimes représente une valeur de 15 millions de francs.

La principale production est celle des fleurs d'oranger, dont on a recueilli l'an passé 1 million 800 mille kilogrammes; en second viennent les roses, 1 million de kilogrammes; nous relevons ensuite, 157 mille kilos de violettes, 147 mille de jasmins, 78 mille de tubéreuses, 50 mille de jonquilles et 20 mille de résédas.

Ce qui donne au total un mouvement de 3 millions 300 mille kilogrammes de fleurs.

6° *Fruits et graines odorants.*

Citron, bergamote, concombre, orange, cédrat, amande, aveline, noix-muscade. Il faut choisir ces dernières, pesantes, grises, unies, rouges en dedans, onctueuses, odorantes, lorsqu'elles sont râpées. Ces différents caractères annoncent qu'elles sont nouvelles. — *Ben*, sorte de noix qui croît surtout en Egypte. On en retire, par expression, une huile inodore, très bonne pour absorber l'odeur des fleurs.

Le *cédrat* est extrait de l'écorce du fruit du cédratier, arbre de la famille des Hespéridées. Son parfum s'extrait par expression.

La *bergamote* est extraite également par expression de l'écorce du fruit du bergamotier, qui appartient à la famille des Hespéridées.

Le *citronnier*, qui est le principal genre de la famille des Hespéridées — et dont les fleurs donnent, par la distillation, une espèce de néroli — produit une essence par la distillation ou la macération de ses zestes.

L'*orange* donne par expression ou par distillation de son écorce, une essence très employée et qui rentre dans les préparations, telles que l'eau de Portugal et l'eau de Lisbonne.

La *noix de ben* est un fruit d'un arbre des Indes orientales du nom de *ben*, de la famille des maringées ; son huile possède la propriété de ne pas rancir et de se charger facilement de l'arôme des fleurs.

Cacao. — Le parfumeur fait servir l'amande à la fabrication de quelques pommades cosmétiques modernes, dans lesquelles il introduit la matière grasse, appelée *beurre de cacao*. On distingue, dans le commerce, un grand nombre de variétés de cacao, et on leur donne le nom de la contrée d'où ils viennent : ainsi, on les désigne sous les dénominations de cacao Caraque, Surinam, Para, Berbice. On nomme aussi cacao des îles, celui qui vient des possessions françaises ; le Caraque est plus gros, rugueux, un peu oblong, recouvert d'une poussière grisâtre, l'amande est brune et se divise facilement en plusieurs fragments irréguliers, souvent imprégnés d'une légère moisissure.

Amandes amères. — D'où l'on extrait l'huile d'amandes amères, remplacée presque partout, aujourd'hui, par la *mirbane* ou nitrobenzine. Avec son mucilage, on fabrique l'amandine, le cold-cream, la bandoline, certaines pâtes, etc...

L'*anis* est la graine d'un arbuste de la famille des ombellifères, qui croît spontanément en Grèce et en Egypte.

L'*anis étoilé* ou *badiane* est la graine d'un arbrisseau de la Chine ; il donne une essence plus délicate que celle de l'anis ordinaire.

L'*aneth* appartient, comme l'anis, à la famille des ombellifères. Il croît spontanément en Orient.

Le *carvi* et le *fenouil* appartiennent également à la famille des ombellifères. Le carvi est une plante très commune qu'on rencontre dans les prés et les pâturages de presque toute l'Europe. Le fenouil croît parmi les moissons de l'Europe centrale, et on le cultive dans tous les jardins.

La *noix muscade* est le fruit du muscadier, de la famille des Myristicacées, arbres des îles Moluques, de l'Amérique et de nos colonies de Bourbon et de l'Ile-de-France.

L'*ambrette* s'extrait de la graine d'un arbrisseau de la famille des Malvacées, croissant spontanément dans l'Inde et cultivé en Egypte et aux Antilles.

La *coriandre* est la graine d'une Ombellifère du littoral méditerranéen ; elle n'est aromatique qu'après sa dessiccation.

Le *cumin*, autre Ombellifère dont la graine est importée de la Sicile, de Malte, de l'Egypte, donne une huile aromatique.

La *saucus* ou *athamante de Crête* est une graine du Levant dont on connaît mal l'origine.

La *fève de Tonka*, ou fève de Coumara, est la graine du *Dipterix odorata* de la famille des Légumineuses. Elle sert à faire l'essence de foin coupé. Elle renferme un principe : la *coumarine*.

Le *piment de la Jamaïque*, ou piment des Anglais, ou poivre de la Jamaïque, est le fruit desséché, avant sa maturité, de *l'Eugenia pimenta*, de la famille des Myrtacées, cultivé dans les Antilles.

La *vanille*, de la famille des Orchidées, que l'on cultive dans les terres d'Europe, habite les rivages maritimes de la Colombie et de la Guyane ; elle grimpe le long des rochers, enfonce ses racines adventives dans leurs fissures et dans les mousses qui recouvrent l'écorce des arbres voisins. C'est sa gousse ou fruit, qui contient l'huile volatile d'odeur si suave que tout le monde connaît, et en plus de l'acide benzoïque que l'on trouve cristallisée en aiguilles : de là le nom de *vanille givrée*.

L'extrait de vanille se prépare en faisant macérer durant un mois dans l'alcool rectifié, des gousses de vanille fendues en leur longueur et coupées en petits morceaux. Proportions : 286 grammes de gousses de vanille dans 4 litres 55 d'alcool. La vanille givrée, dite encore *vanille légitime*, est la plus estimée ; on en compte de deux autres sortes dans le commerce : la vanille bâtarde, non givrée, et le vanillon.

Girofle, produit du *Caryophyllus aromaticus* ou giroflier qui végète aux Moluques et autres îles des mers de la Chine. Tout le monde sait qu'on extrait des clous de girofle, une essence d'une odeur très pénétrante et fort agréable, qu'on emploie beaucoup en parfumerie.

7° *Baumes et résines odorants.*

Baume du Pérou. — Ce suc résineux, inflammable et liquide, est employé par le parfumeur dans la composition des pastilles brûlantes, des clous fumants, de certaines pâtes et liqueurs cosmétiques, dans la préparation du taffetas d'Angleterre, etc. On en distingue de trois espèces, deux liquides et un solide. Celui qu'on désignait sous le nom de baume blanc du Pérou ne se trouve plus dans le commerce ; on ne reçoit maintenant que le baume liquide, noir, et le baume en coque. Celui-ci s'obtient en petite quantité en pratiquant une incision à l'arbre appelé *Miroxylon perniferum* ; il est d'une couleur jaune-rougeâtre ; sa consistance est un peu molle : on nous l'envoie renfermé dans de petites calebasses ; il est extrêmement rare, on lui substitue presque toujours le baume de Tolu, avec lequel il a les plus grandes analogies.

Le baume du Pérou, noir, s'obtient par contusion et décoction du tronc et des rameaux du même arbre. Une partie de ce baume se rassemble sur l'eau ; l'autre, plus lourde, gagne la partie inférieure ; on les réunit et on obtient ainsi un liquide brun foncé, transparent lorsqu'il est en couche mince, d'une consistance sirupeuse, d'une odeur aromatique agréable, d'une saveur chaude, âcre, amère ; si on le chauffe, il brûle avec flamme ; il est insoluble dans l'eau, à l'exception d'un peu d'acide benzoïque qu'il contient; il est soluble dans l'alcool, dans les huiles volatiles, et ne se mêle pas aux huiles grasses.

Baume de Tolu. — Il découle du *Myrospermum toluiferum*, arbre qui croît dans la province de Tolu, près de Carthagène (Colombie), où on le cultive pour obtenir un produit de meilleure qualité. Pour le récolter, on fait des incisions à l'écorce, et on y adapte des vases ou coquilles faits en cire noire du pays ; on transvase ensuite ce baume dans de petites calebasses, où il prend de la consistance ; il se dessèche beaucoup avec le temps et peut être pulvérisé. Il est d'un jaune doré, et répand une odeur balsamique très suave. A la chaleur, il se liquéfie ; projeté sur des charbons ardents, il brûle et produit une fumée très agréable ; l'eau, sans le dissoudre, retient un peu de son arôme, et lui enlève une portion d'acide benzoïque.

Baume de la Mecque ou *du grand Caire*, *de Judée*, *de Syrie*, *de Constantinople.* — C'est cette espèce de térébenthine ou résine liquide, dont les Orientaux ont singulièrement exalté les vertus ; ils y ajoutent tant de confiance, qu'ils mettent un prix extrême à en posséder quelques portions. Le Sultan en comprend presque toujours dans les cadeaux qu'il adresse aux différents souverains.

Ce baume, qui découle de l'*Amyris opobalsamum*, est ordinairement renfermé dans de petites bouteilles ou flacons en plomb, doré à l'extérieur ; il est blanchâtre, d'une odeur assez agréable et pénétrante, qui se rapproche de celle de la térébenthine mélangée d'essence de citron ; sa saveur est amère, âcre et astringente. Lorsqu'il est récent et de bonne qualité, il est fluide et assez léger pour nager sur l'eau et s'étendre sur toute sa surface ; en vieillissant, il s'épaissit, jaunit, prend de la transparence et perd son odeur.

Camphre. — Produit du camphrier *Laurus camphora*, qui végète en Chine et au Japon. Cette substance arrive à l'état brut en Europe où on la purifie par la sublimation ou la distillation. Le camphre sert à parfumer les savons, les opiats, les poudres, les sachets, etc.

Storax. — C'est une gomme ou résine qui découle naturellement du tronc et des grosses branches d'un arbre de moyenne hauteur, appelé *Styrax officinale* par les uns, et *Liquidambar oriental* par d'autres. La récolte en est très abondante dans les pays très chauds ; elle nous vient par la voie de Marseille qui la tire du Levant et de plusieurs endroits de la Syrie. On choisit le storax en masse, d'une couleur rougeâtre, mou et gras, d'une agréable odeur ; il faut rejeter celui qui est sec et rempli d'ordures.

Storax calamite. — Le storax calamite ou en larmes, que nous tirons de Marseille ou de Hollande, est en masses rougeâtres en dessus, et quelquefois aussi séparées, d'une consistance moyenne, d'une odeur douce et suave, et approchant de celle du baume noir du Pérou, ou mieux de la vanille. On le choisit en belles larmes séparées de la couleur ci-dessus, le moins amer qu'il est possible.

Styrax ou *storax liquide.* — Le storax liquide est le produit de l'écorce du *Liquidambar oriental* que ceux qui font la récolte du storax, introduisent dans des chaudières en cuivre, font bouillir jusqu'à ce que le liquide ait dissous toute la matière résineuse, et qu'on transvase dans des barils pour l'expédier.

Myrrhe. — Substance résineuse qui découle d'un petit arbrisseau épineux, appelé *Laurus myrrha*, ou *Balsamodendron myrrha*, par le moyen des incisions qu'on lui fait ; elle se forme en larmes claires et transparentes, d'une couleur blanche qui, en vieillissant, devient rouge foncé. Cet arbrisseau croît dans l'Arabie. On choisit la myrrhe en belles larmes, d'un jaune doré clair, transparente, légère, d'un goût amer, d'une odeur forte et assez désagréable, c'est la véritable myrrhe ou le stacté en larmes.

Sang-dragon. — Substance résineuse produite par le *Dracena draco,* arbre qui croît aux Indes-Orientales. Cette résine est inflammable et répand, en brûlant, une odeur semblable à celle du storax liquide. Elle est anti-scorbutique, et, par conséquent, se mêle aux poudres, propres à raffermir les gencives. On la choisit en petites larmes claires et transparentes, et dont la poudre soit d'un très beau rouge foncé; cette première qualité est fort rare. Il en vient aussi en masse, qui est d'un rouge extrêmement foncé lorsqu'il est écrasé, c'est celui dont on use le plus, à défaut de l'autre.

Benjoin. — Gomme-résine d'un grand arbre, appelé *Styrax benzoïn,* qui croît en quantité à Siam, Sumatra, Bornéo, Java. Cette gomme-résine découle du tronc et des branches de l'arbre par incision.

On choisira le benjoin en larmes dorées en dessus, blanches en dedans, mêlées de petites veines claires, blanches et rouges, d'une odeur suave et aromatique, le moins rempli d'ordures qui sera possible.

Il faut rejeter celui qui est noir, terreux et inodore : c'est souvent du benjoin factice, composé de différentes gommes fondues ensemble, nommé galipot ou encens de village.

Oliban. — Ce produit est extrait de plusieurs espèces d'arbres qui appartiennent, comme celui dont on tire la myrrhe, à la famille des Surseracées, ce sont les *Baswellia glabra, serrata, thurifera,* croissant sur les montagnes au delà du Gange. Le suc qui s'écoule spontanément ou par incision, de ces arbres, se fige en larmes solides au contact de l'air. Le plus précieux porte le nom de *meyeti*.

Opoponax. — Gomme-résine tirée d'une plante de la famille des Ombellifères. Son parfum rappelle celui de la myrrhe.

§ 2. MATIÈRES ODORANTES D'ORIGINE ANIMALE.

Ambre gris. — On pense généralement que cette matière est un bézoard du cachalot. On le trouve sur différentes parties des côtes de l'Océan, dans l'Ancien et le Nouveau-Monde. Il est en petites masses irrégulières, gris foncé, d'une cassure écailleuse tachée de jaune et quelquefois de noir. Son odeur très suave se répand dans un grand espace. Deux chimistes, MM. Pelletier et Caventou, ont découvert dans l'ambre une substance grasse qu'ils ont nommée *cambréine*. On l'extrait de l'ambre gris par l'alcool bouillant.

L'ambre noir est moins cher que l'ambre gris : le parfumeur doit avoir de l'un et de l'autre. Cette substance entre dans un très grand nombre de préparations pour la parfumerie.

Musc. — Cette substance, d'une odeur si forte, si agréable, se trouve sur un chevrotain, nommé *Moschus moschatus*, dans une poche située auprès des parties génitales. Cet animal est indigène du Tonkin et du Thibet. Le musc du Thibet, beaucoup moins estimé que l'autre, se nomme aussi *musc du Bengale*, *musc habardin* : il est plus sec et moins odorant que l'autre. Le musc est d'ailleurs d'un prix extrêmement élevé, mais une très petite quantité suffit pour parfumer fortement de nombreuses préparations.

C'est une substance difficile à connaître, que l'on falsifie de bien des manières, soit en ouvrant subitement les vessies, et en introduisant du sang ou du foie de l'animal, soit en y mettant de petits morceaux de plomb pour la rendre plus pesante. Cette dernière supercherie, au moins, ne fait de tort que pour le poids, et n'altère point la qualité de la marchandise. Il faut que la vessie qui renferme le musc, soit bien sèche, et que la peau qui l'enveloppe soit bien fine, garnie de poil de couleur un peu brune, qui est la marque du véritable musc du Tonkin; le poil blanc indique le musc du Bengale, inférieur en qualité. On ne doit pas s'attacher au bon marché. L'épreuve la plus certaine, pour reconnaître celui qui n'est pas altéré, est de passer, à travers la vessie, un fil trempé dans du suc d'ail ; s'il perd son odeur, il n'est pas falsifié.

Civette. — Matière onctueuse d'une couleur jaune et d'une odeur très pénétrante, qui est sécrétée par trois petits mammifères du genre *Viverra* : la *civette*, la *genette* et le *zibeth*, qui habitent les pays chauds à l'état sauvage, mais qu'on est parvenu, dit-on, à acclimater dans quelques pays méridionaux. La civette entre, dans quelques préparations, du ressort du parfumeur, la poudre de Chypre par exemple.

Castoreum. — Autre matière d'une odeur vive et pénétrante qu'on recueille dans une poche que le castor porte sous le ventre, mais qui est peu employée en parfumerie, parce qu'elle ne plaît pas à tout le monde.

Hyraceum. — Substance produite par un animal originaire du Cap, l'*Hyrax capensis*. Ses propriétés se rapprochent de celles du Castoreum.

Voici, d'après une notice de M. Rimmel, publiée à propos de l'exposition de 1878, un tableau, par ordre alphabétique, des principales matières odorantes employées en parfumerie.

NOM USUEL.	DÉSIGNATION SCIENTIFIQUE.	LIEU DE PROVENANCE.
Amande amère (essence).	Amygdalus amara.	Espagne et Afrique.
Ambre gris.	Sécrétion du Physeter macrocephalus.	Indes, Japon, Groënland.
Aneth (essence).	Anethum graveolens.	Europe septentrionale.
Ambrette (graines).	Hibiscus abelmoschus.	Antilles.
Anis (essence).	Pimpinella anisum.	France et Italie.
Aspic (essence).	Lavandula spica.	Id. id.
Badiane (essence).	Illicium anisatum.	Chine et Japon.
Baume du Pérou.	Myroxylon perniferum.	Amérique méridionale.
— de Tolu.	Toluifera balsamum.	Id. id.
Benjoin.	Styrax benzoin.	Siam, Sumatra et Singapore.
Bergamote (essence).	Citrus bergamia (écorce).	Calabre et Sicile.
Bigarrade (essence).	— bigarradia (écorce).	France et Italie.
Camphre.	Laurus camphora.	Chine et Japon.
Cannelle.	— cassia.	Indes orientales et Chine.
Carvi (essence).	Carum carui.	Europe septentrionale.
Cascarille.	Croton cascarilla	Iles Bahamas.
Cassie (extrait et huile).	Acacia farnesiana.	France, Italie, Algérie et Tunis.
Cédrat (essence).	Citrus cedrata (écorce).	France et Italie.
Cèdre (essence).	Pinus cedra.	Levant, États-Unis et Honduras.

NOM USUEL.	DÉSIGNATION SCIENTIFIQUE.	LIEU DE PROVENANCE.
Cinnamome.	Laurus cinnamomum (écorce)	Ceylan.
Citron (essence).	Citrus medica (écorce).	Italie et Espagne.
Citronnelle (essence).	Andropogon citratum.	Ceylan.
Civette.	Sécrétion du viverra civetta.	Archipel indien et Afrique.
Eucalyptus (essence).	Eucalyptus amygdalina.	Australie.
Fenouil (essence).	Anethum fœniculum.	France méridionale.
Géranium rosat (essence).	Pelargonium capitatum.	France méridionale, Italie.
Géranium des Indes (ess.)	Andropogon nardus.	Ceylan.
Iris.	Iris florentina.	Italie.
Jasmin (extrait et huile).	Jasminum odoratissimum.	France méridionale, Italie.
Jonquille extrait et huile).	Narcissus jonquila.	Id. id. id.
Laurier (essence).	Cerasus lauro-cerasus.	Id. id. id.
Lavande (essence).	Lavandula vera.	Id. id. id.
Limette (essence).	Citrus limetta (écorce).	
Macis.	Myristica moschata (essence concrète).	Archipel indien.
Marjolaine (essence).	Origana majorana.	France méridionale.
Menthe (essence).	Mentha piperata.	Angleterre, France et États-Unis.
Mirbane (essence).	Nitro-benzine.	France et Angleterre.
Musc.	Sécrétion du moschus moschatus.	Thibet, Chine et Sibérie.

NOM USUEL.	DÉSIGNATION SCIENTIFIQUE.	LIEU DE PROVENANCE.
Muscade (essence).	Myristica moschata (essence fluide).	Archipel indien.
[illegible]		
Myrrhe.	Balsamodendron myrrha.	Arabie et Indes orientales.
Myrte (essence).	Myrtus communis.	France méridionale.
Narcisse (huile et extrait).	Narcissus odorata.	Algérie.
Néroli bigarrade (essence).	Citrus bigaradia (fleurs).	France méridionale, Italie, Algérie.
— Portugal (essence).	— aurantium (fleurs).	Algérie.
Orange (essence).	— — (écorce).	Id.
— (eau de fleurs).	— bigaradia (fleurs).	Id.
Palissandre (essence).	Lignum aspalathum.	Amérique méridionale.
Patchouly.	Pogostomon patchouly.	Indes orientales et Chine.
Petit grain bigarrade (ess.).	Citrus bigaradia (feuilles).	France méridionale, Algérie.
— Portugal (ess.).	— aurantium (feuilles).	Id. id. id.
Romarin (essence).	Rosmarinus officinalis.	Id. id.
Rose (ess., huile et extrait).	Rosa centifolia.	Id. id. Turquie.
Santal (essence).	Santalum citrinum.	Indes orientales, Chine, Archipel indien, Australie.
Sassafras (essence).	Laurus sassafras.	États-Unis.
Serpolet (essence).	Thymus serpyllum.	France méridionale.
Storax.	Liquidambar styraciflua.	Turquie.

NOM USUEL.	DÉSIGNATION SCIENTIFIQUE.	LIEU DE PROVENANCE.
Thym (essence).	Thymus vulgaris.	France méridionale.
Tonka (fèves).	Dipterix odorata.	Antilles, Amérique méridionale.
Tubéreuse (huile et extrait).	Polianthes tuberosa.	France méridionale.
Vanille.	Vanilla planifolia.	Mexique et Réunion.
Vanillon.	Vanilla pomposa.	Amérique méridionale.
Verveine (essence).	Aloysia citriodora.	Espagne.
— de l'Inde (essence)	Andropogon schœnanthus.	Ceylan.
Violette (huile et extrait).	Violata odorata.	France méridionale.
Vétiver.	Anatherum muricatum.	Indes orientales.
Wintergreen (essence).	Gaultheria procumbens.	États-Unis.
FLEURS CONSERVÉES DANS UN BAIN DE GLYCÉRINE		
Ylang-Ylang.	Unona odoratissima.	Philippines, Archipel indien.
	Cattleya crispa.	Brésil.
	Jasminum sambac.	Id.
	Ixora acuminata.	Id.
	Magnolia pumila.	Id.
	Chlorodendron fragans.	Id.
Frangipane.	Plumeria alba.	Antilles.

§ 3. PRODUITS SERVANT A LA FABRICATION DES PARFUMS.

Alcool. — L'alcool ou esprit est un liquide trop connu pour qu'il soit nécessaire d'entrer dans des détails sur sa fabricattion qu'on trouvera décrite avec toute l'étendue convenable dans les *Manuels de Distillation* qui font partie de l'*Encyclopédie-Roret*. Ses principales propriétés se trouvent exposées dans une foule d'ouvrages.

On extrait, comme on sait, l'alcool du vin, des grains, des pommes de terre, des betteraves, des mélasses, et on peut le préparer avec une foule d'autres substances d'origine végétale contenant des matières sucrées ou amylacées.

L'alcool de vin est presque généralement réservé pour la préparation des liqueurs fines, et pour alcooliser les vins peu spiritueux. Cet alcool a un bouquet particulier dû à certaines huiles essentielles qu'il renferme toujours, et qui le rendent moins propre à la fabrication des produits de la parfumerie. Ce bouquet modifie souvent ces produits qui n'ont plus alors cette délicatesse, cette pureté dans la senteur qu'on doit y rechercher.

Les alcools des autres provenances, bien rectifiés, sont moins agréables au goût, mais peuvent être obtenus plus purs de senteurs étrangères, ce qui les fait rechercher davantage pour la parfumerie.

Un parfumeur soigneux doit surtout rechercher les alcools les plus purs et les plus francs de goût et d'odeur, ne les étendre au besoin qu'avec de l'eau distillée, et si, dans ses formules, il ne fait entrer que des matières de premier choix, il est bien certain que les produits de son laboratoire seront recherchés et appréciés du public.

Outre l'alcool qu'on extrait du vin, des pommes de terre, des betteraves, des mélasses, etc., la chimie moderne a découvert un grand nombre d'autres composés organiques non azotés, susceptibles de former avec les acides des combinaisons neutres qu'on appelle éthers, et auxquels on a, en conséquence, appliqué aussi le nom d'alcools. Les alcools sont aujourd'hui très nombreux, et nous citerons entre autres les alcools méthylique, amylique, œnanthylique, campholique ou camphre de Bornéo, toluique, cuminique, phénol, crésol, etc. Plusieurs de ces alcools sont aromatiques ou présentent des propriétés qui pourraient les faire rechercher dans l'industrie de la parfumerie et donner lieu à la fabrication de produits nouveaux, propres à flatter le goût des consommateurs. Nous conseillons donc au parfumeur instruit de faire une étude de ces sortes de produits et de chercher à en tirer un parti avantageux. Du reste, il est encore bien d'autres produits qui nous ont été révélés par la chimie moderne et qui, par leur étude, pourraient donner lieu à d'heureuses applications dans l'art qui nous occupe.

On mesure ordinairement le degré de spirituosité des alcools au moyen d'un instrument qu'on appelle *alcoomètre*. Celui qui est adopté actuellement par l'administration et qui est le plus généralement en usage, est l'alcoomètre de Gay-Lussac, dit *alcoomètre centésimal*, à cause de sa division conforme au système métrique.

Comme on fait encore fréquemment usage des aréomètres de Baumé et de Cartier, il importe aux fabricants de connaître le rapport qui existe entre ces divers instruments. C'est pour leur éviter de longues recherches que nous donnons ci-après les tableaux de correspondance entre les aréomètres de Baumé et de Cartier, et entre ces deux aréomètres et celui de Gay-Lussac, qui sont extraits du *Manuel d'Alcoométric*, de l'*Encyclopédie-Roret*.

1° *Table de conversion des degrés de l'aréomètre de Baumé en degrés de l'aréomètre de Cartier, et en degrés de l'alcoomètre centésimal de Gay-Lussac avec les densités correspondantes à chaque degré.*

Aréomètre de Baumé.	Aréomètre de Cartier.	Alcoomètre centésimal.	Densités.	Aréomètre de Baume.	Aréomètre de Cartier.	Alcoomètre centésimal.	Densités.
10	10	0	1.000	30	28.38	75	0.878
11	10.92	5	0.993	31	29.29	77	0.872
12	11.84	10	0.987	32	30.31	79	0.867
13	12.76	17	0.979	33	31.13	81	0.862
14	13.67	23	0.973	34	32.04	83	0.857
15	14.59	29	0.966	35	32.96	84	0.852
16	15.51	34	0.960	36	33.88	86	0.847
17	16.43	39	0.953	37	34.80	88	0.842
18	17 35	43	0.947	38	35.72	89	0.837
19	18.26	47	0.941	39	36.63	91	0.832
20	19.18	50	0.935	40	37.65	92	0.827
21	20.10	53	0.929	41	38.46	93	0.823
22	21.02	56	0.923	42	39.40	94	0.818
23	21.94	59	0.917	43	40.31	96	0.813
24	22.85	61	0.911	44	41.22	97	0.809
25	23.77	64	0.905	45	42.14	98	0.804
26	24.69	66	0.900	46	43.06	99	0.800
27	25.61	69	0.894	47	43.19	100	0.795
28	26.53	71	0.888	48	44.90	»	0.791
29	27 44	73	0.883				

2° *Table de conversion des degrés de Cartier en degrés centésimaux à + 15° centigrades.*

Degrés de Cartier.	Degrés centésimaux.	Degrés de Cartier.	Degrés centésimaux.	Degrés de Cartier.	Degrés centésimaux.	Degrés de Cartier.	Degrés centésimaux.
10.00	0.2	18.75	48.2	27.25	72.3	35.75	89.2
10.25	1.1	19.00	49.1	27.50	72.9	36.00	89.6
10.50	2.4	19 25	50.0	27.75	73.5	36.25	90.0
10.75	3.7	19.50	50.9	28.00	74.0	36.50	90.4
11.00	5.1	19.75	51.7	28.25	74 6	36.75	90.8
11.25	6.5	20.00	52.5	28.50	75.2	37.00	91.2
11.50	8.1	20 25	53.3	28.75	75.7	37.25	91.5
11.75	9.6	20.50	54.1	29.00	76.3	37.50	91.9
12.00	11.2	20.75	54.9	29.25	76.8	37.75	92.3
12.25	12.8	21.00	55.6	29.50	77.3	38.00	92.7
12.50	14.5	21.25	56.4	29.75	77 9	38.25	93.0
12.75	16.3	21.50	57.2	30.00	78.4	38.50	93.4
13.00	18.2	21.75	58.0	30.25	78.9	38.75	93.7
13.25	20.0	22.00	58.7	30.50	79.3	39.00	94.1
13.50	21.8	22.25	59.4	30.75	80.0	39.25	94.4
13.75	23.5	22.50	60.1	31.00	80.5	39.50	94.7
14.00	25.2	22.75	60 8	31.25	81.0	39.75	95.1
14.25	26.9	23.00	61.5	31.50	81.5	40.00	95.4
14.50	28.5	23.25	62.2	31.75	82.0	40.25	95.7
14.75	30.1	23.50	62.9	32.00	82.5	40.50	96.0
15.00	31 6	23.75	63.6	32.25	82.9	40.75	96.3
15.25	33.0	24.00	64.2	32.50	83.4	41.00	96.6
15.50	34.4	24.25	64.9	32.75	83.9	41.25	96.9
15.75	35.6	24 50	65.5	33.00	84.4	41.50	97.2
16.00	36.9	24.75	66.2	33.25	84.8	41.75	97.5
16.25	38.1	25.00	66.9	33.50	85.3	42.00	97.7
16.50	39.3	25.25	67.5	33.75	85.8	42.25	98.0
16.75	40.4	25 50	68.1	34.00	86.2	42.50	98.3
17.00	41 5	25.75	68.8	34.25	86.7	42.75	98.5
17.25	42.5	26.00	69.4	34.50	87.1	43.00	98.8
17.50	43.5	26.25	70.0	34.75	87.5	43.25	99.1
17.75	44.5	26.50	70.6	35.00	88.0	43.50	99.4
18.00	45.5	26.75	71.2	35.25	88.4	43.75	99.5
18.25	46.4	27.00	71.8	35.50	88.8	44.00	99.8
18.50	47.3						

3° *Table de conversion des degrés centésimaux en degrés de Cartier à + 15° centigrades.*

Degrés centésimaux.	Degrés de Cartier.	Degrés centésimaux.	Degrés de Cartier.	Degrés centésimaux.	Degrés de Cartier.	Degrés centésimaux.	Degrés de Cartier.
0	10.03	26	14.12	51	19.54	76	28.88
1	10.23	27	14.26	52	19.85	77	29.34
2	10.43	28	14.42	53	20.15	78	29.81
3	10.62	29	14.57	54	20.47	79	30.29
4	10.80	30	14.73	55	20.79	80	30.76
5	10.97	31	14.90	56	21.11	81	31.26
6	11.16	32	15.07	57	21.43	82	31.76
7	11.33	33	15 24	58	21.76	83	32.28
8	11.49	34	15.43	59	22.10	84	32.80
9	11.66	35	15.63	60	22.46	85	33.33
10	11.82	36	15.83	61	22.82	86	33.88
11	11.98	37	16.02	62	23.18	87	34.43
12	12.14	38	16.22	63	23.55	88	35.01
13	12.28	39	16.43	64	23.92	89	35.62
14	12.43	40	16.66	65	24.29	90	36.29
15	12.57	41	16.88	66	24.67	91	36.84
16	12.70	42	17.12	67	25.05	92	37.55
17	12.84	43	17.37	68	25.45	93	38.24
18	12.97	44	17.62	69	25.85	94	38.95
19	13.10	45	17.88	70	26.26	95	39.70
20	13.25	46	18.14	71	26.68	96	40.49
21	13.38	47	18.42	72	27.11	97	41.33
22	13.52	48	18.69	73	27.64	98	42.25
23	13.67	49	18.97	74	27.98	99	43.19
24	13.83	50	19.25	75	28.43	100	44.19
25	13.97						

Quelques anciennes dénominations étant encore en usage dans le commerce des alcools ou esprits, nous donnerons encore leur concordance avec les degrés de l'aréomètre de Cartier et de l'alcoomètre centésimal.

	Aréomètre de Cartier.	Alcoomètre centésimal.
Eau-de-vie faible. . . .	16° à 18°. . . .	37.9 à 46.5
— ordinaire	19 à 20.	51.1 à 53.4
— forte.	21 à 22.	56.5 à 59.2
Esprit trois-cinq.	29.5.	78
— trois-six.	35	85
— trois-sept.	35.	88.5
— rectifié.	36.	90.2
— trois-huit. . . .	37.5.	92.5

On pourra, du reste, acquérir des notions plus étendues sur les alcools et sur la manière d'en mesurer le degré de spirituosité, leur réduction au mouillage, etc., dans le *Manuel d'Alcoométrie*, qui fait partie de l'*Encyclopédie-Roret*.

La *glycérine* est un liquide inodore, sirupeux, incristallisable, d'une couleur légèrement jaunâtre et d'une saveur sucrée. Sa densité = 1,28 ; elle est soluble dans l'eau et l'alcool, insoluble dans l'éther. Soumise à la distillation, elle se décompose en partie et donne des gaz inflammables, de l'acide acétique et de l'acroléine. Elle s'oxyde sous l'influence de l'oxygène de l'air et s'unit à certains acides pour former des combinaisons appelées glycérines.

La glycérine s'imprègne facilement des matières odorantes.

Cachou. — On le retire des fruits du *Mimosa catechu*. On en trouve trois espèces dans le commerce.

1° Le *cachou rougeâtre et terne*, en pain d'environ 120 grammes, d'une saveur astringente, non amère et un peu sucrée. C'est le meilleur. Rare dans le commerce.

2° *Cachou brun et plat.* — Pains orbiculaires d'environ 90 grammes, plus pesant, plus brun, plus dur que le précédent; astringent et amer sans être sucré. Inférieur au précédent.

3° *Cachou en masse.* — En fragments d'environ 125 gr., enveloppés de grandes feuilles à nervures ; saveur astringente, amère avec un arrière-goût agréable, d'un brun rougeâtre tirant sur le noir. De bonne qualité.

Huiles. — Nous mettrons encore au nombre des matières premières tirées du règne végétal, dont le parfumeur fait un usage journalier, les *huiles*, entre autres l'*huile d'olive* qui sert à faire des savons. L'*huile de ben*, qui provient des semences d'un arbre appelé *Moringa oleifera*, est incolore, presque inaltérable, qualités qui la font rechercher dans la parfumerie pour enlever l'odeur des fleurs qu'elle conserve intacte pendant très longtemps ; l'*huile d'œillette*, l'*huile de sésame*, qui remplacent l'huile d'olive dans la fabrication des savons.

Sous ce nom d'huiles, on désigne encore des matières concrètes fort employées aujourd'hui pour en fabriquer des savons, parmi lesquelles nous citerons l'*huile de palme*, extraite par expression des amandes du fruit d'une espèce de palmier qui végète principalement en Guinée et au Sénégal, ainsi que l'*huile au beurre de coco*, produit de la noix d'un cocotier, le *Coco butyracea*, toutes matières qu'on rencontre dans le commerce de qualités diverses et à des états de pureté différents.

Axonge. — Base ou, selon l'expression des parfumeurs, *corps de pommade*. L'axonge est formée par la réunion de deux matières distinctes, l'*élaïne* et la *stéarine* (suif), découvertes par M. Chevreul, et reconnues également par M. Braconnot. Ces deux substances se séparent par un bien simple procédé, que l'on doit à ce dernier chimiste. Il suffit de comprimer l'axonge entre des feuilles de papier joseph ; l'*élaïne* s'y imbibe, tandis que la *stéarine* reste solide. D'après M. Braconnot, l'axonge est composée de :

Elaïne.	62	parties.
Stéarine.	38	—
	100	—

Le parfumeur devra prendre des arrangements avec un charcutier pour avoir, à bas prix, de l'axonge fraîche et de bonne qualité. Il devra agir de même avec un boucher pour les graisses de bœuf, de mouton, dont il a besoin pour ses pommades, substances bien connues, desquelles nous parlerons bientôt en détail.

Moelle. — On ne se sert guère en parfumerie que de la moelle de bœuf qu'on trouve en abondance chez les bouchers des grandes villes. Pour l'avoir bien pure, on la pile et on la fait fondre, puis on la passe au tamis. Dans cet état, on l'emploie à la préparation de pommades, surtout celles fabriquées pour la chevelure.

Graisse d'ours. — On tire cette graisse huileuse des pays du Nord, de la Savoie et des Alpes. Elle sert à la préparation d'une pommade propre à la conservation et à la pousse des cheveux.

Blanc de baleine. — On extrait de la tête de plusieurs cétacés cette substance blanche, solide, brillante, douce au toucher, cristalline et fraîche. Elle est un peu odorante, mais le parfumeur la recherche moins pour son odeur, que pour ses propriétés adoucissantes. Le blanc de baleine entre maintenant dans le plus grand nombre des pommades et pâtes cosmétiques destinées à l'embellissement de la peau. On doit le conserver bien enveloppé, parce qu'il rancit et jaunit à l'air. M. Chevreul désigne, sous le nom de *cétine*, le principe particulier qui domine dans cette matière. On doit choisir cette substance en belle écaille blanche et transparente, et prendre garde qu'elle ne soit falsifiée avec de la cire blanche, comme il arrive souvent, ce qui sera facile à connaître, tant par une odeur de cire, que parce qu'elle est d'un blanc mat.

Cire. — Cette matière, que tout le monde connaît, a deux principes constituants, la *cérine* et la *myricine*, comme la graisse a l'*élaïne* et la *stéarine*. La première se dissout dans l'alcool, et la seconde n'en peut être attaquée : l'une fait les 0,91 de la cire, et l'autre les 0,08.

La cire vierge sert au parfumeur à préparer les pommades blanches, et les pâtes cosmétiques délicates ; mais alors, elle doit être parfaitement pure, blanche et sans aucun goût. On s'assure de ces qualités par sa fermeté, sa nature sèche et cassante, par l'absence de goût graisseux quand on la met sous la dent.

La *naphtaline* est un corps solide, cristallisant sous forme d'écailles translucides, d'aspect nacré, fusible à 79° C., qui se dissout en grande quantité dans l'alcool, l'éther, les huiles grasses et volatiles et qu'on pourrait employer en parfumerie pour lui donner du corps ou pour d'autres usages que l'expérience suggérera. On obtient aujourd'hui la naphtaline en abondance dans la fabrication du gaz d'éclairage, et il suffit pour l'obtenir pure, de la soumettre à une nouvelle distillation.

Vaseline. — La vaseline est une graisse minérale extraite du pétrole ou mieux des résidus de pétrole. Elle a fait son apparition en 1873. On lui a donné les noms suivants : *casmoline*, *déodarine*, *pétroline*, *pétroléine*, *piméline*, *graisse minérale*.

Elle se présente sous l'aspect d'une gelée blanche sans odeur, sans goût, onctueuse au toucher, et a la consistance du beurre. Elle fond entre 30 et 36 degrés. Sa densité varie de 0,840 à 0,860. Elle bout à 300°, et résiste à l'action de l'air humide, aux acides et aux alcalis étendus. Elle ne rancit pas ni ne se saponifie pas. Elle est insoluble dans l'eau, soluble dans la proportion de 25 0/0 dans l'alcool bouillant à 95° bouillant, en partie dans l'éther et en entier dans le sulfure de carbone, les essences de pétrole et de térébenthine, les huiles végétales. Mélangée à la glycérine, elle la solidifie par refroidissement.

Elle a pris une place prépondérante en parfumerie à cause de ses propriétés très précieuses d'onctuosité et qu'elle ne rancit pas.

Vaseline artificielle. — C'est un mélange d'huile minérale blanche et sans odeur avec de la cérésine ou cire minérale. On mélange 10, 15, 20 pour 100 de cette cire à l'huile minérale, suivant la consistance à obtenir.

La vaseline artificielle est moins onctueuse que la vaseline naturelle du pétrole.

Cérésine. — La cérésine ou *cire minérale*, ou *ozokérite*, est une matière cireuse naturelle purifiée et blanchie par des procédés chimiques. Par ses propriétés, elle ressemble absolument à la cire des abeilles, avec cette seule différence qu'elle ne se saponifie pas. En parfumerie, elle a presque partout remplacé la cire des abeilles.

Lanoline. — Cette matière grasse a été découverte en 1882, par Liebreich. Malgré sa nature grasse, elle diffère cependant des matières grasses. Sa couleur est claire, presque blanche, elle est inodore, ne tache pas le papier et contient environ 25 0/0 d'eau. La lanoline, privée d'eau, peut absorber jusqu'à 200 pour

100 de ce liquide. C'est ce qui la distingue des graisses qui ne peuvent absorber plus de 10 0/0 d'eau. Elle doit ses propriétés à la cholesterine qu'elle renferme, et possède la propriété d'être absorbée facilement par la peau. Elle ne rancit pas à l'air et ne se saponifie pas. On utilise cette propriété pour conserver les graisses à base de glycérine.

On lui donne la souplesse qui lui manque, en l'additionnant de 20 0/0 d'une graisse neutre quelconque, comme l'huile d'olive.

La lanoline est extraite du suint de la laine.

Emulsine. — Paraffine oxydée à haute température par de l'oxygène sous pression. C'est une matière huileuse, épaisse, s'émulsionnant en blanc de lait avec l'eau et gardant sa propriété émulsive pendant un temps indéfini. Il possède la propriété de dissoudre et d'émulsionner d'autres produits insolubles. L'émulsion est détruite par les acides, les sels métalliques ; elle n'est pas troublée par les alcalis, les produits neutres, les résines, les corps gras, etc.

Vasogène. — Produit semblable à l'émulsine et présentant des propriétés identiques. C'est de la vaseline oxydée.

Vasogénine. — Onguent contenant du vasogène. Mélange de saindoux et de vasogène.

Anaspoline. — Mélange de lanoline et de vaseline.

Résorbine. — Onguent composé d'huile d'amande, de cire, de gélatine, de savon et d'eau.

La *paraffine*, substance solide, demi-translucide, ressemblant au blanc de baleine, inodore, qu'on extrait principalement, par une distillation lente, des schistes et d'une substance analogue, qu'on appelle bog-head. La paraffine est d'un prix bien moins élevé que la cire, et peut la remplacer avec avantage dans plusieurs préparations de parfumerie, entre autres dans celle des pommades destinées aux pays chauds et dans la fabrication des savons de toilette.

Le *cinnamène*, liquide incolore, d'une odeur aromatique, analogue à celle de la benzine, soluble dans l'alcool, l'esprit de bois, l'éther, les essences, le sulfure de carbone, et insoluble dans l'eau, qu'on obtient en distillant une partie d'acide cinnamique et 4 de baryte caustique.

L'*acide stéarique*, qu'on extrait des corps gras, est incolore, insipide, cristallisable, fusible à 69°, insoluble dans l'eau, soluble dans l'alcool et l'éther.

L'*acide margarique*, extrait de l'huile d'olive, est solide, fusible à 60°, insoluble dans l'eau et très soluble dans l'alcool et l'éther.

L'*acide palmitique* que fournit l'huile de palme, présente aussi les propriétés ci-dessus, mais il fond à 62°.

Enfin l'*acide oléique* est liquide, incolore, translucide, plus léger que l'eau, facile à oxyder, que l'eau ne dissout pas, mais se dissolvant en abondance dans l'alcool et l'éther.

L'*oléine* se rencontre principalement dans les huiles grasses. C'est un liquide légèrement jaunâtre, s'oxydant et se résinifiant à l'air.

La *stéarine* est une substance blanche, nacrée, inodore, insipide, fusible à 62°, insoluble dans l'eau, mais soluble dans l'alcool et l'éther, et qu'on extrait surtout de la graisse du bœuf et du mouton.

Talc. — Les espèces de talc qui conviennent au parfumeur sont : 1° le *talc laminaire* de Haüy, que l'on nomme *talc de Venise*, parce qu'il est apporté, dans cette ville, du Tyrol, où il se rencontre en abondance. Il est doux, onctueux au toucher, et présente tantôt un blanc verdâtre, tantôt un gris jaunâtre ou un vert foncé ; la première teinte, surtout lorsqu'elle brille, annonce un talc de bonne qualité ; 2° le *talc écailleux*, improprement nommé *craie de Briançon.* Il jouit, comme le précédent, de la propriété de rendre la peau douce et lisse. On doit trouver dans les magasins de parfumeries, du talc en feuille et du talc en poudre. Ces deux sortes de talc servent à la préparation des fards rouges.

Bismuth. — Ce métal s'emploie à faire le blanc de fard. Le parfumeur doit l'acheter en cristaux bien prononcés, afin qu'il soit purifié d'arsenic. Lorsqu'on le prend en lames, il faut les choisir larges, d'un blanc jaunâtre, et faire fondre ce métal au creuset, en le soumettant à une assez forte chaleur, afin de le dégager d'un reste d'arsenic.

Pour obtenir un blanc de fard de bonne qualité, voici le procédé indiqué par le Codex français :

On dissout dans 3 parties d'acide azotique pur, marquant 35°, une partie de bismuth réduit en poudre et bien débarrassé d'arsenic. Lorsque la dissolution est complète, on évapore le liquide aux deux tiers, et on le verse dans 40 à 50 fois son poids d'eau ; il se forme un précipité abondant de sous-azotate que l'on sépare par décantation et que l'on fait sécher. Ce précipité est le *blanc* ou *magister de bismuth*, *blanc de fard* ou *sous-nitrate de bismuth* qui, récemment précipité, est un peu soluble dans l'eau, surtout acidulée ; mais, après quelque temps, la dissolution se trouble, le sel se dépose, et alors il devient complètement insoluble dans l'eau.

Lorsqu'on remplace l'eau des lavages propres à obtenir ce blanc, par une dissolution de muriate de soude ou de tartrate de potasse, alors, le précipité devient un sous-chlorure ou un tartrate de bismuth ; dans ce cas, c'est le *blanc de perle*, dont le parfumeur doit aussi s'approvisionner.

Céruse. — Cette préparation, que l'on nomme encore *blanc de céruse*, *blanc de plomb*, *carbonate de plomb*, diffère cependant de ces deux dernières substances, en ce qu'elle peut recevoir l'addition de matières étrangères, tandis que celles-ci rejettent absolument tout mélange. Cette addition a lieu ordinairement avec la craie ou avec le sulfate de baryte ; mais ce mélange ne se fait point dans la première qualité de céruse, nommée *blanc de krems*, ou *blanc d'argent* : aussi, ce blanc peut-il être considéré comme un carbonate de plomb pur. C'est ce blanc qu'emploient les peintres et les pharmaciens. La seconde qualité, connue sous le nom de *blanc de Venise*, est formée par le mélange de parties égales de sulfate de baryte et de carbonate de plomb. Deux parties de sulfate de baryte, sur une de carbonate de plomb, composent la troisième qualité de céruse ; elle est désignée sous le nom de *blanc de Hambourg*. La quatrième qualité, appelée *blanc de Hollande*, et présentant trois parties de sulfate de baryte, ne doit point nous occuper, à moins que le parfumeur ne s'en serve à préparer du fard blanc très commun.

Il en est de même du sulfate de baryte artificiel, dit *blanc fixe*, et du blanc de zinc. Ces dernières substances, sans être aussi dangereuses que les préparations de plomb, sont néanmoins très contraires à la santé, et doivent être bannies de l'art du parfumeur.

Le blanc de krems, qui donne un fort beau fard, doit présenter une pâte de consistance molle lorsqu'il est fin et pur. Toutes ces matières, ainsi que les fards qui en résultent, doivent être parfaitement tenues à l'abri du gaz hydrogène sulfuré qui se dégage des lieux d'aisances, ou de certains mets, comme les œufs. On sait que le contact brunit soudainement et désagréablement toutes les préparations plombiques.

Vermillon. — Le *cinabre*, composé de 100 parties de mercure et de 16 de soufre, est la base du vermillon employé par le parfumeur pour former une sorte de fard rouge, colorer certaines pâtes cosmétiques, des pastilles, et surtout les savons à la rose. Le cinabre, que les chimistes nomment *sulfure rouge de mercure* pour le distinguer d'une autre combinaison analogue, le *sulfure noir de mercure*, forme le vermillon quand il est broyé avec l'eau et réduit en poudre impalpable. Il y a deux sortes de cinabre : le *cinabre naturel* et le *cinabre artificiel* : tous deux peuvent fournir du vermillon. Le cinabre de Hollande et celui de la Chine sont les plus estimés.

Le parfumeur doit examiner soigneusement le vermillon qu'il achète, car ce produit n'est pas toujours pur : il est trop souvent mélangé de minium, de colcotar, de sang-dragon, de brique, etc. Aussi est-il à propos de prendre préférablement du cinabre, quand on opère en grand, et que les préparations le permettent.

Quand le cinabre naturel est bien pur, il offre tantôt la forme d'un prisme hexaèdre régulier, translucide, tantôt une texture fibreuse, d'un éclat chatoyant : il se trouve aussi en masse compacte, mais presque toujours alors il est mêlé d'argile bitumineuse ou de diverses autres substances.

Le cinabre artificiel se présente sous forme de masses plus ou moins fortes, concaves d'un côté, convexes de l'autre, aiguillé dans sa cassure, d'un rouge brun dans son entier, et d'un rouge vif lorsqu'on le pulvérise. Comme le précédent, il se volatilise sans reste lorsqu'il est projeté sur un corps très chaud, et sa vapeur n'est accompagnée d'aucune odeur désagréable. Ce caractère sert à distinguer les deux espèces de cinabre de quelques minerais d'arsenic avec lesquels on pourrait, au premier aspect, le confondre, à raison de la couleur.

Salpêtre. — Ce sel que l'on nomme aussi *nitre*, *nitrate de potasse*, est employé par le parfumeur à la préparation des pastilles odorantes. Le nitre naturel que l'on voit dans l'Inde, dans l'Amérique méridionale, et dans quelques parties de l'Espagne, surgir à la surface du sol sous forme de petites houppes soyeuses, est l'un des plus précieux, parce qu'il est presque pur : ses cristaux sont ordinairement peu volumineux. On le nomme *salpêtre de houssage*, parce qu'on le récolte simplement à l'aide de balais ou de houssoirs.

On sait que, dans nos climats, le nitrate de potasse ne se recueille point avec cette extrême facilité ; que sa fabrication est plus ou moins compliquée ; que plusieurs moyens d'épreuve sont mis en usage pour connaître la quantité réelle de nitrate de potasse contenue dans le salpêtre brut ; que le plus simple de ces moyens appartient à Gay-Lussac. Nous n'entrerons dans aucun des longs développements qu'exigerait un si intéressant objet, car le sel de nitre n'est, pour le parfumeur, qu'une chose fort secondaire ; mais nous donnerons l'énumération succincte des propriétés de ce sel lorsqu'il est pur. Il cristallise en longs prismes hexaèdres terminés par des pyramides à six faces, mais qui sont rarement réguliers et transparents ; le plus ordinairement, il s'en agglomère un grand nombre les uns aux autres, et alors, ils paraissent comme cannelés ou striés. Ces prismes acquièrent parfois une si grande dimension, qu'on le nomme *nitre en baguettes* ; mais comme on préfère, pour les besoins habituels des arts et pour la facilité des transports, l'avoir en masses plus serrées, alors, on en trouble la cristallisation et on l'obtient en gros pains qui prennent, comme le sucre, la forme des vases où la cristallisation s'est opérée. La saveur du nitre est fraîche, salée et piquante, il excite fortement la secrétion de la salive : il est soluble dans l'eau, mais beaucoup plus à chaud qu'à froid.

Cochenille. — On sait que la belle couleur que produit la cochenille est due à un insecte du Mexique, qui est cultivé en Espagne, en Algérie, et qui, vraisemblablement, le sera bientôt en France. Cet insecte croît sur une plante grasse nommée *nopal.* La cochenille la plus estimée est la cochenille noire, ou cochenille fine, ou cochenille mestèque. Cette substance forme la base du carmin que le parfumeur emploie si fréquemment. Pour cette raison, nous allons donner les meilleures manières de la préparer.

Le *carmin* se prépare avec la cochenille. Nous décrirons les divers procédés pour cette préparation.

PREMIER PROCÉDÉ. — *Carmin ordinaire.*

Cochenille en poudre.	500 gram.
Sous-carbonate de potasse.	14 —
Alun en poudre.	30 —
Colle de poisson..	14 —

Après avoir divisé la colle de poisson en petits morceaux, on la met tremper dans l'eau pendant une nuit : elle se gonfle beaucoup et absorbe entièrement l'eau ; c'est alors qu'on la pile pour la réduire en gelée transparente qui fond aussitôt dans l'eau chaude.

On fait bouillir la cochenille avec la potasse dans une chaudière de cuivre contenant cinq seaux d'eau. On apaise l'effervescence avec de l'eau froide. Après quelques minutes d'ébullition, on enlève la chaudière et on la place sur une table, en l'inclinant de manière à pouvoir transvaser commodément la liqueur.

On jette l'alun en poudre et l'on remue la décoction ; elle change aussitôt de couleur, et vire à une teinte plus brillante.

Au bout de quinze minutes, la cochenille est déposée au fond, et le bain est clair comme s'il eût été filtré. Il contient la matière colorante et, probablement, un peu d'alun en suspension.

On décante dans une chaudière d'égale capacité, et on met sur le feu, en ajoutant la colle dissoute dans beaucoup d'eau, et passée au tamis.

Au moment de l'ébullition, on voit le carmin monter à la surface du bain, et un coagulum se forme, comme cela a lieu dans les clarifications par le blanc d'œuf.

On retire aussitôt la chaudière, et l'on remue le bain avec une spatule.

Au bout de quinze à vingt minutes, le carmin est déposé. On décante, et l'on met égoutter le dépôt sur un filtre de toile serrée.

DEUXIÈME PROCÉDÉ. — *Ancienne préparation du carmin.*

On prend :

Cochenille.	19 gram.
Graine de chouan.	2 —
Ecorce d'autour.	67 —
Alun de roche..	0.98 cent.

On réduit chacune de ces substances en poudre fine, on fait bouillir 1 kil. 250 d'eau de rivière ou de pluie, on y met, pendant qu'elle bout, la poudre de chouan, et l'on donne trois ébullitions en agitant constamment le liquide avec une spatule de bois. On passe ensuite à travers une toile propre, on remet le liquide sur le feu, et lorsqu'il est bouillant, on y ajoute la cochenille. Après trois ébullitions, on y introduit l'écorce, et après une ébullition, on y ajoute l'alun. On verse alors la liqueur sur une toile tendue sur un vase plat de porcelaine ou de faïence, sans exprimer le linge. On laisse le liquide rouge sept à huit jours en repos, et l'on fait sécher le féculent au soleil ou dans une étuve ; on le détache avec un pinceau ou avec une plume, c'est le carmin. Dans un temps froid, le carmin ne se dépose pas, le liquide forme une espèce de gelée et se gâte.

La cochenille restée dans la toile peut être mise en ébullition une seconde fois, ce qui donne un carmin inférieur. Outre l'écorce d'autour et les graines de chouan, quelques personnes y ajoutent du rançon.

TROISIÈME PROCÉDÉ. — *Carmin fin.*

On fait bouillir, dans une grande chaudière de cuivre, quatre seaux d'eau de rivière; on retire 1 kilogramme d'eau chaude que l'on passe au tamis fin, dans une terrine, sur cinq œufs battus avec leur coquille, ce qui forme une émulsion que l'on conserve à part.

On verse dans la chaudière une lessive filtrée de 37 grammes de soude d'Alicante, dissoute dans 4 litres d'eau bouillante ; on y ajoute en même temps 875 grammes de cochenille mestèque, moulue grossièrement. On remue constamment avec un pinceau à manche, et l'on fait bouillir une demi-heure. On enlève la bassine du feu et l'on y ajoute 56 grammes d'alun de Rome pulvérisé ; on agite une seule fois avec le pinceau, et on laisse reposer dix à douze minutes, jusqu'à ce qu'on remarque que la couleur violette ait passé au rouge écarlate assez intense, c'est ce qu'on appelle *faire revenir le carmin*. On décante le liquide dans une chaudière, on ajoute l'émulsion passée, et l'on donne encore un bouillon. On verse alors le carmin sur une toile fine tendue sur un carrelet ; le liquide rouge qui passe dans un vase de bois est employé à la préparation des laques. Le reste de l'opération se termine comme la précédente. On réduit en poudre le carmin, on le passe à travers un tamis, et on le conserve dans des boîtes de fer-blanc.

QUATRIÈME PROCÉDÉ. — *Carmin superfin d'Amsterdam.*

On fait bouillir dans une chaudière six seaux d'eau de rivière. Au moment où elle commence à bouillir, on y ajoute 1 kilogramme de cochenille mestèque en poudre fine. Au bout de deux heures d'ébullition, on y met 90 grammes de nitre pur, et un moment après, 125 grammes de sel d'oseille. Après avoir fait bouillir encore dix minutes, on ôte la chaudière du feu, et on laisse reposer le tout quatre heures. On enlève l'eau de dessous le carmin à l'aide d'un siphon, et l'on partage cette eau dans plusieurs terrines ; on les met pendant trois semaines sur une planche ; au bout de quelque temps, il se forme une pellicule de moisissure, on l'enlève avec une baleine, à l'extrémité de laquelle on aura attaché une petite éponge. On fait ensuite écouler l'eau par le siphon, qui peut être prolongé jusqu'au fond de la terrine, car le carmin y est tellement attaché qu'il y paraît adhérent. Le carmin, desséché à l'ombre, reprend du feu et devient si vif qu'il fatigue la vue.

CINQUIÈME PROCÉDÉ. — *Carmin chinois.*

On fait bouillir, dans un seau d'eau de rivière, 60 grammes de cochenille en poudre très fine, on y ajoute 320 centigrammes d'alun de Rome ; après sept minutes d'ébullition, on ôte la chaudière du feu et l'on fait passer la liqueur dans un autre vase ; à l'aide d'un siphon, on peut aussi la passer au travers d'une toile fine. On conserve cette liqueur.

On prépare une dissolution d'étain ; à cet effet, on dissout dans 500 grammes d'eau forte, 312 grammes de sel marin ; on ajoute à cette dissolution froide, peu à peu, 125 grammes d'étain de Malacca, en limaille ; il ne faut ajouter une nouvelle quantité d'étain que lorsque la première est dissoute. On verse de cette dissolution, goutte à goutte, dans la liqueur de cochenille que l'on a fait réchauffer ; le carmin se précipite. Lorsque le carmin est déposé, on décante et on le fait sécher à l'ombre, dans des vases de faïence ou de porcelaine.

SIXIÈME PROCÉDÉ. — *Carmin d'Allemagne.*

On fait bouillir 6 litres d'eau de rivière dans une bassine de cuivre, on y projette 60 grammes de cochenille en poudre, et l'on agite. Après six minutes d'ébullition, on y jette 320 centigrammes d'alun en poudre, et l'on fait bouillir trois minutes. On ôte la bassine du feu, on enlève la liqueur par un siphon et l'on filtre à travers un tamis de soie : on partage la liqueur dans plusieurs terrines de faïence ou de porcelaine, on laisse reposer encore trois jours, puis on décante, et l'on fait sécher le dépôt à l'ombre. Au bout de trois autres jours, on décante la liqueur des autres carmins; il s'y formera encore un carmin d'une qualité inférieure.

SEPTIÈME PROCÉDÉ. — *Carmin d'Alyon.*

On fait bouillir, dans une bassine de cuivre, deux seaux et demi d'eau de rivière, on y verse peu à peu 500 grammes de cochenille moulue ; on remue la liqueur avec un pinceau ; au bout d'une demi-heure d'ébullition, on ajoute une légère lessive alcaline, préparée avec 19 grammes de soude et un litre d'eau. On la verse dans la décoction de cochenille, et après une demi-heure d'ébullition, on ôte la bassine du feu, et on la pose inclinée sur une planche, on y verse alors 23 grammes d'alun ; on remue et on laisse reposer ensuite 25 minutes, on décante la liqueur, qui est d'un bel écarlate, dans une autre bassine; on ajoute deux blancs d'œufs qu'on a battus préalablement avec 250 grammes d'eau, on remue le tout avec un pinceau; on remet la bassine sur le feu et l'on fait bouillir ; le blanc d'œuf se coagule et se précipite avec la substance colorante qui doit former le carmin. On retire la chaudière du feu, et on laisse reposer vingt-cinq à trente minutes, pour que le carmin dépose entièrement; on décante la liqueur et l'on met le dépôt sur une toile fine, pour faire égoutter le carmin, avec une cuillère d'argent ou d'ivoire, et on le fait sécher sur des assiettes que l'on couvre de papier blanc. Un demi-kilogramme de cochenille donne, par ce procédé, 15 grammes de carmin.

On sait que le carmin sert au parfumeur à préparer un rouge très estimé et de haut prix, à colorer une multitude de poudres, pâtes, liqueurs, en un mot, que cette préparation lui sert chaque fois qu'il

5.

s'agit de donner à ses produits cette teinte rose qui plaît tant aux acheteurs.

Soude et potasse. — La fabrication des savons exige encore l'emploi des alcalis, tels que la *potasse* qu'on extrait généralement des cendres du bois et de diverses plantes; la *soude naturelle* qu'on prépare par l'incinération de certaines plantes croissant sur le bord de la mer; et la *soude artificielle* qu'on fabrique en traitant le sel marin par l'acide sulfurique, pour obtenir du sulfate de soude qu'on convertit ensuite au moyen du carbonate de chaux et du charbon en *sel de soude* et en *cristaux de soude.*

Résine et gomme. — Enfin, la *résine* ordinaire et quelques gommes, entre autres la *gomme adragante*, entrent encore dans la confection de certains produits de l'art du parfumeur.

Amidon. — L'*amidon* ou fécule est une matière qu'on rencontre sous forme de grains, principalement dans les cellules des végétaux féculents. On désigne plus particulièrement, sous le nom de fécule, l'amidon extrait des pommes de terre. L'amidon est une poudre blanche, insipide, inodore, inaltérable à l'air, d'une densité de 1.83, insoluble dans l'eau froide, l'alcool et l'éther, désagrégée par l'eau chaude qui en forme une masse transparente et gélatineuse connue sous le nom d'empois. Les acides ou les alcalis, même étendus, transforment aussi l'amidon en empois. L'eau bouillante contenant 2 millièmes d'acide oxalique, ou une torréfaction à 160°, la diastase, changent l'amidon en dextrine; l'acide nitrique donne avec l'amidon le composé explosif appelé xyloïdine, analogue au fulmi-coton. On se sert principalement de l'amidon pour fabriquer ce qu'on appelle la poudre de riz.

Dextrine. — La *dextrine* est un amidon soluble qui se présente sous la forme d'une poudre blanche, friable, soluble dans l'eau et insoluble dans l'alcool concentré, et que les ferments convertissent en glucose. La dextrine pourrait entrer dans quelques préparations pour la peau.

Inuline. — L'*inuline* qu'on rencontre dans un grand nombre de racines est une substance insoluble dans l'eau froide, soluble dans l'eau chaude, inodore, insipide, qui diffère de l'amidon, en ce qu'elle ne donne pas d'empois avec l'eau bouillante, et n'est pas colorée en bleu par l'iode. On pourrait en faire quelques applications utiles.

Gélatine. — Tout le monde connaît la nature et les propriétés de la gélatine, qu'on extrait en grande partie des os des animaux ; il en est de même de l'*albumine*, qui est très répandue dans le règne animal et végétal et qu'on trouve en abondance dans le blanc d'œuf ; mais une autre matière qui n'a pas encore été employée en parfumerie, et qu'on pourrait utiliser, est la caséine.

La *caséine*, qu'on rencontre dans le lait et les fromages, est une substance blanche, pulvérulente, inodore, insipide, très peu soluble dans l'eau, insoluble dans l'alcool, soluble dans les alcalis.

L'*ammoniaque liquide*, qu'on se procure aujourd'hui si facilement dans le commerce, sert, avec différentes substances odorantes, à fabriquer plusieurs préparations auxquelles on donne le nom impropre de sels qui servent à donner du ton aux organes olfactifs et à relever le système nerveux de ses faiblesses ou de son engourdissement. Le parfumeur emploie également pour cet objet le carbonate d'ammoniaque.

Rocou.— C'est un produit colorant qu'on sépare des graines du *Bixa orellana*, plante de la famille des Tiliacées de Jussieu. Le rocou de bonne qualité a une couleur aurore brillante, est doux au toucher et onctueux. On s'en sert parfois en parfumerie pour colorer des pommades, des cires et des alcoolats.

Acide acétique. — Le parfumeur fait encore un usage très étendu, pour la fabrication des vinaigres de toilette, de l'*acide acétique* provenant de différentes sources, mais qu'il doit chercher à se procurer aussi pur qu'il est possible, et bien exempt de l'odeur qui caractérise l'acide pyroligneux.

Eponges. — Ce tissu fibreux est produit par de petits animaux marins, presque imperceptibles, que l'on nomme *polypes*. Les éponges se trouvent au fond de la mer attachées à des pierres ; c'est particulièrement dans les parages des îles de l'Archipel qu'on les rencontre en abondance. Celles de Venise sont les plus estimées.

Le parfumeur choisit et prépare les éponges les plus fines; elles doivent être blondes, douces, légères, susceptibles de se resserrer fortement, et présenter cependant beaucoup de volume. Les trous doivent être petits, serrés et dégagés de matières graveleuses.

Corail. — Cette production animale sert à préparer quelques poudres dentifrices. Il y a du corail rouge, jaune, blanc, couleur de chair et panaché. Le premier est le plus estimé, mais la nuance importe peu au parfumeur, puisqu'il colore d'ailleurs les poudres auxquelles il mêle le corail.

§ 4. PRODUITS QUI SERVENT A L'EXTRACTION DES MATIÈRES ODORANTES.

Ces produits sont : l'éther, l'éther de pétrole, le chloroforme, la benzine, le sulfure de carbone, l'éther acétique, le tétrachlorure de carbone, les huiles minérales.

Ether. — Ce produit est préparé par la distillation d'un mélange d'alcool et d'acide sulfurique. C'est un liquide incolore, très léger, d'une odeur pénétrante et *très inflammable.* Il possède des propriétés enivrantes et anesthésiques. Sa densité est 0,736 et son point d'ébullition est à 35°. Il dissout les huiles essentielles, les matières grasses, les résines. Dans sa manipulation, on doit éviter l'action d'une flamme.

Ether de pétrole. — C'est un produit essentiel de la distillation du pétrole, appelé *huile de pierre, canadol.* Par ses propriétés, il se rapproche de l'éther ordinaire. Il est incolore, possède une odeur caractéristique et bout à 50 ou 55°. Il dissout très bien les parfums et son prix est peu élevé.

Chloroforme. — On l'obtient par la distillation de l'esprit de bois ou de l'acétone et du chlorure de chaux. Son odeur est agréable, sa saveur sucrée. Sa densité est 1,48 et bout à 41°. Il est insoluble dans l'eau et possède un grand pouvoir dissolvant.

Benzine. — La benzine ou *benzol* est un liquide incolore d'une saveur sucrée, d'une odeur agréable et éthérée. Elle est extraite du goudron de houille ou du pétrole. La benzine du goudron a une densité de 0,850 et bout à 82°. La benzine du pétrole a une densité de 0,830 et un point d'ébullition au-dessous de 130°. La benzine est insoluble dans l'eau; soluble dans l'alcool, l'éther. En parfumerie, on n'emploie que la benzine pure ou la benzine désodorisée de pétrole.

Sulfure de carbone. — C'est un bon dissolvant, obtenu en distillant du soufre sur du charbon rouge. C'est un liquide incolore, plus lourd que l'eau, très réfringent, combustible, inflammable, possédant une odeur absolument désagréable. Il bout à 45°. Ses vapeurs sont nuisibles à l'organisme.

CHAPITRE III

Généralités sur la Parfumerie

La parfumerie est un art qui, d'un côté, se rattache à l'hygiène, et de l'autre, est destiné à satisfaire à des besoins commandés par le luxe, une civilisation plus avancée et une délicatesse plus grande dans les goûts ou les sensations. Sous tous ces divers rapports, il nous sera bien permis de rechercher quels sont les industriels qui en fabriquent, préparent et débitent les produits.

§ 1. DES DIFFÉRENTES CLASSES DE PARFUMEURS.

Le parfumeur-fabricant ne peut exercer sa vaste industrie que dans les villes de premier ordre qui offrent les débouchés nécessaires à ses produits, ou dans les villes de la Provence où, à raison des productions du sol, on peut se consacrer à ce genre de fabrication. Aussi, Grasse et Paris se partagent-elles l'industrie des parfumeries. A l'une, sont attribuées la récolte des fleurs et la confection des matières premières ; à l'autre, les préparations spéciales et l'immense mouvement commercial. Ces deux villes sont les centres des plus importantes fabriques de parfumeries dans notre pays.

Ces fabriques, à leur tour, reconnaissent plusieurs classes. Les premières ont pour but le bon marché : leurs produits, de qualité inférieure ou de qualité ordinaire, d'ailleurs dépourvus des accessoires élégants qui séduisent les riches acheteurs, sont destinés aux petits magasins, aux petites villes de province, aux colporteurs des campagnes.

Le second genre de fabrique est tout différent : on s'y adresse au contraire aux consommateurs privilégiés. Préparations coûteuses, parfums recherchés, accessoires brillants, fantaisies de mode, tels sont les moyens de succès.

La troisième espèce réunit à la fois ces deux branches. Dans de vastes magasins s'encaissent, en même temps, les modestes pots de faïence à couverture de papier, portant tout simplement le nom d'une pommade simple, et les brillants flacons, les pots de porcelaine à filets d'or, avec couvercle semblable, tout chargé de dessins, bandelettes, cachets, et renfermant des eaux, des esprits, des vinaigres d'une odeur exquise, des pâtes superfines, des parfums délicats.

Indépendamment du séjour dans une grande ville, d'une heureuse localité, ces trois genres d'exploitation de parfumeries exigent (principalement le dernier) des talents distingués, beaucoup d'activité et des capitaux considérables. Quand quelques-unes de ces conditions se trouvent à de moindres degrés, alors le parfumeur devient commerçant. Il se fournit en gros chez les parfumeurs ou les fabricants, et spécialement chez ces derniers.

Les parfumeurs-commerçants mettent les différents objets achetés chez les fabricants, en boîtes enjolivées, pots, flacons élégants, et vendent le double du prix d'achat : c'est pour eux le prix courant, et les déchets qu'ils éprouvent, justifient et commandent même ce gain élevé. Mais l'on doit, à cet égard, soumettre une observation au parfumeur-commerçant. Ces déchets, qui le forcent à élever ainsi le tarif de ses marchandises, proviennent surtout de ce tarif élevé. S'il vendait moins cher, il vendrait beaucoup plus, et quoique moins élevés en apparence, ses bénéfices seraient réellement plus considérables. Vendre en quantité au lieu de vendre cher, diminuer les gains en détail, pour les accroître en gros, c'est, aujourd'hui, un axiome reçu de tout le commerce éclairé, mais dont on ne fait pas assez l'application dans le commerce de la parfumerie.

Ce débit, ainsi restreint par le mauvais calcul de ceux qui l'exercent, ne peut, dans un grand nombre d'endroits, et même dans les grandes villes, suffire seul à beaucoup de parfumeurs-commerçants. De là viennent le *parfumeur-mercier*, le *parfumeur-coiffeur*, annexe ordinaire de l'industrie du parfumeur-fabricant ; la brosserie, les peignes, houppes, papillottes, nécessaires garnis de parfums, par une extension toute naturelle, ont donné naissance à ces ramifications du commerce de parfumerie. Nous n'avons pas à nous en occuper, puisqu'elles n'exigent aucune indication ni connaissances spéciales.

§ 2. ATELIERS-LABORATOIRES.

Un vaste emplacement est nécessaire à cette industrie. Il lui faut : 1° un atelier-préparatoire ou premier magasin, pour recevoir les fleurs, les parfums, généralement les matières premières, où elles seront mises en ordre et préparées préalablement ; 2° un premier laboratoire (ou première partie du laboratoire) pour confectionner les huiles et les pommades, et distiller les esprits ; 3° un second laboratoire (ou deuxième partie) pour fabriquer les savons ; 4° un second atelier pour les graver, les peloter, les envelopper, mettre en bouteilles, étiqueter et emballer les divers produits de la fabrique ; cet atelier peut et doit servir de magasin ; 5° enfin, la boutique où se débitent les marchandises, où se fait l'étalage, véritable palais dans les maisons de premier ordre, et où s'étale tout le luxe des grandes villes, moins brillant chez les parfumeurs des autres classes, mais disposé d'ailleurs avec goût et une élégance relative. Les parfumeurs-fabricants vendent, du reste, en gros et en détail.

Instruments du parfumeur.

Les instruments qu'emploie le parfumeur lui étant communs avec plusieurs autres industriels, au lieu d'en donner le dessin et une description minutieuse, nous nous contenterons de les indiquer. Ces instruments se divisent naturellement en trois séries, car le parfumeur doit être considéré : 1° comme fabricant de pommades et d'huiles ; 2° comme distillateur ; 3° comme savonnier.

Instruments pour la fabrication des pommades et des huiles parfumées.

Voici les ustensiles les plus usuels du parfumeur :

1° Couperets et billots pour hacher les graisses, mortiers et pilons de fer pour les broyer.

2° Chaudières, écumoires et tamis en crin très fort ou en canevas, ou même en fils métalliques pour plus de solidité, pour fondre, écumer et passer les graisses ou corps de pommade.

3° Ces ustensiles n'ont rien de particulier; il n'en est pas de même du vase nommé *bugadier*, destiné à la préparation des pommades infusées. Ce vase doit être assez grand pour contenir 250 kilog. de graisse fondue et 75 kilog. de fleurs, soit pétales de roses, cassie, faux acacia, fleurs d'oranger, etc.

4° Des morceaux de canevas, une presse, un vase en cuivre placé sous la gouttière de cette machine, qui servent à envelopper le *marc* de la pommade qui coule de tous côtés.

5° Pour les pommades sans infusion, il faut encore des *tiames*, espèce de plats doubles en terre vernissée, dans lesquels on étend la pommade pour l'*enfleurer*, c'est-à-dire pour y implanter les unes près des autres, les fleurs qui doivent lui communiquer leur parfum. Les tiames sont beaucoup moins usuelles maintenant, on les remplace assez communément par un appareil dû à M. Théas, de Grasse.

6° Cet appareil est ainsi composé : un *châssis* ou *cadre*, composé de quatre morceaux de bois parfaitement assemblés. On introduit dans ce châssis, un verre sur lequel on étend la pommade avec un *couteau à palette* ; on enfleure ensuite, et l'on pose ces châssis les uns sur les autres. Ils sont infiniment moins lourds, et, par conséquent plus commodes que les tiames dont, à raison du poids, la superposition est fort difficile. Ils sont d'ailleurs moins coûteux; aussi, beaucoup de parfumeurs en ont-ils en grand nombre. A Grasse, quelques fabriques les comptent par milliers. Le travail de l'enfleurage à l'aide de ces châssis est assez curieux pour attirer l'attention des voyageurs, qui, souvent, se font un plaisir de visiter les laboratoires des principales maisons de Grasse. Lorsque les châssis sont empilés les uns sur les autres, on place un couvercle sur le premier de la pile, afin d'empêcher la circulation de l'air.

7° Les huiles parfumées, tant les huiles dites *antiques*, que les huiles cosmétiques de propriétés, n'exigent aucun ustensile spécial lorsqu'elles se font par infusion ; mais un appareil particulier est nécessaire lorsqu'il faut leur appliquer l'*enfleurage*.

Lorsqu'on a beaucoup d'espace dans le laboratoire, et que, d'ailleurs, on est appelé à ne préparer que peu d'huile par ce dernier et minutieux procédé, on se contente d'avoir un ou deux châssis en fer, sur lesquels on place une toile de coton imbibée d'huile, et plus tard recouverte de fleurs. Mais, dans le cas contraire, il est nécessaire d'employer l'appareil que nous allons décrire.

8° C'est d'abord une caisse de bois ordinaire, longue de 50 centimètres sur une largeur égale, et haute de 30 à 65 centimètres, selon le nombre de châssis qu'elle doit recevoir. Elle doit s'ouvrir latéralement, afin qu'on puisse les y introduire. Cette caisse est revêtue, à l'intérieur, d'une feuille de fer blanc qui fait corps avec elle.

Les châssis qui sont superposés dans cette caisse, à deux bons doigts de distance, sont en bois, épais d'environ 25 millimètres, ou bien en fer, et par conséquent plus légers. Quoi qu'il en soit, ils portent tout autour de petites pointes en forme de crochets pour accrocher les toiles. Si cette opération semble présenter de la lenteur, on peut avoir des planches de fer blanc percées à jour, sur lesquelles on étend les toiles.

Ces toiles doivent être de coton blanchi, et taillées d'après les dimensions des châssis. On les plie en deux ou en quatre, selon leur épaisseur. Il sera bon de faire placer au fond de la caisse, sous le dernier châssis, une sorte de tiroir peu profond en fer-blanc, qui recevra l'huile qui pourra s'égoutter des toiles tendues. On le tire aisément, quand le côté de la caisse sera ouvert. Un couvercle fermant hermétiquement, et doublé aussi intérieurement de fer-blanc, est placé sur cette *caisse à châssis* pour prévenir l'évaporation des parfums.

Instruments pour l'extraction des huiles par expression, etc., et pour les pâtes d'amandes.

9° Des cribles pour dégager les amandes de la poussière et des objets superflus.

10° Un moulin ou détritoir à amandes, et des sacs de toile pour envelopper les amandes moulues, et les mettre sous la presse.

11° Quelques personnes remplacent les sacs de toile par des seaux ronds ou carrés, ou même par des barils, les uns et les autres percés de trous à leur circonférence, pour favoriser l'écoulement de l'huile. Elles mettent, dans ces seaux ou barils, les amandes, qu'elles foulent ensuite avec un billot de diamètre semblable à celui des seaux, et d'une assez forte épaisseur. Assez communément, pour agir avec plus de simplicité, les parfumeurs, au lieu de moudre les amandes qu'ils destinent aux pâtes, les échaudent, puis les mettent dans un large baquet dont le fond est percé de trous multipliés. En les sortant de ce baquet, ils les étendent sur des tamis de crin pour les faire sécher, les passent ensuite au moulin, puis à la presse, comme il est dit précédemment.

12° Pour préparer la pâte d'amandes liquide, il faut avoir un *moulin à pâte* : ce moulin est semblable au moulin à moutarde des vinaigriers.

Instruments propres aux produits distillés du parfumeur.

La distillation est la plus importante comme la plus intéressante partie de l'art du parfumeur. Elle a pour objet les huiles essentielles ou essences, les esprits d'odeurs, les eaux odorantes, les eaux de Cologne et tous les vinaigres. Beaucoup plus compliqués que les ustensiles que nous venons de mentionner, ces instruments réclament un peu plus de détails.

Le principal, et souvent le seul instrument de la distillation, est l'*alambic*, vase de cuivre étamé ou d'étain, et quelquefois de verre. Parmi les nombreux industriels qui se servent d'alambics, le parfumeur est celui qui a le plus communément recours aux alambics de cette dernière matière, à raison de la volatilité et de la délicatesse des substances qu'il doit distiller.

Trois pièces distinctes composent l'alambic : la *chaudière* ou *cucurbite*, le *chapiteau* et le *réfrigérant*. La première est une sorte de chaudron dont la forme est celle d'un cône tronqué renversé. On l'enfonce dans un fourneau construit en briques, jusqu'à ce qu'elle appuie sa surface extérieure, sur un rebord qui repose sur le fourneau. Elle doit présenter autant de diamètre que de profondeur : le fond est ordinairement bombé en dedans, afin de présenter une plus grande surface à l'action du feu. Cette chaudière, bien étamée, est en outre munie d'une gorge, qui en rétrécit un peu l'orifice : sur la gorge sont placées une douille et ses deux anses.

Le *chapiteau*, ou couvercle de la chaudière, est en cuivre étamé dans les grands appareils, et en étain fin dans les petits. Il a la forme d'un cylindre terminé par une calotte sphérique. Il porte dans le bas de la partie cylindrique, une gorge qui entre juste dans l'ouverture de la chaudière. La calotte terminale est soudée un peu au-dessous du bord supérieur du cylindre. Au centre de cette calotte est une douille. Sur le côté du cylindre est soudé un gros tuyau, légèrement conique, appelé *bec du chapiteau*.

Les substances à distiller étant placées dans la chaudière, on pose le chapiteau, on l'assujettit solidement, on le ferme, soit en lutant les deux orifices ensemble, soit par des moyens mécaniques beaucoup plus certains. On fait ensuite le feu dans le fourneau. Alors, par l'action de la chaleur, les substances s'élèvent en vapeur dans le chapiteau, et sortent par l'extrémité de son bec pour arriver dans la troisième pièce, où elles se condensent en se refroidissant. C'est par ce motif qu'elle est nommée *condenseur* ou *réfrigérant*.

La forme de cette partie a beaucoup varié : d'abord disposée en long tuyau qui occupait un trop grand espace, puis en hélice (le condenseur a reçu alors le nom de *serpentin*), qui ne pouvait être facilement nettoyée après la distillation des matières odorantes, on a fini par lui donner des formes en zigzag qui l'ont rendu au moins aussi efficace et bien plus facile à nettoyer.

Le bain-marie. — Cette pièce si importante pour le parfumeur, puisqu'elle sert à distiller les substances très volatiles, ou celles qu'on ne peut soumettre qu'à un degré de chaleur moindre que celui de l'eau bouillante, consiste en un vase cylindrique en étain qui entre juste dans l'orifice de la chaudière, et repose sur le collet, de manière que son fond n'atteint pas celui de cette chaudière. On l'introduit et on l'enlève par les deux anses. La gorge du chapiteau entre juste aussi dans le bain-marie comme dans la chaudière, de sorte qu'on peut distiller indifféremment avec ou sans bain-marie.

Pour distiller de cette dernière façon, on place dans ce vase les substances choisies, on l'introduit dans la chaudière, on le couvre du chapiteau, et l'on verse, par la douille, de l'eau dans la chaudière. La partie supérieure du chapiteau étant creusée extérieurement, on remplit cet espace de charbon pilé, peu conducteur de la chaleur, pour empêcher que les vapeurs ne se condensent dans cette partie et ne retombent dans la cucurbite.

Alambics et cornues de verre. — Pour obtenir des liquides d'un parfum très suave, le parfumeur a recours à la *rectification. Rectifier*, c'est soumettre de nouveau à la distillation des liquides déjà distillés. A cet effet, il emploie communément le bain-marie, ou le bain de sable avec des alambics de verre. Pour la distillation des vinaigres, à raison de l'acide qui corrode promptememt le cuivre, il est bon d'employer aussi des appareils de verre ou de grès.

Les cornues de verre sont ordinairement munies, lorsqu'elles ont une grande capacité, d'une tubulure située à la partie supérieure de la voûte, afin de pouvoir les remplir facilement sur place. Cette introduction des liquides a lieu, soit en une seule fois, à l'aide d'un entonnoir, soit à différentes reprises, au moyen d'un tube en S, qu'on adapte à la tubulure, et qui sert en même temps de tube de sûreté. Quelquefois aussi, on ajoute une *allonge* à la cornue. On nomme ainsi un vase à double col, renflé dans sa partie moyenne, et qui sert à donner plus de longueur au col de la cornue.

Il faut encore au parfumeur, des *matras*, sorte de ballons en verre à long col, ou à col recourbé avec tubulure, quoique plusieurs n'en aient pas.

Nous n'avons pas parlé du filtre, qui est cependant d'un fréquent usage dans la parfumerie. Nous croyons devoir recommander *le filtre accélérateur de M. Dublanc.*

Cette appareil est composé d'une toile métallique étamée, galvanisée, argentée ou en argent, pliée comme un filtre. Les plis sont en nombre égal à ceux du filtre en papier, et destinés à les recevoir et à les soutenir. Toute la surface du papier appliquée sur la toile métallique, n'étant obstruée ni gênée par aucune adhérence, livre passage au liquide, et permet à l'opération de marcher avec une rapidité qui ne dépend plus que de l'état de ce liquide.

Les plis qui forment l'ouverture de l'entonnoir sont fixés et tenus dans l'écartement nécessaire par un plan métallique qui porte autant d'échancrures que la toile métallique a de plis. La forme conique donnée à ce filtre accélérateur permet de le placer dans des entonnoirs de verre ou tout autre.

Le nettoyage de ce filtre se fait aisément en l'agitant dans l'eau, et en le faisant sécher à l'étuve.

Nous ne croyons pas devoir nous étendre davantage sur les divers appareils qui servent à la distillation des parfums. Nous conseillons aux personnes qui veulent approfondir ce sujet, de consulter le *Manuel de la Distillation des Vins, etc.*, qui fait partie de l'*Encyclopédie-Roret ;* ils y trouveront exposée, avec tous les détails nécessaires, la description des appareils perfectionnés modernes, et la manière de les conduire et de les diriger.

Instruments du parfumeur-savonnier.

Il s'agit d'une savonnerie de toilette dont la disposition diffère bien peu de celle d'une savonnerie ordinaire. Nous emprunterons, à M. Ed. Laugier, de judicieuses observations sur les différences qui doivent exister entre elles.

Les trois appareils nécessaires à la fabrication du savon sont : 1° les *cuviers* ou réservoirs pour faire ou recueillir les lessives ; 2° les *chaudières* pour empâter et cuire le savon ; 3° les *mises* pour couler la pâte.

Les lessives d'une savonnerie de toilette devant être parfaitement incolores et limpides, il est très important de leur préparer des réservoirs avec des matières qui ne puissent s'altérer par leur séjour plus ou moins prolongé. Le bois blanc, dont on se sert ordinairement dans la plupart des fabriques, se détériore avec promptitude, et communique, d'ailleurs, aux lessives une teinte jaunâtre, très contraire à la blancheur des produits. Pour obvier à cet inconvénient, M. Laugier prend des pipes d'eau-de-vie, les fait cercler en fer et doubler en plomb. Le prix de ces pipes est inférieur à celui d'un réservoir en bois de capacité égale ; le séjour de plusieurs mois de lessives laissées exprès dans ces réservoirs, suffit pour reconnaître, au moyen des réactifs les plus sensibles, que le plomb de doublage entre pour une quantité infiniment minime dans les produits. Les lessives qui y sont exposées quelques jours sont blanches, limpides et susceptibles de produire de très bons savons. D'ailleurs, leur causticité est plus complète, et lorsqu'il s'agit de leur remplacement, les réservoirs doublés en plomb ont encore une valeur intrinsèque, tandis qu'après un court service, les réservoirs en bois n'ont plus aucune valeur.

Les chaudières doivent être en tôle de fer. Les autres ont toutes des inconvénients : celles en cuivre s'oxydent facilement au commencement de la saponification, et les chaudières en fonte, que leur bas prix devrait faire préférer, sont trop cassantes : elles peuvent se rompre lorsqu'on ajoute les lessives froides qui, étant plus lourdes, arrivent principalement sur quelques points chauffés de la chaudière, et produisent sur le métal une contraction subite, inégale, par laquelle se détermine souvent la rupture des vases ;

mais, moyennant quelques précautions, on peut se garantir de ce danger.

Pour opérer la fusion des savons qui forment la base des savons de toilette, tel que le *savon à la rose*, il faut des chaudières en cuivre non étamé, accompagnées de vases de grandeur convenable pour les recevoir, car on les chauffe au bain-marie.

La préparation des *savons légers*, ou savons montés, exige aussi une chaudière en cuivre chauffée au bain-marie, mais pourvue d'un appareil particulier. Au centre et à la partie inférieure se trouve fixé un pivot, sur lequel on met à volonté un arbre en bois, armé d'ailes à sa circonférence, placées perpendiculairement à son axe qui tourne au moyen d'une manivelle disposée au dessus de la chaudière.

Un rabot ordinaire est nécessaire pour réduire en copeaux les briques de savon destinées à la fusion.

Les *mises* sont des bassins carrés d'une assez grande superficie relativement à leur profondeur : elles sont destinées à recevoir le savon lorsqu'il est cuit, et qu'il ne s'agit plus que de le laisser refroidir. On pratique quelques divisions transversales dans chaque mise, au moyen de planches à coulisses nommées *fauques* : des ouvertures sont pratiquées de distance en distance à la partie inférieure et latérale des mises, pour laisser écouler les lessives, quand on juge à propos de leur donner une issue ; mais, pour la plupart des savons de toilette, cette disposition est inutile, car ils ne laissent écouler aucune portion de lessive. Alors les mises, qui, pour le premier cas, sont construites en dalles bien unies et bien jointes, ont les parties latérales en planches, et le fond en briques, dans le second cas. On saupoudre ce fond avec un peu de chaux éteinte et tamisée, qui s'enlève ensuite, par un souffle, de dessus le savon.

Les salles où sont placées les mises doivent avoir une température assez douce en hiver, et un peu fraîche en été; car on éprouve également de l'inconvénient à laisser la pâte se refroidir trop précipitamment ou avec trop de lenteur. A l'aide d'une longue règle et d'un poinçon, on trace sur le savon, à la surface des mises, des raies qui indiquent les coupes qu'il convient de faire pour distribuer le savon, d'après les numéros et les modèles choisis. On le divise d'abord en gros parallélogrammes, que l'on subdivise ensuite à leur tour.

Au sortir de la mise, le savon est en *pains*, que l'on coupe en *loves* : la love a l'épaisseur d'une brique, et la largeur, l'épaisseur de trois ; quelquefois ses dimensions varient, mais, dans tous les cas, elles doivent être ménagées de manière à donner exactement, par la subdivision en trois ou en quatre parties, les tablettes ordinaires de savon. Voici maintenant divers ustensiles plus spéciaux à l'art du savonnier :

Une *batte* pour casser la soude utile aux lessives.

Une *casse* pour jeter de l'eau sur la chaux.

Une *bêche* pour mélanger la soudc avec la chaux, et pour vider les *barquieux*, cuviers ou bassins placés au-dessus des réservoirs. On donne le nom de *mène* à l'ensemble d'un certain nombre de *barquieux* et de *réservoirs*.

Un *matras*. — Tige en fer dont l'extrémité est conique, terminée par une rondelle saillante de 10 centimètres, afin de retenir la filasse tournée autour du cône. Cet instrument sert à maintenir la lessive dans la chaudière en le tirant à soi, et à la faire sortir lorsqu'il est poussé.

Un vase pour transvider les lessives des citernes dans les barquieux, et de là dans les chaudières.

Un *poidou.* — Vase emmanché d'un long bâton, qui sert à puiser les lessives des citernes, et la pâte dans les chaudières.

Un *radiable* ou *redable.* — Planche en bois de noyer, traversée par un long manche servant pour la marbrure et la liquéfaction.

Un *couteau* armé de son étrier en fer, d'un bout de chaîne et d'une corde double avec des nœuds de 40 centimètres de distance, qui sert à couper le savon dans les mises.

Une *pelle* pour écarter les pains de savon coupés dans la mise.

Un *dentier.* — On l'emploie à diviser ces pains en loves.

Un *tirette.* — Morceau de bois rond, dont les deux bouts portent chacun l'extrémité d'un fil-de-fer, qui sert à diviser les loves en tablettes.

Il faut ajouter à ces ustensiles : 1° une *presse* pour marquer les savons, c'est-à-dire pour leur imprimer en relief, sous une pression assez forte, des figures assorties à leur étiquette ; 2° un assortiment de ces figures en creux.

Nous aurons l'occasion, dans le cours de ce Manuel, de décrire quelques appareils secondaires très utiles dans l'art du parfumeur.

En parlant de chacune des parties de la parfumerie, nous décrirons les instruments nouveaux en usage pour les produits correspondant à ces parties.

CHAPITRE IV

Eaux aromatiques distillées. Esprits d'odeurs

—

Tous les produits dont nous allons traiter dans cette section sont dus à la distillation. Ce sont, pour le parfumeur, des matières premières qui servent à confectionner une multitude de préparations, et des parfumeries achevées, puisque leur odeur parfaite et leurs autres propriétés permettent de les employer seules.

Nous ferons remarquer, avant d'entrer en matière, qu'il existe aussi des eaux aromatiques non distillées, et des essences qu'on obtient aussi par expression.

§ 1. EAUX AROMATIQUES DISTILLÉES.

Sous le nom d'eaux aromatiques distillées, on entend les produits aromatiques qu'on obtient en se servant de l'eau, comme véhicule, pour enlever aux matières odorantes les principes qui constituent leur odeur.

Le parfumeur achète, le plus souvent, les eaux aromatiques dans les grands établissements où l'on s'occupe principalement de la fabrication de ces produits ; mais, comme il en prépare aussi lui-même, et qu'il doit savoir comment elles se préparent, nous allons présenter quelques considérations à cet égard.

On doit, en général, apporter beaucoup d'attention à la distillation des eaux aromatiques, parce que la conduite du feu influe beaucoup sur leur suavité et leur finesse. Un feu trop doux allonge l'opération, la rend plus dispendieuse et ne permet pas quelquefois d'extraire tout le parfum, et un feu trop fort, donne une odeur empyreumatique et désagréable.

On doit opérer sur de faibles masses à la fois, si l'on veut éviter les accidents, et tenir toujours bien froide l'eau du serpentin.

Les fleurs ou parties des végétaux doivent être fraîches et récoltées lorsque l'odeur s'est développée au plus haut degré.

Les matières dures, tels que les bois, les racines, les écorces, doivent être coupées, brisées, râpées, afin qu'elles présentent une plus grande surface à l'action de l'eau et que celle-ci les pénètre.

Quand ces matières sont dures et sèches, il faut les faire macérer plus ou moins longtemps dans l'eau, afin qu'elles s'en imbibent et s'en pénètrent.

Une seule distillation n'est pas toujours suffisante pour charger convenablement les eaux du principe odorant, ou pour épuiser ces matières de leurs principes. Dans le premier cas, on cohobe, c'est-à-dire qu'on reprend l'eau distillée et qu'on procède à une nouvelle distillation sur des matières fraîches ou de nouvelles matières ajoutées aux anciennes, et, dans le second, on épuise la matière de son principe avec de la nouvelle eau.

La quantité d'eau à ajouter dans l'alambic dépend de la nature des substances ; mais, dans tous les cas, il faut que celles-ci baignent dans le liquide jusqu'au terme de l'opération. Du reste, plus elles sont riches en principe, plus on peut verser d'eau dans l'alambic.

Il ne doit passer de l'alambic dans le récipient que de l'eau en vapeur, chargée du principe odorant des matières ; autrement, l'eau aromatique ne serait plus pure et pourrait contracter une odeur moins agréable.

On doit éviter que les matières touchent immédiament le fond de la cucurbite et tous les points où ce vase est en contact direct avec le feu, si on veut éviter une odeur empyreumatique. Une grille ou une toile métallique disposées dans cette cucurbite, suffisent pour éviter le contact.

Quand les matières sont très délicates et aisément attaquables par une chaleur directe un peu élevée, on doit distiller au bain-marie ou à la vapeur.

Les plantes pour lesquelles on doit, de préférence, distiller à la vapeur sont : absinthe, anis, carvi, citronnelle, fenouil, genièvre, hysope, lavande, mélilot, mélisse, menthe, oranger (fleurs), rose (fleurs), sauge, serpolet, thym. Celles qui réussissent mieux distillées au milieu de l'eau sur bain-marie sont : amandes amères, cannelle, giroflée, macis, etc.

On réussit mieux en portant vivement l'eau à l'ébullition et en soutenant celle-ci jusqu'à la fin.

Un moyen préférable est de porter d'abord l'eau à l'ébullition, d'y ajouter ensuite les fleurs ou la plante, et de distiller activement.

Il faut recevoir les produits de la distillation dans un récipient florentin qui est très commode pour ce service.

Il nage souvent à la surface des eaux aromatiques, et quelquefois, il y a en dissolution des huiles volatiles qui masquent ou altèrent leur odeur, et qu'il est nécessaire de séparer par une filtration soignée, si on veut les obtenir avec toute leur suavité et les conserver telles plus longtemps.

Les eaux aromatiques ne se conservent pas longtemps, même dans des vases remplis et bien bouchés. Il faut, pour en rendre la conservation plus facile, les tenir dans des vases opaques, en lieu frais et peu accessible à la lumière. Une fois entamés, ces vases ne doivent plus être fermés par des bouchons, mais avec du papier ou du parchemin.

Généralement, les eaux aromatiques sont plus suaves quelque temps après la distillation; on peut abréger le temps qu'elles mettent à se parfaire et à perdre une légère odeur empyreumatique ou de feu, en les plongeant dans la glace.

Si ces eaux se troublent au bout de quelque temps, il faut les filtrer ou les éclaircir avec sept ou huit gouttes de vinaigre par litre d'eau, puis filtrer, ou mieux encore 2 gram. de borax et autant d'alun. Quant aux eaux qui deviennent acides, l'eau de fleurs d'oranger, par exemple, on les rétablit au moyen de la magnésie.

On a conseillé aussi, pour rendre les eaux aromatiques plus durables, de les distiller une seconde fois avec lenteur et de fractionner les produits. Les premières seules sont de garde.

Eaux de fleurs d'oranger simple, double, triple, quadruple.

On prend :

Fleurs d'oranger récentes, mondées des queues et calices.	6 kilog.
Eau pure.	18 litres.

On porte au point voisin de l'ébullition de l'eau de la cucurbite de l'alambic ; on y met alors les fleurs qu'on remue soigneusement ; on recouvre des chapiteaux, etc., et l'on distille. Si l'on retire 1 kilog. de produit pour chaque demi-kilog. de fleurs, on la nomme *eau de fleurs d'oranger double.* Si l'on retire 1 kil. 500 par chaque fois 1 kilog. de fleurs, on la nomme *triple.* Enfin elle est dite *quadruple* quand on ne retire qu'un demi-kilogramme d'eau par demi-kilogramme de fleurs.

L'eau de fleurs d'oranger simple est la double, coupée avec une partie égale d'eau distillée.

Les fabricants de Grasse et quelques pharmaciens préparent une autre fleur d'oranger avec les queues des fleurs et les feuilles fraîches, auxquelles ils ajoutent 4 gr. de néroli pour chaque 6 kilog. d'eau. Ainsi obtenue, cette eau est plus amère et moins suave, mais elle est considérée comme cordiale, stomachique et vermifuge. Enfin, quand on ne peut se procurer des fleurs localement, on en fait venir de salées, soit d'Espagne, soit de Portugal, et si elles n'ont pas plus de trois ou quatre mois, on en obtient, par la distillation, une eau de fleurs d'oranger très suave. Nous recommandons de jeter les fleurs dans l'eau bouillante de l'alambic, parce qu'en procédant ainsi, on obtient de l'eau qui n'est point trouble.

Eau de fleurs d'oranger.

Fleurs d'oranger nouvellement cueillies et mondées de leur calice. . .	5 kilog.
Eau commune.	40 litres.
Sel ordinaire.	500 gram.

Après avoir mis l'eau et le sel dans la cucurbite, on allume le feu, on porte le liquide à l'ébullition. On verse de suite les fleurs d'oranger dans le bain-marie percé, on ajoute le chapiteau sur la cucurbite ainsi que le serpentin, on lute les jointures et on reçoit dans un récipient florentin. Si on retire vingt litres, on a l'*eau de fleurs d'oranger simple*, et si on veut obtenir cette eau *double* ou *triple*, on ne retire que les deux tiers ou la moitié de la quantité indiquée. Cette distillation a besoin d'être conduite rapidement.

Si l'eau aromatique est en même temps acide, on la sature par la magnésie, ou mieux, pour éviter cette acidité due à l'acide acétique, on introduit dans la cucurbite 15 gram. de magnésie par kilogramme de fleurs.

Eau de rose simple, double, triple, quadruple.

Pour obtenir environ 7 kil. 500 d'eau de rose, on prend :

Pétales de roses récentes........	7 kil. 500
Eau..................	20 litres.

Si l'on veut obtenir cette eau plus forte ou plus chargée d'huile essentielle, on la distille à nouveau sur une nouvelle quantité de roses, ou bien, l'on en retire un produit moindre à la distillation. Ainsi, comme il y a l'eau de fleurs d'oranger *simple, double, triple, quadruple,* il peut y avoir également de l'eau de rose *simple, double, triple* et *quadruple.*

Eau de rose.

Pétales de roses récentes........	20 kilog.
Eau commune.............	40 litres.
Sel ordinaire............	1 kilog.

On distille à la vapeur ou au bain-marie percé, pour retirer vingt litres de produit, d'après les mêmes principes que pour l'eau de fleurs d'oranger.

Eau de rose sans distillation.

Pour préparer une eau de rose d'une odeur fort agréable et sans distillation, M. Buchner conseille de verser quelques gouttes d'essence de rose pure, et sans autre addition, dans un demi-litre d'eau distillée qu'on introduit dans un vase d'une plus grande capacité, et l'on agite jusqu'à ce que l'essence soit très également distribuée dans l'eau. On répète encore, à quelques reprises, l'agitation et on filtre. L'eau ainsi préparée a une odeur bien plus suave que celle préparée par distillation avec les feuilles de rose fraîches.

Eau de roses salées.

Quand la saison ne permet pas d'employer des roses fraîchement cueillies, on peut préparer de très bonne eau de rose avec ces fleurs salées. A cet effet, on fait dissoudre suffisamment de sel dans l'eau bouillante, on y plonge les roses et on les conserve en cet état pendant plus de six mois. Quoique devenues brunâtres, elles n'en donnent pas moins une très bonne eau. On peut aussi les conserver en les pilant avec du sel. Le parfumeur devra emprunter l'une et l'autre méthode aux pharmaciens.

Eau d'œillet.

Fleurs d'œillet mondées de leur calice.	10 kilog.
Eau commune.	40 litres.
Sel ordinaire.	250 gram.

On distille vingt litres en opérant comme pour la fleur d'oranger et les roses.

Eau d'hysope, de lavande, de mélilot.

Sommités fraîches d'hysope, de lavande ou de mélilot.	10 kilog.
Eau.	40 litres.
Sel.	250 gram.

On fait macérer dans l'eau, puis on introduit dans la cucurbite et on retire vingt litres.

Eau de menthe poivrée.

Menthe poivrée fraîche en fleurs. . .	10 kilog.
Eau.	40 litres.
Sel.	250 gram.

On macère, on distille et l'on retire vingt litres.
On prépare de même les eaux de *mélisse citronnée, menthe crépue, romarin, sauge, serpolet, thym.*

Eau de laurier-cerise.

Feuilles récentes de laurier.	10 kilog.
Eau.	20 litres.
Sel.	250 gram.

On triture les feuilles et on distille pour retirer dix litres d'eau aromatique.

Eau d'amandes amères.

Tourteau d'amandes amères.	1 kilog.
Eau.	2 litres.

On fait une bouillie claire, on distille à la vapeur au bout de vingt-quatre heures de macération, on retire deux litres de bon produit et on filtre.

Eau de cassie.

On l'obtient par un procédé de distillation absolument le même que celui indiqué précédemment pour la fleur d'oranger et les roses, etc.

Eau de giroflée jaune.

Il faut agir absolument comme pour l'eau de rose.

Eau de lis.

Nous répétons encore la même indication ; seulement, on ajoute quelquefois un peu de storax en poudre.

Eau de muguet.

C'est encore la même chose ; pour en augmenter l'odeur, il faut y joindre une partie de cassie.

Eau d'anis.

On prend :

Anis sec.	2 kil. 500
Eau.	10 litres.

On distille à l'ordinaire pour obtenir 5 litres d'eau parfumée.

Eau de fenouil, de coriandre.

Ces eaux s'obtiennent comme l'eau d'anis.

Eaux de zestes de citron, d'oranges amères, etc.

Elles se distillent d'après les mêmes principes et les mêmes proportions.

Eau laiteuse de citron.

Zestes de citron frais.	1 kil. 500
Eau.	5 litres.
Alcool.	1 décil.

On fait macérer deux jours, on distille au bain-marie et l'on en retire un litre et demi.

Eau d'ange distillée.

Benjoin.	125 gram.
Storax.	60 —
Santal-citrin.	30 —
Clous de girofle.	8 —
Iris de Florence.	2 ou 3 morc.
La moitié d'une écorce de citron.	
Noix muscade.	2 gram.
Cannelle.	15 —
Eau de rose.	2 litres.
— fleurs d'oranger.	1/2 —
— mélisse.	1/2 —

On met le tout dans un alambic bien luté, et on distille au bain-marie.

On trouve aussi dans le commerce des eaux aromatiques qui n'ont point été distillées, mais qu'on fabrique en versant des essences sur du sucre en poudre, ou du carbonate de magnésie, triturant et ajoutant peu à peu de l'eau, agitant avec force, et, après quelque temps de repos, filtrant le mélange.

Ces eaux ont un parfum moins fin que celles obtenues par distillation; d'ailleurs, si le parfumeur juge à propos de les employer, il n'a pas besoin de les acheter à un prix souvent élevé, et il peut très bien les préparer lui-même économiquement; mais, nous le répétons, ces eaux distillées sont moins parfumées, moins grasses au toucher, et on ne doit les faire entrer que dans la fabrication des produits secondaires.

Fabrication des eaux odorantes.

On trouve depuis quelque temps dans le commerce des eaux fortement odorantes et telles qu'on les prendrait, à première vue, pour les parfums eux-mêmes. Ce sont de simples dissolutions d'essences pures ou mélangées dans de l'eau distillée.

Comme les huiles essentielles sont insolubles dans l'eau, voici le procédé employé pour obtenir ces dissolutions.

On mélange le parfum avec son poids de sulforicinate d'ammoniaque (huile soluble), on chauffe la masse lentement dans un appareil cohobateur, et on la verse dans la quantité d'eau tiède nécessaire pour obtenir la dilution voulue.

Un autre procédé consiste à chauffer à 100° pendant un quart d'heure, dans un appareil cohobateur, 100 parties d'essence avec 50 parties d'acide sulforicinique.

On laisse refroidir, on sature par l'ammoniaque comme s'il s'agissait de préparer le sulforicinate d'ammoniaque, et on étend avec la quantité d'eau distillée voulue.

On peut mêler ainsi 5, 10, 15, 20 0/0 d'essence à l'eau. Toutefois, pour les doses élevées, on force la dose de sulforicinate d'ammoniaque.

§ 2. DES ESPRITS D'ODEUR.

Ces esprits sont extraits, par le moyen de l'alcool et d'une opération assez simple, des corps gras qui les renferment, ou, pour mieux dire, qui en sont saturés.

Extraction des parfums des corps gras.

Premier procédé. — On prend trois bains-marie surmontés d'un couvercle; on met dans chacun d'eux 12 kil. 500 d'une huile antique parfumée (supposons une huile à la rose) : on verse dans le premier

25 litres d'esprit 3/6; on agite le tout pendant trois jours, de quart d'heure en quart d'heure; au bout de ce temps, on décante l'esprit ainsi parfumé; on le verse de nouveau dans le second bain-marie; on répète la même opération pour le troisième, et l'esprit ainsi obtenu doit être parfait. En suivant la même opération avec la même huile on obtient des qualités inférieures que l'on désigne sous les n°s 2, 3 et 4.

Deuxième procédé. — On choisit des pots de faïence ou de terre vernissée, un peu allongés et de grandeur suffisante. On fait fondre, d'ailleurs, au bain-marie, 2 kil. de bonne pommade double aux fleurs, soit jonquille, jacinthe, cassie, tubéreuse, etc.; on peut même tirer de bons extraits du lilas, du muguet, du réséda, de l'héliotrope et autres fleurs semblables. On met ces 2 kil. de pommade choisie et liquéfiée dans l'un de ces pots, et l'on y ajoute 4 litres d'alcool rectifié, parfaitement inodore. On couvre bien le vase et on laisse reposer les deux liquides ensemble pendant quinze jours en été et trois semaines en hiver. Dans la première saison, l'on s'abstient de mettre les vases au soleil. Tous les deux jours, on a soin d'agiter avec une spatule. Le temps écoulé, la pommade a dû aller au fond du vase, et l'on décante doucement l'esprit sans laisser passer de matière graisseuse. On renouvelle cette opération deux ou trois fois de la même manière, en supprimant toutefois un litre d'esprit, et en se servant toujours de la même pommade.

Après que la pommade a donné ainsi la presque totalité de son parfum, on la mélange avec les corps communs de pommade, avec la moelle de bœuf, la graisse de mouton. S'il s'agit d'huile, on s'en sert pour couper les pommades romaines à forte odeur; ou bien on la garde pendant l'hiver, et alors on l'unit aux corps fermes.

Nous venons de voir par quel procédé on obtenait des extraits de pommade : on agit de même pour obtenir des extraits d'huile, et la différence des résultats n'est pas appréciable, selon quelques parfumeurs, entre autres M. Laugier. Mais il est plusieurs de ces industriels qui regardent les extraits de pommade comme devant obtenir la préférence, parce que, disent-ils, l'huile, qui est rarement assez pure, prend facilement un goût graisseux, que la pommade peut rester plus longtemps avec l'alcool sans accident, et qu'enfin, elle fournit plus d'extraits que les huiles. C'est au lecteur à essayer pour se décider.

Extrait ou esprit de rose. — Eau de boutons de rose.

Cet extrait s'obtient par les procédés que nous venons d'indiquer, et sert à la composition des eaux odorantes (voyez *Esprit de fleurs d'Italie*, et autres) ; mais il peut se vendre seul, par petits flacons. En y faisant dissoudre quelques gouttes d'essence de rose ou de Rhodes, pour en accroître l'odeur, on la débite sous le nom d'*eau de boutons de rose*.

Esprit d'oranger. — Eau de fleurs d'oranger spiritueuse.

Même opération, mêmes usages, relativement à cet esprit, qui peut servir aussi à couper par moitié l'eau de fleurs d'oranger, pour en faire une *eau de fleurs d'oranger spiritueuse*.

Esprit de jasmin.

Cet esprit s'obtient toujours par les mêmes procédés, et sert à la préparation de beaucoup d'eaux odorantes. En l'étendant d'alcool par parties égales, en y ajoutant 8 grammes de teinture de benjoin par litre et autant d'ambre, on aura l'*eau odorante de jasmin*, une des plus suaves pour le flacon et le mouchoir.

Esprit de cassie.

On l'obtient de même que les précédents. On peut s'en servir pour couper les eaux d'oranger, de néroli, l'essence de Portugal.

Esprit de tubéreuse.

Mêmes observations. Avec autant d'alcool que d'esprit de tubéreuse, moitié eau de fleurs d'oranger simple, 8 grammes de baume de tolu et autant d'ambre par litre, on obtient l'*eau odorante de tubéreuse.*

Esprit de violette.

Après avoir obtenu cet esprit comme les précédents, on y ajoute en infusion, par litre, 125 grammes d'iris de Florence en poudre et autant de fleurs de cassie. On agite de temps à autre pendant un mois que doit durer l'infusion.

Ainsi de suite pour toutes les autres fleurs. Il est inutile de prolonger cette longue nomenclature. Nous allons maintenant, après avoir parlé des couleurs, passer aux infusions alcooliques, que le pharmacien nomme *teintures*, *alcoolats*, et le parfumeur *esprits*. Nous les ferons suivre des eaux de Cologne et autres eaux aromatiques.

Extrait de castoreum.

Castoreum.	75 gram.
Alcool.	5 litres.

Extrait d'ambrette.

Grains d'ambrette, pulvérisés.	500 gram.
Alcool.	5 litres.

Extrait d'amandes.

Essence d'amandes amères.	50 gram.
Alcool.	5 litres.

Extrait de mignonnette.

Pommade de réséda.	2 1/2 à 3 kilog.
Alcool.	5 litres.
Essence de Tolu.	150 gram.

Extrait de rose triple.

Pommade de roses.	4 kilog.
Alcool.	5 litres.

Extrait de cassie.

Pommade de cassie.	3 kilog.
Alcool.	5 litres.

CHAPITRE V

Couleurs, Infusions, Teintures, Esprits, Alcools aromatisés, etc.

—

§ 1. COULEURS.

Les couleurs sont généralement des teintures, c'est-à-dire des alcoolats de matières colorantes obtenues sans distillation, à l'aide de la macération.

L'art de colorer les parfums s'est beaucoup étendu depuis les progrès de la chimie; mais tous les parfumeurs ne savent pas encore les ressources que cette science met à leur disposition. Nous allons tâcher de leur en donner une idée.

Couleur rouge.

1° On prend :

Cochenille noire en poudre.	25 gram.
Alun de Rome, pulvérisé.	6 —
Crème de tartre.	6 —
Eau.	4 décil.

On porte l'eau à l'ébullition; on jette la cochenille dedans, puis, après quelques bouillons, on y ajoute, en agitant, l'alun et la crème de tartre, et on laisse refroidir.

Cette couleur peut s'employer pour les pommades, les poudres, les pâtes; mais si on veut la conserver et l'appliquer aux eaux, aux alcoolats, etc., il faut l'étendre avec 50 centilitres d'alcool à 85°. Elle coûte assez cher, mais elle est brillante et peut colorer depuis le rose clair jusqu'au rouge intense.

2° On peut produire une couleur rouge en mettant macérer 125 grammes d'orcanette dans 1 litre d'alcool.

3° Se servir, pour colorer les produits, de garance, de garancine ou d'alizarine qu'on fait macérer dans de l'alcool.

4° Employer pour le même objet l'hématine, principe colorant du bois de campêche, dont on fait infuser, pendant quelques jours, 25 grammes dans un demi-litre d'alcool. L'avantage de cette couleur, qui est rouge, c'est que quelques gouttes d'un acide, la font virer au jaune d'or ou à la couleur jaune paille, ou jaune ambré, que la soude et la potasse en petite quantité la font passer au rouge pourpre ou au bleu, et au violet, si les alcalis sont en plus grande quantité.

5° Enfin, avoir recours à l'orseille qu'on emploie de la manière suivante :

Pour produire un rouge commun, on prend 400 grammes d'orseille en pâte, qu'on met macérer pendant quelques jours dans 1 litre d'alcool à 85° ; on tire au clair et l'on filtre. Cette couleur vire au cramoisi et au violet.

Pour produire avec l'orseille une couleur rouge ordinaire, on prend du cudbéar en poudre (400 gr.) qu'on fait macérer pendant quelques jours dans 1 litre d'alcool à 85°, en agitant fréquemment, tirant au clair et filtrant. On peut épuiser le cudbéar en rechargeant à plusieurs reprises avec l'alcool.

6° On peut aussi essayer, en parfumerie, l'emploi des solutions alcooliques de bixine ou principe colorant du rocou, qui donnent des rouges aurores et orangés.

Couleur jaune.

1° On prend 125 grammes de curcuma ou *terra merita*, qu'on met macérer dans 1 litre d'alcool à 85° ;

on abandonne pendant quelques jours, on tire au clair et l'on filtre. La coloration est faible, et on doit faire remarquer que le curcuma exerce une légère action purgative. On peut prendre aussi pour cet objet la curcumine, ou principe colorant du curcuma.

2° On prend : safran du Gâtinais 125 grammes, qu'on fait bouillir dans 1 litre d'eau, dans un vase hermétiquement fermé; on laisse refroidir, on exprime, on fait bouillir le résidu dans un autre litre d'eau, on exprime, on mélange les deux produits et on ajoute 1 litre d'alcool à 85°. Enfin, on épuise le marc en faisant macérer dans 1 litre d'alcool à 85°.

3° On peut, au lieu de curcuma, employer, pour préparer une couleur jaune, le carthame ou safran bâtard. Cet alcoolat a, dit-on, aussi une légère action purgative.

4° On peut faire une infusion de fustine, ou principe colorant du bois de fustet, dans l'alcool, qui donne une belle infusion jaune orangé, qui passe à un très beau rouge par les alcalis.

5° On peut encore se procurer une couleur jaune légère avec une infusion de lutéoline, ou principe colorant de la gaude, dans l'alcool, qui passe au jaune d'or un peu verdâtre par la potasse, et au jaune orangé verdâtre par les acides.

6° Une solution dans l'alcool du morin, ou principe colorant du bois jaune du commerce, donne aussi un très beau jaune avec les alcalis, et un jaune orangé verdâtre avec les acides.

7° On peut essayer aussi l'emploi du quercitrin, ou principe colorant de l'écorce du quercitron, ou la xanthorhamnine, principe colorant de la graine d'Avignon ou de la graine de Perse.

Couleur bleue.

1° On prend de l'indigo réduit en poudre très fine, 20 grammes, par exemple, qu'on fait dissoudre dans 200 grammes d'acide sulfurique à 66°, et lorsque cette dissolution est opérée, on étend de 1 litre d'eau, puis on jette dans la liqueur 250 grammes de blanc d'Espagne en poudre fine; on agite, et lorsque l'effervescence est apaisée, on laisse reposer, on décante et on filtre; enfin, on ajoute 18 à 20 centilitres d'alcool à 85°.

2° On prépare aussi une couleur en étendant une dissolution sulfurique d'indigo avec beaucoup d'eau, portant à l'ébullition et plongeant dans le bouillon une étoffe de laine blanche qui s'empare de l'indigo, retirant l'étoffe, la lavant à l'eau froide à plusieurs reprises, et la faisant bouillir dans une eau qui renferme en dissolution quelques grammes de carbonate de potasse; la couleur bleue se dissout et on la conserve en y ajoutant de l'alcool à 85°.

Couleur violette.

1° On produit la couleur violette par le mélange de couleur rouge et de couleur bleue.

2° Les infusions de bois du Brésil et de bois de Pernambouc dans l'alcool, auxquelles on ajoute un peu de tartrate de potasse, donnent des couleurs rougeâtres qui virent au violet.

Couleur verte.

1° On obtient des couleurs vertes par des mélanges de couleurs jaunes et de couleurs bleues.

2° Les feuilles de morelle, de véronique, d'ortie, de mélisse, écrasées et mises en digestion dans de l'alcool marquant au moins 65° centésimaux, abandonnent à ce liquide leur chlorophylle, ou principe qui les colore en vert.

Nous bornerons là ce que nous avions à dire sur les couleurs primitives que le parfumeur peut appliquer à ses produits. Avec celles indiquées, il peut produire toutes les nuances possibles ; seulement, nous ferons remarquer que quelques-unes de ces couleurs ne résistent pas à l'influence de la lumière solaire, et qu'il faut, en conséquence, les conserver, elles ou les produits auxquels on les mélange, dans un lieu obscur ou dans des vases impénétrables à la lumière.

Depuis quelques années, la chimie a ouvert une nouvelle voie à l'art de fabriquer les couleurs, et quelques-unes de celles qui ont été préparées dans ces derniers temps pour la teinture, et qui se distinguent par leur éclat, leur fraîcheur et leur solubilité dans l'alcool, pourraient peut-être être utilisées dans l'art de la parfumerie.

La matière première de la plupart de ces couleurs est le *goudron de houille*, qui fournit des substances propres à leur fabrication. Ces substances sont l'aniline et ses homologues, l'acide carbolique ou phénique, la chinoléine, la naphtaline et ses dérivés, etc.

L'*aniline* est une substance découverte en 1826 par Onverdorben, qu'on peut obtenir par divers procédés, et qu'on extrait aujourd'hui principalement des huiles de goudron. On commence par extraire le benzole de ces huiles, et ce benzole est ensuite converti, sous l'influence de l'acide nitrique, en nitro-benzole, qu'on transforme en aniline en le soumettant à l'action de l'acétate de fer.

L'*aniline* donne ensuite naissance à de nombreuses matières colorantes auxquelles on a donné les noms suivants : pourpre d'aniline, roséine, fuchsine, bleu de Paris, nitrophényline, dinitraniline, etc.

Le *pourpre d'aniline*, appelé aussi *pourpre de Tyr*, *couleur mauve*, *phénamine*, *indisine*, etc., se prépare en mélangeant, en proportions équivalentes, du sulfate d'aniline et du bichromate de potasse, et abandonnant au repos jusqu'à ce que la réaction soit complète. Le précipité noir qui en résulte est jeté sur un filtre, lavé pour le débarrasser du sulfate de potasse, et séché. Le produit sec est mis à plusieurs reprises en digestion dans de l'huile légère de houille, jusqu'à ce qu'il soit débarrassé de toute la matière résineuse, puis bouilli dans l'alcool qui en extrait la matière colorante. En distillant cette solution alcoolique, la matière colorante reste au fond de la cornue sous la forme d'une substance colorée en beau bronze. Cette couleur est soluble dans l'eau chaude et surtout l'eau acidulée, avec laquelle elle forme une gelée pourpre en refroidissant. Elle est aussi très soluble dans les alcools et presque insoluble dans les éthers et les hydrocarbures. Les alcalis et les substances salines la précipitent de sa solution aqueuse à l'état d'un noir pourpre foncé. Une solution de tannin la précipite de sa solution dans l'eau à l'état insoluble. Quelques décigrammes de pourpre d'aniline suffisent pour colorer une quantité considérable d'alcool.

Le *violine* est le produit de l'oxydation de l'aniline. On la prépare en chauffant une solution contenant 2 équivalents d'acide sulfurique et 1 équivalent d'aniline, ajoutant au mélange bouillant 1 équivalent de bioxyde de plomb, faisant bouillir, filtrant, faisant bouillir avec la potasse, jetant sur un filtre, lavant, dissolvant dans une solution étendue d'acide tartrique, filtrant, évaporant, filtrant encore et précipitant par un alcali. Ainsi préparée, la violine est une poudre pourpre noirâtre, peu soluble dans l'eau, très soluble dans l'alcool, et dont les solutions virent au violet.

La *roséine* s'obtient en ajoutant à une solution bouillante de 1 équivalent de sulfate d'aniline 2 équivalents de bioxyde de plomb et faisant bouillir, filtrant, évaporant, précipitant la matière colorante par un alcali, recueillant sur un filtre, lavant légèrement et faisant sécher. La roséine ainsi préparée se dissout aisément dans l'alcool qu'elle colore en beau cramoisi, et est bien plus soluble dans l'eau que le pourpre d'aniline et la violine.

La *fuchsine* ou *Magenta* se prépare à une température entre 170° et 190° C., en faisant réagir sur l'aniline, le bichlorure d'étain ou le nitrate de mercure; la fuchsine se dissout difficilement dans l'eau, quoique assez soluble dans l'alcool; préparée à l'état solide par l'évaporation de sa solution alcoolique, elle présente une masse magnifique verte à reflets métalliques.

Le *bleu de Paris* se prépare à peu près comme la fuchsine, en faisant chauffer pendant 30 heures à une température de 180°, dans un vase fermé, 9 parties en poids de bichlorure d'étain et 16 d'aniline. Ce bleu, qui résiste aux acides, se fonce par les alcalis et passe au groseille violet quand ceux-ci sont concentrés. Il est soluble dans l'eau, l'alcool, l'esprit de bois et l'acide acétique.

L'*éméraldine* ou *vert d'aniline* s'obtient par divers procédés, entre autres celui qui consiste à oxyder l'aniline par l'acide chlorique. C'est ce qu'on effectue en mélangeant une solution d'aniline dans l'acide chlorhydrique avec du chlorate de potasse. L'éméraldine est insoluble dans l'eau, l'alcool, l'éther et le benzole, mais l'acide sulfurique le dissout en se colorant en pourpre sale, et les alcalis lui font prendre une teinte indigo.

La *nitrophénylline* est un corps qu'on obtient par l'action de l'hydrogène naissant sur une solution alcoolique de dinitrobenzole. Ce corps est presque insoluble dans l'eau, mais soluble dans les acides et l'alcool qu'il colore en cramoisi, quoique moins brillant que la fuchsine.

La *nitrophénylamine* provient de la dinitroaniline qu'on soumet à l'action du sulfure d'ammonium. Elle se dissout dans l'eau qu'elle colore en jaune orangé, ainsi que dans l'alcool.

L'*acide picrique*, qu'on prépare en faisant réagir à chaud l'acide nitrique sur un grand nombre de substances, telles que l'aniline, l'acide carbonique, l'aloès, les gommes, les résines, etc., se dissout dans l'eau qu'il colore en jaune tendre.

L'*acide rosolique*, qui s'obtient par divers moyens chimiques, entre autres par un mélange d'iode et d'acide carbolique, qu'on fait chauffer avec les acides acétique, butyrique ou valérianique. Il se dissout dans l'eau, qu'il colore en jaune brillant, ainsi que dans l'alcool.

La *chinoléine* fournit aussi des couleurs bleues et violettes bien solubles dans l'alcool.

La *naphtaline* donne également lieu par des traitements convenables à des matières colorantes, tels que les *chloroxynaphtalates* qui sont jaunes, orangés, cramoisis, d'une grande beauté ; la *nitronaphtaline*, dont les solutions sont d'une belle couleur violette ; la *naphtalmène* qui colore certains réactifs en bleu ; l'*azuline*, moins belle que le bleu de chinoléine, mais supérieure au bleu de Prusse, etc.

Notre but, en signalant au parfumeur ces diverses matières colorantes, n'a pas été de l'engager à en faire usage sans examen, mais bien à tenter dans quelques expériences en petit, leur application dans son art. Quelques-unes de ces couleurs sont, en effet, assez fugaces ; d'autres pourraient avoir, si on les employait en quantité notable, une influence nuisible sur l'organisme ; enfin, il en est d'autres qui, mises en contact sans précaution avec la peau ou les pièces des vêtements en soie, laine ou coton, pourraient y produire une coloration assez tenace et toujours désagréable. Ce ne sera donc qu'avec prudence, qu'on devra s'engager dans la voie que nous indiquons ici ; seulement, nous dirons que ces nouveaux produits pourraient fournir, à un artiste habile, des matériaux précieux et propres à donner à ses produits les couleurs les plus brillantes et les plus flatteuses.

§ 2. DES INFUSIONS SPIRITUEUSES SIMPLES PROPREMENT DITES OU TEINTURES AROMATIQUES FAITES A FROID.

Feuilles, fleurs, racines, bois, résines, poudres, parfums dus au règne animal, tout peut servir à préparer ces teintures. On épluche, on râpe, on concasse les substances selon leur nature ; on les met infuser pendant plusieurs jours, ou même deux mois, en ayant soin de ne pas remplir entièrement le vase, afin de pouvoir agiter de temps à autre. Ces infusions se font à l'eau-de-vie ou à l'alcool

Infusion de lavande appelée improprement eau, et eau-de-vie de lavande.

On prend 500 grammes de cette fleur égrainée et on les met dans une cruche avec 1 litre 1/2 d'eau-de-vie; on bouche bien la cruche et on la met au soleil pendant un mois ou six semaines; après quoi, on tire au clair pour mettre dans des bouteilles.

Infusion de lavande rouge aromatique.

On peut faire de l'eau-de-vie de lavande rouge *aromatique* en joignant à l'eau-de-vie ou à la lavande, de la sauge, de l'hysope, de la véronique, de la rose de Provins, de la mélisse, de l'armoise, de l'aigremoine, de l'absinthe, du fenouil, du baume; on agit d'ailleurs comme il vient d'être expliqué.

Infusion de cochléaria.

On prend 2 kil. 500 de feuilles de cochléaria et 500 grammes de racines fraîches de raifort; on coupe les racines le plus mince possible, on pile les feuilles dans un mortier, et l'on fait infuser le tout dans 1 kil. 500 d'esprit-de-vin.

Si l'on veut obtenir de l'esprit de cochléaria, après quatre à cinq jours d'infusion, on distillera au bain-marie jusqu'à ce qu'on ait obtenu 1 kil. 500 de liqueur, qui est l'*esprit ardent de cochléaria*, excellent anti-scorbutique.

Infusion de camomille romaine.

500 grammes de fleurs de camomille suffisent pour 3 litres d'eau-de-vie.

Infusion d'absinthe, de sauge, etc.

On met seulement quatre feuilles de ces herbes par litre de liqueur. Ces trois dernières infusions servent à la composition des diverses eaux aromatiques.

Infusion de mélisse.

On prend 1 kilog. de feuilles sèches de mélisse citronnée, et l'on fait infuser pendant 15 jours, en agitant, dans 4 litres d'alcool à 85°.

Infusion d'hysope.

Même préparation que celle de mélisse.

Infusion ou esprit de safran.

On met, dans 1 litre d'esprit fin, 60 grammes de safran, et on laisse infuser pendant 2 mois, en agitant le vase de temps en temps. Cet esprit peut servir à donner une teinte aux eaux, pâtes, etc. ; mais il faut l'employer en petite quantité, attendu qu'il s'étend beaucoup.

Infusion ou esprit de rhodia.

On met infuser, dans 2 litres d'esprit, 500 grammes de bois de Rhodes, comme ci-dessus. Si le bois était résineux, il n'en faudrait que la moitié. La solution d'huile essentielle de rhodia produit un semblable résultat.

Infusion ou teinture de cannelle.

On fait infuser 125 grammes de cannelle fine, bien concassée, par litre d'esprit.

Infusion de sassafras.

On met infuser 250 grammes de sassafras pulvérisé par litre d'alcool.

Infusion de santal-citrin.

On procède comme pour la précédente infusion.

Infusion de benjoin.

On prend :

Benjoin en larmes, pulvérisé.	60 gram.
Alcool à 85° C	500 —

On filtre après 5 jours d'infusion.

Cette infusion sert principalement pour faire le lait virginal, dans de l'eau pure, de l'eau de rose, de fleurs d'oranger, de lavande, etc.

Infusion de storax.

Mêmes doses et mêmes opérations que ci-dessus.

Infusion de baume de Tolu.

Il n'y a aucune différence entre cette infusion et les deux précédentes.

Infusion de baume du Pérou.

C'est encore 60 grammes par litre d'esprit. On peut mélanger, si l'on veut, et mettre 30 grammes de baume et 30 grammes de storax liquide, dont l'infusion, d'ailleurs, se prépare comme toutes celles-ci.

Infusion d'iris.

On prend 125 grammes d'iris de Florence en poudre, et l'on fait infuser pendant 15 jours dans 1 litre d'alcool à 85°, en agitant de temps à autre.

Infusion ou esprit d'ambrette.

On met infuser 1 kilog. 500 de graines d'ambrette, légèrement concassées, dans 6 litres d'esprit. On ne filtre qu'après 6 semaines.

Infusion ou esprit de fenu-grec.

Cette graine, concassée, se met infuser pendant 1 mois, à la dose de 125 grammes par litre. On doit s'en servir avec sobriété.

Infusion ou esprit de badiane.

On suit exactement le même procédé que pour le fenu-grec.

Infusion ou esprit de vanille.

On emploie de l'alcool bien fin, on coupe la vanille en morceaux le plus mince possible, en suivant le procédé déjà décrit pour les deux dernières infusions. Cette teinture de vanille est du plus grand usage en parfumerie : quand on la distille, elle donne un extrait suave et blanc, d'une utilité encore plus grande.

Infusion ou esprit de musc.

On broie dans un mortier chauffé 30 grammes de musc du Tonkin, avec 15 grammes de sucre candi. Le tout étant bien broyé est mis dans 1 litre d'alcool fin, en matras, pendant 6 semaines, à une température d'orangerie. On filtre ensuite, et l'on conserve le marc pour un autre usage.

Infusion ou esprit d'ambre.

On broie également, aux mêmes doses, de l'ambre gris, du sucre candi, et l'on y ajoute, selon quelques parfumeurs, 15 grammes d'échalottes. Ces deux esprits sont très utiles pour faire les eaux d'ambre, de musc et d'autres compositions. Le marc sert pour les pastilles fumantes.

Infusion ou esprit de civette.

On broie :

Civette.	15 gram.
Ambre.	8 —
Sucre candi.	8 —

et l'on prépare cette infusion comme les deux précédentes.

Les parfumeurs vendent au demi-kilogramme les infusions spiritueuses de vanille, de musc, d'ambre, de civette, de benjoin, de storax, des baumes de Tolu et du Pérou, parce que ces teintures, employées seules, suffisent pour fournir des cosmétiques ou des parfums.

Infusion ou esprit de chypre.

Les corps de poudre à poudrer peuvent encore servir à préparer ces infusions alcooliques et parfumées. On prend, par exemple, 1 kil. de poudre au chypre, bien forte d'odeur; on la met infuser dans 6 litres d'esprit ou d'eau-de-vie pendant environ 6 semaines. Ensuite, on décante doucement et l'on filtre. Le précipité, que l'on fait ensuite sécher, peut être employé partiellement avec d'autres poudres, des pâtes d'amandes, etc.

Infusion ou esprit de maréchale.

On agit de la même façon avec la poudre à la maréchale.

Infusion ou esprit de frangipane.

On applique le même procédé à la confection de la poudre à la frangipane.

Infusion ou esprit de Flore, de bouquet.

Même application à la poudre de Flore, de bouquet.

§ 3. TEINTURES.

Les teintures sont, comme les infusions, des alcoolats ou alcools saturés de principes odorants, sans avoir recours à la distillation, mais avec cette différence, qu'on y emploie une douce chaleur, parce que les substances ne se dissoudraient que difficilement dans l'alcool froid. De même que les infusions, elles doivent être conservées dans des vases fermés avec soin, si on ne veut pas qu'elles s'évaporent ou perdent en partie leurs principes aromatiques.

Ce sont principalement les matières d'un caractère résineux, odorantes, qui servent à préparer les teintures, telles que le storax, le tolu, le benjoin, le musc, etc. Le mode de préparation est à peu près le même pour toutes ; mais les doses diffèrent un peu, ainsi qu'on le verra par les formules suivantes :

Teinture d'ambre.

Ambre gris.	15 gram.
Alcool à 85° centésimaux.	1 litre.

On fait macérer pendant 15 jours à une température de 25° à 30° centigrades, en agitant de temps à autre; on filtre et l'on conserve dans des vases bouchés hermétiquement.

Teinture d'ambre, autre formule.

Ambre gris.	30 gram.
Sucre.	15 —

On broie dans un mortier, comme on le dira plus loin pour le musc, et l'on ajoute :

Teinture de civette ou de musc. . . .	100 gram.
Alcoolat de roses.	400 —

dans lequel on aura fait dissoudre :

Carbonate de potasse.	15 gram.

On verse le tout dans un bocal, et on laisse digérer pendant 1 mois, puis l'on filtre.

L'alcali développe l'odeur de l'ambre, en donnant naissance à un peu d'ammoniaque.

Teinture de benjoin.

Benjoin en larmes, réduit en poudre. .	125 gram.
Alcool à 85° centésimaux.	1 litre.

On opère comme pour la teinture d'ambre.

Teinture de musc.

Musc du Tonkin.	7 gr. 1/2
Alcool à 85° centésimaux.	1 litre.

On opère comme ci-dessus.

Teinture de musc, autre formule.

Musc du Tonkin.	30 gram.
Alcool à 90° centésimaux.	500 —

On jette de l'eau bouillante dans un petit mortier de marbre pour l'échauder ; on met aussi le pilon dans l'eau bouillante : on essuie ensuite ces deux ustensiles, et l'on met immédiatement dans ce mortier le musc avec 15 grammes de sucre ; on pulvérise soigneusement ; on ajoute peu à peu l'alcool en triturant, de manière à bien délayer et diviser les substances. Lorsque cette teinture n'offre plus aucun grumeau, on la verse dans un bocal, et on laisse digérer pendant 15 jours. Ce temps écoulé, on filtre et l'on conserve dans des flacons bouchés à l'émeri.

Teinture de musc, supérieure.

Musc du Tonkin.	30 gram.
Teinture d'ambre.	50 —
— de vanille.	50 —
Alcool rectifié de Montpellier.	400 —

On met à infuser ; après 1 mois, on filtre deux ou trois fois s'il est nécessaire, et l'on ajoute au produit filtré quelques gouttes d'essence de roses. Cette teinture peut s'employer dans une foule de parfums composés.

Teinture de storax.

Storax calamite, pulvérisé.	125 gram.
Alcool à 85° centésimaux.	1 litre.

On opère comme ci-dessus.

Teinture de Tolu.

Baume de Tolu en poudre.	125 gram.
Alcool à 85° centésimaux.	1 litre.

On opère comme ci-dessus.

Teinture de vanille non composée.

Gousses de vanille.	1 kil. 875
Alcool de Montpellier à 85° centésimaux.	15 litres.

On coupe ou l'on hache les gousses de vanille; on les jette dans l'alcool, l'on agite et l'on fait macérer à une douce chaleur.

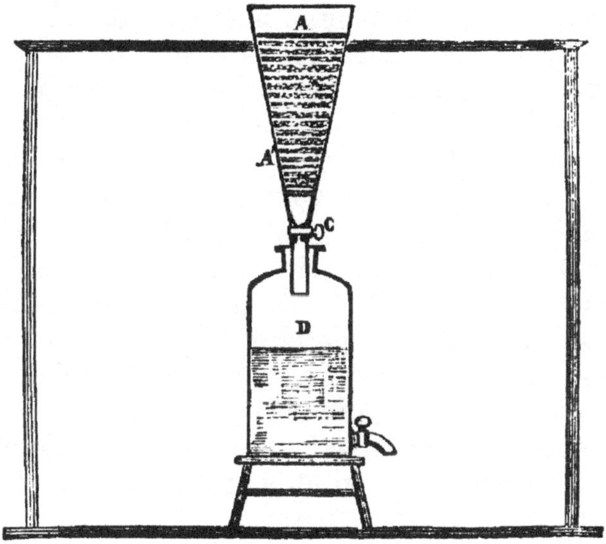

Fig. 1.

Avant d'aller plus loin, nous décrirons ici un appareil pour préparer les extraits et les teintures alcooliques employés dans la parfumerie (fig. 1).

A, cône en cuivre étamé ayant la forme d'un entonnoir. Sa capacité varie de 2 à 10 litres.

A', plaques en cuivre étamé faisant l'office de doubles fonds.

C, robinet en cuivre pour soutirer le liquide parfumé.

D, flacon en verre blanc pour recueillir la teinture ou l'extrait.

La matière colorante ou aromatique est, selon sa nature, hachée ou réduite en poudre, puis placée dans l'espace vide compris entre les deux plaques A et A', lesquelles sont percées de trous comme une écumoire. Lorsque la matière que l'on traite forme avec l'alcool un corps compact, on la mêle avec son poids de verre pilé. La plaque inférieure A' est recouverte de coton en laine qui agit sur le liquide comme matière filtrante, et permet de l'obtenir parfaitement limpide.

Lorsque tout a été ainsi disposé, on met en place la plaque supérieure A et l'on verse de l'alcool à 92° centésimaux en quantité suffisante pour que ce liquide recouvre ladite plaque de quelques centimètres. Après 12 heures, l'alcool se trouve saturé des principes solubles de la matière employée. Alors, on ouvre le robinet, et on recueille la teinture ou l'extrait dans le flacon inférieur D.

En chargeant le filtre avec une quantité d'alcool égale au liquide écoulé, on obtient une teinture ou un extrait n° 2.

Les teintures se préparent avec 500 grammes de matière par litre d'alcool à 92°, et les infusions ou extraits, avec 250 grammes seulement. L'emploi de cet appareil simplifie considérablement le travail et permet d'obtenir des produits plus concentrés et plus suaves.

§ 4. ESPRITS PARFUMÉS SANS DISTILLATION.

On prépare des esprits parfumés sans distillation en faisant dissoudre des essences dans l'alcool ; c'est un moyen rapide de se procurer des alcools parfumés, mais ils sont moins suaves que les esprits distillés. Nous allons présenter ici quelques formules pour la composition de ces esprits, qu'on peut charger plus ou moins en essences, suivant la qualité ou le parfum qu'on veut leur communiquer.

Esprit de fleurs d'oranger.

Alcool à 85° centésimaux. . . . . . . 25 litres.
Essence de néroli de Paris, de 100 à 250 gram.

Esprit de menthe.

Alcool à 85° centésimaux. . . . . . . 25 litres.
Essence de menthe anglaise, de 200 à 400 gram.

Esprit de rose.

Alcool à 85° centésimaux.. . . . . . 25 litres.
Essence de rose, de. . . . . . 60 à 100 gram.

Esprit de jasmin.

Alcool à 85° centésimaux.. . . . . . 25 litres.
Extrait de jasmin, de.. . . . 500 à 1000 gram.

Esprit de jonquille.

Alcool à 85° centésimaux.. . . . . . 25 litres.
Extrait de jonquille, de.. . . 500 à 1000 gram.

Esprit d'héliotrope.

Alcool à 85° centésimaux. . . . . . . 25 litres.
Extrait d'héliotrope, de.. . . 600 à 1200 gram.

Esprit de réséda.

Alcool à 85° centésimaux.	25 litres.
Extrait de réséda, de. . . .	600 à 1200 gram.

Esprit de tubéreuse.

Alcool à 85° centésimaux.	25 litres.
Extrait de tubéreuse.	500 à 1000 gram.

Esprit de thym.

Alcool à 85° centésimaux.	25 litres.
Essence de thym, de.	500 à 1000 gram.

On prépare de même les esprits de serpolet, de marjolaine, de romarin, d'hysope, etc.

Esprit de myrte.

Alcool à 85° centésimaux.	25 litres.
Essence de myrte, de. . . .	400 à 800 gram.

Esprit de bergamote.

Alcool à 85° centésimaux.	25 litres.
Essence de bergamote, de. .	500 à 750 gram.

On prépare de même les esprits de cédrat, de Portugal, etc.

§ 5. ALCOOLS AROMATISÉS OU ESPRITS PARFUMÉS DISTILLÉS, EXTRAITS D'ODEURS, ALCOOLATS SIMPLES ET COMPOSÉS.

On donne le nom d'alcools aromatisés, d'esprits parfumés ou alcoolats, à des alcools chargés, par voie de distillation, des principes volatils d'une ou plusieurs substances odorantes.

Toutes les substances odorantes, telles que fleurs, fruits, semences, bois, écorces, racines, résines, gommes, produits animaux solubles dans l'alcool ou dont l'alcool peut, en distillant, entraîner le principe odorant, peuvent servir à préparer des esprits parfumés.

La préparation des esprits parfumés, surtout ceux dits simples, exige qu'on apporte quelque attention dans la distillation. Les règles à suivre, à cet égard, sont à peu près les mêmes que celles que nous avons prescrites dans la préparation des eaux distillées ; néanmoins, nous rappellerons les principales :

1° On peut fabriquer des esprits parfumés avec tous les alcools du commerce, mais les plus suaves sont ceux qu'on prépare avec l'alcool très pur à 85° C., bien exempt d'empyreume ou d'une odeur étrangère quelconque.

2° Il faut réduire les substances que l'on veut traiter par l'alcool, c'est-à-dire qu'après les avoir choisies avec soin, il faut les diviser, les concasser, les piler, les broyer pour que l'alcool les pénètre, les attaque sur des surfaces plus étendues, ce qui facilite l'extraction plus complète de leurs principes volatils.

3° On doit faire macérer ces substances, au moins pendant 24 heures, dans l'alcool avant de procéder à la distillation, afin que ce dissolvant ait le temps de les pénétrer.

4° Il convient d'ajouter à l'alcool, au moment de distiller, la moitié en volume de cet alcool.

5° La distillation peut s'opérer dans des vases convenables et bien propres, à feu nu, au bain-marie ou à la vapeur.

6° Il faut distiller avec soin et précaution pour éviter de brûler les substances, ou ce qu'on appelle les coups de feu.

7° On doit veiller à ce que l'eau du réfrigérant reste toujours froide, en la renouvelant aussi souvent que possible, ou même en la faisant couler en courant continu, autrement l'opération marche mal et est imparfaite.

8° Il ne faut pousser l'opération que jusqu'au degré nécessaire, c'est-à-dire où l'on obtient un bon produit, et mettre les flegmes à part.

9° Rectifier les esprits au bain-marie en y ajoutant environ moitié de leur volume d'eau, distillant et retirant 24 à 25 0/0 près autant d'esprit qu'on en a mis à rectifier. On obtient ainsi des produits bien plus suaves. Les résidus s'ajoutent aux flegmes ou petites eaux.

10° Conserver les esprits parfumés dans un lieu frais et dans des vases bien bouchés, parce qu'ils s'améliorent en vieillissant.

11° Enfin, distiller les flegmes pour en extraire l'alcool et en employer les produits à la préparation de produits plus communs.

Extraits d'odeur. — On nomme extraits d'odeur des alcools qui ont été chargés de principes aromatiques, non plus par la voie de distillation, mais par une dissolution d'essences dans l'alcool, en se servant d'alcool pour enlever aux graisses ou aux huiles chargées par enfleurage du principe des substances aromatiques.

Les extraits d'odeur se préparent très souvent dans les parfumeries, en dissolvant directement les essences dans l'alcool à 92° centésimaux. Ce mode est plus simple et plus rapide que le suivant, mais aussi il est plus dispendieux à raison du prix généralement élevé des essences.

La manière la plus économique de faire ces extraits d'odeur consiste à traiter par l'alcool à 95° les huiles ou les graisses saturées du parfum des fleurs ou autres substances par voie d'enfleurage ou autres moyens.

Les proportions sont, par exemple, de 1 litre d'alcool pour 1 litre d'huile. On prolonge le contact pendant 48 heures, en agitant le mélange de temps en temps. On décante ensuite l'alcool surnageant qui fournit l'extrait n° 1, c'est-à-dire le plus riche en parfum. Si l'on verse de nouveau 1 litre d'alcool sur l'huile, on obtient un extrait n° 2 ; et enfin, un troisième litre d'alcool, versé sur la même huile, donne un extrait n° 3. L'huile est alors complètement dépouillée de son parfum dont l'alcool s'est emparé.

Maintenant que nous connaissons les procédés de fabrication des esprits parfumés ou des extraits d'odeur, nous pouvons présenter les formules qui servent à les préparer.

Nous diviserons les esprits parfumés en *esprits simples*, c'est-à-dire ceux qu'on prépare simplement avec l'alcool et une substance aromatique, et qu'on appelle en parfumerie *extraits*, *esprits* ou *essences*, et en *esprits composés*, qui portent en parfumerie les noms de *bouquets*, *d'eaux*, *d'eaux de Cologne*, etc. C'est surtout dans cette branche de la fabrication que s'est manifestée l'inépuisable fécondité de l'art; et pour satisfaire tant au désir de ceux qui veulent apprendre, que pour témoigner de cette fécondité, nous présenterons ici un grand nombre de formules qui, nous l'espérons, satisferont à tous les besoins.

1° *Esprits parfumés ou alcools aromatisés simples.*

Les esprits parfumés, ou alcools aromatisés simples, se préparent en faisant infuser dans l'alcool, pendant 24 à 36 heures, les substances choisies et préparées comme il a été dit, et en ajoutant moitié autant d'eau qu'il y a d'alcool; on lute les vases et l'on retire 1 à 2 0/0 près de bon produit. On rectifie ensuite avec moitié d'eau, on en retire 3 à 4 0/0 près, et enfin on distille les flegmes et les résidus pour en extraire l'alcool, ainsi qu'on l'a expliqué plus haut.

Extrait d'amandes amères.

Alcool à 85° C.	25 litres.
Amandes amères.	6 kil. 25

On obtient 25 litres chargés, après rectification, de 150 grammes d'amandes amères par litre.

Esprit de benjoin.

Alcool à 85° C.	26 litres.
Benjoin en larmes, pulvérisé.	1 kil. 50

On obtient 25 litres chargés de 60 grammes de benjoin par litre.

Esprit de calamus aromaticus ou roseau aromatique.

Alcool à 85° C.	26 litres.
Calamus aromaticus.	3 kil. 150

On prend 25 litres chargés de 125 grammes de calamus par litre.

Esprit de cannelle de Ceylan.

Alcool à 85° C.	25 litres.
Cannelle en poudre.	750 gram.

On obtient 25 litres chargés de 30 grammes de cannelle par litre.

On opère de même pour la cannelle de Chine, si ce n'est qu'on en emploie le double de poids, et que le bon produit est chargé de 60 grammes par litre.

Esprit de cédrat.

Alcool à 85° C. . . . . 25 litres.
Zestes de 125 cédrats frais.

On n'ajoute que 12 litres d'eau pour distiller et rectifier, et l'on retire 20 litres chargés de 6 cédrats par litre.

Esprit de citron.

Alcool à 85° C. . . . . 25 litres.
Zestes de 150 citrons frais.

On opère comme ci-dessus et l'on obtient 20 litres, chargés de 8 citrons chaque.

On peut préparer un esprit concentré en employant 300 citrons.

Esprit de fleurs d'oranger.

Alcool à 85° C. . . . . 26 litres.
Fleurs d'oranger fraîches et mondées. 6 kil. 25

On obtient 25 litres chargés, après rectification, de 250 grammes de fleurs par litre.

Esprit de girofle.

Alcool à 85° C. . . . . 25 litres.
Clous de girofle, concassés. . . . . . 1 kil. 50

On obtient 25 litres chargés de 60 grammes de clous chaque.

Esprit d'hysope.

Alcool à 85° C. . . . . 26 litres.
Hysope, sommités fleuries et sèches. . 6 kil. 25

On obtient 25 litres chargés de 250 grammes chaque.

Esprit de lavande.

Alcool à 85° C	26 litres.
Lavande en fleurs, sèche.	3 kil. 125

On obtient 50 litres chargés de 125 gr. chaque.

Esprit de mélisse.

Alcool à 85° C.	26 litres.
Mélisse citronnée, mondée, sèche. . .	6 kil. 25

On obtient 25 litres chargés de 250 gr. chaque.

Esprit de menthe.

Alcool à 85° C.	26 litres.
Menthe poivrée en fleurs et sèche.. .	6 kil. 25

On obtient 25 litres chargés de 250 gr. chaque. On ajoute quelquefois, dans l'alambic, de l'eau distillée de menthe, dans la proportion du tiers de l'alcool.

Esprit de myrrhe.

Alcool à 85° C.	26 litres.
Myrrhe en poudre.	1 kil. 50

On obtient 25 litres chargés de 60 gr. de myrrhe chaque.

Esprit d'orange.

Alcool à 85° C.	25 litres.
Zestes de 220 oranges fraîches.	

On obtient 20 litres chargés de 10 gr. d'orange chaque.

On prépare un esprit concentré en portant le nombre des oranges au double.

Esprit d'œillet.

Alcool à 85° C. . . . . 26 litres.
Fleurs d'œillets, mondées. . . . . . 6 kil. 25

On obtient 25 litres chargés de 250 gr. chaque.

Esprit de bois de rose, ou bois de Rhodes, esprit de rhodia.

Alcool à 85° C. . . . . 26 litres.
Racine de bois de rose. . . . . 1 kil. 50

On obtient 25 litres chargés de 60 gr. chaque.

Esprit de rose.

Alcool à 85° C. . . . . 26 litres.
Pétales fraîches de rose. . . . . . . 12 kil. 50

On obtient 25 litres chargés, après rectification, de 500 gr. de fleurs chaque.

Esprit de safran.

Alcool à 85° C. . . . . 25 litres.
Safran du Gâtinais. . . . . 750 gram.

On obtient 25 litres chargés de 30 gr. de safran chaque.

Esprit de santal.

Alcool à 85° C. . . . . 26 litres.
Bois de santal-citrin. . . . . 1 kil. 50

On obtient 25 litres chargés de 60 gr. de bois chaque.

Esprit de sassafras.

Alcool à 85° C. . . . . 26 litres.
Bois de sassafras en copeaux. . . . . 1 kil. 50

On obtient 25 litres chargés de 60 gr. chaque.

Esprit de baume de Tolu.

Alcool à 85° C.	26 litres.
Baume de Tolu, réduit en poudre.. .	1 kil. 50

On obtient 25 litres chargés de 30 grammes de baume par litre.

Esprit de rose.

Alcool de Montpellier à 85° C..	60 litres.
Essence de rose.	250 gram.
— de géranium..	100 —

On peut s'en servir après un mois d'infusion.

Esprit de Portugal ou orangine.

Alcool à 90° C.	15 litres.
Essence de Portugal.	1 kil. 225

On réunit le tout et on laisse infuser pendant 60 jours à une chaleur modérée, en agitant le plus souvent possible.

Esprit de menthe.

Alcool à 90° C.	40 litres.
Essence de menthe.	1 kil. 200

Après 30 jours d'infusion, on peut s'en servir.

Nous pourrions encore multiplier les exemples, puisqu'on peut préparer des esprits parfumés avec toutes les substances qui sont douées d'une odeur agréable ou flatteuse; mais la marche de l'opération est la même pour chaque nature de substance. Pour réussir à obtenir ces esprits, on n'aura donc qu'à procéder d'après ces principes.

2° *Esprits parfumés ou alcools aromatisés composés.*

Les esprits parfumés, ou alcools aromatisés composés, sont des produits qu'on désigne, en pharmacie, sous les noms d'*alcools* ou d'*alcoolats*, et dans le commerce, sous ceux très impropres d'*eaux, eaux d'odeur, eaux aromatiques composées*, *odeur pour le mouchoir, essences*, *infusions*, *bouquets*, et autres encore. Ces produits sont excessivement variés, et nous en présenterons un très grand nombre d'exemples. On les prépare, soit en distillant une combinaison de plusieurs matières premières aromatiques et d'alcool, soit en mélangeant des esprits simples entre eux ou avec des eaux distillées, des teintures, des infusions, des essences, qu'on combine entre elles de mille manières, et dans des proportions qui varient à l'infini, suivant le caprice, le but du fabricant, ou le goût du consommateur. Ceci bien entendu, et afin qu'on ne s'en laisse pas imposer par les noms, nous procéderons à l'énumération des formules, sans avoir la prétention d'établir une classification au milieu de recettes aussi nombreuses qu'elles sont variées.

A. EAUX DIVERSES.

Eau athénienne, n° 5.

Alcool du Nord à 90° C.	32 litres.
Extrait de miel d'Angleterre.	4 lit. 1/2
Infusion d'ambrette.	6 litres.
Eau de rose.	4 —
Eau ordinaire.	4 —

Eau athénienne.

Alcool à 85° C.	3 litres.
Benjoin.	30 gram.
Encens.	30 —
Gomme arabique.	40 —

On fait dissoudre la gomme et les résines dans l'alcool, et l'on ajoute :

Girofle.	16 gram.
Muscade.	16 —
Pignon doux.	45 —
Amandes douces.	45 —
Ambre.	10 —
Musc.	10 —

On pile le tout et on fait infuser 3 jours en agitant de temps à autre ; on ajoute enfin :

Eau de rose.	6 décilitr.

et on distille pour obtenir 3 litres.

Eau athénienne à la violette, n° 5.

Alcool du Nord à 90° C.	4 litres.
Esprit de violette.	6 —
Eau de rose.	2 —

Imitation de l'eau athénienne au rhum ou au quinquina.

Alcool du Nord à 90° C.	30 litres.
Extrait de miel d'Angleterre.	2 lit. 1/2
— d'essence de bouquet.	1 litre.
Eau de rose.	10 —

Eau athénienne au Portugal, n° 5.

Alcool du Nord à 90° C.	15	litres.
Essence de Portugal.	1	kil. 225
— de bergamote.	500	gram.
— de citron.	400	—

Eau de fleurs de cédrat.

Alcool du Nord à 90° C.	50	litres.
Essence de bergamote.	2	kilog.
— de Portugal.	1	—
Infusion de Tolu.	1	—

Eau de Chypre.

On mélange :

Eau de jasmin.	1	litre.
— de bergamote.	1	—
— de violette.	1	—
— de tubéreuse.	1	—
Esprit d'ambrette.	1/2	—
Baume de Judée.	30	gram.
— de storax.	15	—
Essence de musc.	30	—

On verse ensuite dans le mélange un demi-décilitre d'eau de rose simple, et l'on bat le tout ensemble, de manière que les odeurs se mêlent sans que l'une domine l'autre, et cependant assez bien pour former un tout délicieux.

Eau hygiénique spiritueuse (Eau Pradal), *pour les soins de la peau.*

On prend :

Extrait d'essence de bouquet.	10	litres.
Eau de rivière.	3	lit. 1/2
Bois de camphrier.	1	kilog.

On fait infuser la composition ci-dessus pendant 24 heures, dans un alambic, à une douce chaleur; on distille pour obtenir 10 litres de bon produit.

Cette eau, composée de substances toniques, rafraîchissantes et aromatiques, d'un usage agréable et salutaire, jouit de propriétés très favorables à la peau ; elle remplace avec une grande supériorité toutes les eaux spiritueuses de ce genre employées pour la toilette : son odeur est fine et suave, elle s'emploie avec succès après la barbe, elle procure à la peau une fraîcheur des plus agréables et fait complétement disparaître la rougeur occasionnée par le feu du rasoir.

Fainty-Water (Eau Pradal), *pour l'usage quotidien de la toilette, pour embellir le teint, rafraîchir, blanchir et adoucir la peau.*

On prend :

Pétales de roses.	400	gram.
Fleurs de tubéreuse.	200	—
— de jasmin.	200	—
— d'oranger.	200	—
Bois de camphrier.	500	—
Eau de rivière.	6	litres.

On verse les 6 litres d'eau dans un alambic que l'on porte à quelques degrés près de l'ébullition ; on y jette les fleurs et les pétales ainsi que le bois de camphrier, que l'on remue un moment, ensuite, on finit par y introduire 4 grammes d'essence de néroli, et 80 grammes de rhum de la Jamaïque ; immédiatement après, on recouvre l'alambic des chapiteaux, et on laisse infuser 24 heures. On distille pour obtenir 4 litres de bon produit.

On ajoute à ce produit 4 grammes d'ammoniaque liquide, on agite le mélange et l'on conserve pour l'usage dans des flacons bien bouchés.

Cette eau est employée pure.

C'est un agent efficace contre les efflorescences et les éruptions cutanées, les boutons, les tannes, les éphélides, les taches hépœliques, contre le hâle, le tiquetage de la peau, les taches de rousseur, et surtout contre les piqûres des cousins, des guêpes, des moustiques, etc.

Florida-Water.

Alcool du Nord à 90° C.	50	litres.
Essence de citron.	125	gram.
— de Portugal.	125	—
— de lavande.	250	—
— de girofle.	250	—
— de cannelle.	15	—
Coupage.	20	litres.

Cette eau de toilette sert aux mêmes usages que l'eau de Cologne.

Eau de Laïs de Corinthe.

Eau de Cologne extra-forte.	100	gram.
— spiritueuse de jasmin.	50	—
— de tubéreuse.	50	—
— de nard indien.	50	—
— de souchet long.	50	—
— de roseau odorant.	50	—
— de mélisse.	50	—
— de citron.	50	—
Teinture de benjoin.	30	—
— de vanille.	30	—
— d'ambre musqué.	15	—

Eau des mille-fleurs.

Esprit 3/6.	18	litres.
Baume du Pérou.	125	gram.
Essence de bergamote.	250	—
— de girofle.	125	—
— de néroli ordinaire.	30	—
— de thym.	30	—
— de musc.	60	—
Eau de fleurs d'oranger.	16	—

Eau de mousseline.

Esprit de rose, 3e opération (de l'esprit d'huile ou de pommade).	2	litres.
Esprit de jasmin, 4e opération. . . .	2	—
— d'œillet.	1	—
— de fleurs d'oranger, 4e opération.	2	—
Essence de vanille, 3e infusion. . . .	60	gram.
— de musc, 3e infusion. . . .	60	—
— de santal.	16	—
Eau de fleurs d'oranger.	1	litre.

Eau odorante de miel.

On prend :

Miel de Narbonne.	500	gram.
Coriandre.	500	—
Zestes frais de citron.	30	—
Girofle.	24	—
Muscade.	30	—
Benjoin.	30	—
Storax calamite.	30	—
Eau de rose.	125	—
— de fleurs d'oranger.	125	—
Alcool à 90° C.	1 kil. 500	

On mêle le tout ensemble, on laisse digérer quelques jours ; on passe et on filtre.

Eau printanière de miel.

On a, d'une part, 12 litres d'alcool à 85° C., et, d'autre part :

Roses pâles.	1 kil. 500
Fleurs d'oranger.	125 gram.
Ambre et musc, de chaque.	8 —
Zestes de deux citrons pilés.	

On broie le tout et l'on ajoute :

Coriandre.	125 gram.
Girofle.	16 —
Vanille en petits morceaux.	125 —
Graine d'ambrette.	250 —

On broie de nouveau ce second mélange avec le premier en y ajoutant 750 grammes de miel fin. On met le tout réuni dans douze litres d'esprit. On lave le pilon et le mortier qui ont servi, avec un litre d'eau de rose; on l'ajoute à cette composition, qu'on laisse infuser pendant trois jours. On distille ensuite au bain-marie.

Eau de musc des Indes.

On mêle :

Esprit-de-vin rectifié.	2 litres.
Esprit d'ambrette.	1 —
Baume de Tolu.	60 gram.
Teinture de vanille.	30 —
Essence de musc.	30 —
— d'ambre.	8 —
Eau de rose.	quantité suffisante.

L'eau de rose sert à adoucir convenablement le parfum de cette composition.

Eau de myrte.

Essence de myrte.	60	gram.
Alcool à 85° C.	700	—
Eau distillée de fleurs et de feuilles de myrte.	250	—
Eau de fleurs d'oranger.	125	—
— de rose.	125	—

Cette eau de myrte possède la propriété de raffermir les chairs. Si, au lieu de filtrer, on distille, le produit est beaucoup plus suave. Voici la manière d'opérer sûrement :

Les 60 grammes d'essence, les 700 grammes d'alcool, les 250 grammes d'eau distillée, sont exposés à la chaleur pendant quinze jours. Après ce laps de temps, on ajoute les 125 grammes d'eau de fleurs d'oranger et les 125 grammes d'eau de rose ; on bouche, on agite et l'on expose à la chaleur encore quinze autres jours, n'oubliant pas d'agiter de temps en temps ; on filtre et l'on conserve dans un vase bien bouché pour s'en servir au besoin.

Eau printanière pour la toilette.

Eau de verveine.	2	litres.
Alcool de Montpellier à 85° C. . . .	2	—

Eau romaine.

Eau de jasmin.	3	litres.
— de vanille.	1	—
— de cassie.	1	—
— de tubéreuse.	1/2	—
Essence d'ambre.	60	gram.
Teinture de benjoin.	250	—

Eau des sultanes.

Teinture de baume de Tolu.	125	gram.
— — du Pérou.	125	—
— — de benjoin. . . .	125	—
— — de styrax.	125	—
— — de vanille. . . .	125	—
Alcool rectifié à 90° C.	2	litres.

On agite, puis on ajoute :

Teinture d'ambre et de musc.	23	gram.
Eau spiritueuse de jonquille.	1	litre.
— — de jacinthe.	1	—
— — de réséda.	1	—

Eau riche de toilette.

Alcool de Montpellier à 85° C. . . .	28	litres.
Infusion de benjoin.	1/4	—
Essence de bergamote.	400	gram.
— de citron.	300	—
— de rose.	20	—
— de lavande.	30	—
Eau de rose.	2	litres.

Eau riche de toilette au benjoin.

Eau riche de toilette au benjoin. . .	1	litre.
Infusion de benjoin.	1/4	—
Alcool du Nord à 90° C.	1/2	—
Eau de rose.	1/4	—

Eau de toilette impératrice.

Esprit de rose.	8	litres.
Extrait d'orange.	8	—
Infusion d'ambrette.	4	—
— de musc, 2e charge.	2	—

Infusion de vanille.	2	litres.
— de girofle.	2	—
Extrait de lavande Mitcham..	4	—
— de mousseline..	2	—
Lavande ambrée blanche.	4	—
Essence de bergamote.	250	gram.
— de santal.	60	—
— de géranium de Nice. . . .	60	—
— de rose.	15	—
Infusion de baume du Pérou.	60	—
— de styrax.	125	—
Essence de citronnelle.	5	—
Eau de rose.	4	litres.

Eau d'Hébé.

Essence de lavande.	250	gram.
— de cédrat.	60	—
— de rose.	6	—
Citron.	1.350	—
Alcool.	850	—
Eau.	800	—
Vinaigre.	3.500	—

On expose trois jours au soleil, on filtre et l'on met en flacons.

Eau impériale de toilette.

Alcool à 90° C.	6	litres.
Esprit de rose.	6	—
Extrait de lavande Mitcham.	2	—
Infusion de Tolu.	1	—
— de santal.	2	—
— d'iris.	2	—
— d'ambrette.	2	—
— de girofle.	1	—
Extrait de miel d'Angleterre.	2	—
Essence de bergamote.	500	gram.
— de géranium de Nice. . . .	30	—
Eau de rose..	1	litre.

Eau de toilette aux violettes de Parme.

Extrait de violette	8	litres.
— de cassie	4	—
— de rose	2	—
— de jasmin	1	—
Infusion d'iris	1	—
Essence de géranium	10	gram.
Infusion de musc	30	—

Eau universelle de toilette.

Alcool du Nord à 90° C.	85	litres.
Essence de bergamote	1	kil. 500
— de girofle	200	gram.
— de géranium des Indes	200	—
— — de Nice	200	—
— de citron	250	—
— de lavande	150	—
— de cannelle	50	—
— de citronnelle	30	—
Infusion de benjoin	2	litres.
— de santal	5	—
Eau de fleurs d'oranger	10	—

Eau de toilette, dite des princes, du docteur Barcley.

Huile volatile de citron	90	gram.
— de cédrat	90	—
— de romarin	48	—
— de menthe	12	—
Teinture de benjoin	90	—
— de baume de Tolu	90	—
Alcoolat d'écorce d'orange	1	kil. 500
— de mélisse composée	1	kilog.
Alcool à 85° C.	12	—

Cette préparation demande beaucoup de soins. Il faut commencer :

1° Par faire dissoudre les essences dans l'alcool ;

2° En ajoutant les teintures de benjoin et de baume de Tolu ;

3° En y mettant enfin les deux alcoolats.

Quand on a fait ce mélange, on laisse le tout ensemble pendant huit jours. Après quoi, l'on distille au bain-marie jusqu'à réduction au cinquième, puis on colore les flacons d'eau des princes, soit en jaune, soit en rose, en employant le safran ou la cochenille.

En résumé, on obtient par la distillation les quatre cinquièmes des liquides qu'on a employés.

L'eau du docteur Barcley ou des princes possède, pour la toilette, toutes les propriétés bienfaisantes des eaux de Cologne. Son odeur douce et suave la rend propre à parfumer les vêtements, les cassolettes et les sachets.

Comme eau vulnéraire, on en verse un quart de flacon dans un demi-litre d'eau. Pour la toilette, on l'emploie dans la même proportion que l'eau de Cologne.

Eau ou extrait de vanille.

Teinture de vanille.	1	kilog.
— de baume de Tolu.	250	gram.
— d'ambre et de musc.	60	—
Eau de rose.	450	—

Eau de verveine.

Alcool à 90° C.	100	litres.
Essence de citron.	6	kilog.
— de verveine.	1	—
Infusion de benjoin.	1	litre.

B. EAUX DE COLOGNE.

L'eau de Cologne est un des produits usuels les plus importants de la parfumerie. On ne doit employer à sa préparation que de l'alcool de vin, ou un autre alcool parfaitement rectifié et exempt de toute odeur étrangère. Quant aux essences, on doit rechercher les qualités supérieures, car leur parfum est toujours plus développé, plus abondant et plus agréable.

Eau de Cologne, de J.-M. Farina.

Alcool à 90° C.	100 litres.
Essence de bergamote.	6 kil. 200
— de citron.	3 kil. 100
— de néroli.	800 gram.
— de girofle.	1 kil. 600
— de lavande.	1 kil. 200
— de romarin.	800 gram.

Après 30 jours, on peut filtrer au besoin.

Eau de Cologne du Codex.

On prend :

Essence de bergamote.	60 gram.
— de citron.	60 —
— de limette.	60 —
— d'orange.	30 —
— de petit grain.	30 —
— de cédrat.	30 —
— de romarin.	30 —
— de lavande.	15 —
— de fleurs d'oranger.	15 —
— de cannelle.	12 —
Esprit de romarin.	250 gram.
Eau de mélisse composée.	1 kil. 500
Alcool à 90° C.	6 kil.

On distille au bain-marie, presque à siccité, et on ajoute :

Eau de bouquet.	500 gram.

Eau de Cologne, de M. Pléney.

Esprit-de-vin de 90° à 92° C. . . .	12	kilog.
Essence de néroli.	1046	centigr.
— de citron.	440	—
— de bergamote.	146	—
— de cédrat.	146	—
Eau de la reine de Hongrie.	440	—
— de lavande.	97	—
— de vulnéraire.	110	—
— de romarin.	74	—

On met l'eau de romarin dans un verre non bouché, l'esprit-de-vin bien épuré dans une dame-jeanne, on verse successivement, l'une après l'autre, les essences dans l'esprit-de-vin, en ayant soin de bien agiter la liqueur à chaque essence que l'on verse. Cette opération faite, on ferme hermétiquement la dame-jeanne, que l'on expose pendant 48 heures à une chaleur modérée pour que le mélange ait le temps de se bien faire ; on met ensuite cette composition refroidir pendant 24 heures ; au bout de ce temps, on passe cette liqueur au travers du papier gris sans colle, autant de fois qu'il le faut pour qu'il ne reste aucune partie grasse, et l'on a une eau de Cologne prête à être mise en rouleaux.

Eau de Cologne, de M. Durochereau.

Esprit 3/6 blanc fin, sans goût. . . .	7	litres.
Essence de Portugal.	42	gram.
— de bergamote.	50	—
— de citron ou zeste.	30	—

Essence de néroli fin	38	gram.
— de néroli petit-grain	46	—
— de romarin.	30	—
— de lavande.	30	—
Eau de rose.	54	—
— de jasmin..	50	—
— de fleurs d'oranger	58	—

Bien mélanger le tout et l'agiter, passer deux fois au filtrage de quatre papiers, et le laisser reposer quinze jours; ensuite, soumettre deux fois le tout à la distillation et le laisser dix mois en flacon, dans un endroit tempéré. Cette eau portera 80° à 85° C., et se trouvera être de la dernière perfection par la suavité de son odeur.

Eau de Cologne, de MM. LAUGIER.

On prend 70 litres d'alcool aqueux, que l'on rectifie plusieurs fois par la distillation au bain-marie, en y employant, par parties égales, jusqu'à concurrence de 40 kil., d'écorces de bergamote, pour produire 36 litres d'esprit-de-vin, ou d'alcool de bergamote de 3/6, par les procédés de Baumé, perfectionnés par M. Chaptal.

35 kil. d'alcool aqueux, que l'on rectifie également plusieurs fois par la distillation, comme ci-dessus, avec 40 kil. d'écorces de citron, pour produire 17 kil. 500 d'alcool de citron, à 3/6.

30 litres d'alcool aqueux, comme ci-dessus, avec 20 kil. d'écorces d'orange de Portugal, à 3/6.

36 litres d'alcool aqueux, comme ci-dessus, avec 75 kil. de feuilles de romarin, fraîches, pour produire 10 litres d'alcool de romarin, à 3/6.

30 litres d'alcool aqueux, comme ci-dessus, avec 75 kil. de feuilles d'oranger, fraîches, pour 10 litres

d'alcool de fleurs d'oranger, à 3/6. Pour la composition, on n'en met que 5 litres.

Toutes ces quantités réunies donnent 100 litres d'eau de Cologne.

Eau de Cologne, de M. Marie.

Alcool à 85° C	30	litres.
Eau	15	—
Essence de bergamote.	375	gram.
— de cédrat.	60	—
— de citron.	60	—
— de Portugal.	60	—
— de néroli.	60	—
— de romarin.	15	—
— de girofle.	8	—
Teinture de benjoin.	125	—
Chardon bénit..	30	—
Citronnelle.	30	—
Herbes de menthe poivrée.	60	—
— de mélisse.	60	—
— de romarin..	30	—
— d'angélique de Bohême. . . .	90	—
Cannelle.	8	—
Macis..	8	—
Anis étoilé.	250	—

On concasse la cannelle, le macis et l'anis, et on laisse infuser le tout pendant deux jours, puis on distille pour retirer 35 litres environ, de cette eau de Cologne.

Eau de Cologne, de M. Vourloud.

Huile essentielle de citron.	50	gram.
— de bergamote. . . .	50	—
— de cédrat.	50	—
— de Portugal. . . .	50	—

Huile essentielle de néroli.	60	gram.
— de romarin.	60	—
— de lavande.	60	—
— de girofle.	60	—
Eau distillée de mélisse.	15	litres.
Alcool.	15	—

Le mélange de ces matières étant fait comme de coutume, on opère la distillation dans l'appareil que nous allons décrire. Aussitôt que l'alcool tombe dans le dernier récipient, il y trouve une température froide, constamment entretenue au même degré, dans une espèce de bain-marie à congélation ; cette réfrigération est surtout provoquée au moyen du muriate de soude, et de l'agitation convenablement administrée ; elle concentre le parfum de l'alcool, fait éviter les inconvénients d'un trop long repos, et concourt, avec le choix et la juste réunion des principes constituants, à la perfection de cette eau alcoolique ou aromatique spiritueuse.

Eau de Cologne rectifiée.

Fleurs de lavande, récentes.	125	gram.
Sommités d'absinthe.	60	—
— d'hysope, récentes.	46	—
— de marjolaine, récentes. . .	60	—
Graine d'anis.	46	—
Baies de genièvre.	30	—
Semence de carvi.	38	—
— de fenouil.	30	—
— de cumin.	38	—
— de cardamome mineur . . .	68	—
Cannelle fine.	60	—
Muscade saine	60	—
Girofle.	30	—
Sommités de serpolet, récentes. . . .	60	—
Racines sèches d'angélique de Bohême.	125	—

On fait subir à chaque substance la préparation qui lui convient ; on met le tout ensemble dans un bain-marie, et on verse par dessus :

Esprit-de-vin rectifié.	19 kilog.

On laisse infuser pendant 48 heures et l'on procède à la distillation au bain-marie, pour en retirer tout l'esprit.

Cette liqueur obtenue, on ajoute et l'on mélange avec soin, suivant les principes de l'art, les huiles essentielles suivantes, bien éprouvées pour être nouvelles et pures, de même que l'esprit de romarin et l'eau de mélisse composée, faite par soi-même et sans ménagement.

Eau de mélisse composée.	2 kil. 500
Esprit de romarin.	4 kilog.
Néroli.	24 gram.
Essence de citron.	30 —
— de cédrat.	30 —
— de bergamote.	3 hect.

Le tout mélangé comme il est dit ci-dessus, rectifié toujours au bain-marie, et à un feu très modéré.

Eau de Cologne de Mme Crozet, *de Paris.*

Essence de Portugal.	46 gram.
— de bergamote.	46 —
— de cédrat.	30 —
— de citron ou zeste.	30 —
— de néroli fin.	46 —
— de néroli petit-grain.	30 —
— de romarin.	60 —
— de lavande.	60 —
— de benjoin.	60 —

On fait infuser le tout dans un litre d'esprit-de-vin bien rectifié, pendant quinze jours, en ayant soin de bien agiter le mélange quatre fois par jour. On distille ensuite à deux reprises ; il en résultera un litre d'eau de Cologne concentrée, dont on pourra faire à volonté de l'eau de Cologne de première qualité très parfumée, en y ajoutant dix fois son volume d'esprit-de-vin ; ou bien, de la très bonne eau de Cologne ordinaire, en ajoutant vingt fois son volume d'esprit-de-vin.

Eau de Cologne supérieure.

Alcool rectifié de Montpellier.	1	kil. 550
Alcoolat de mélisse	100	gram.
Essence de citron.	25	—
— de cédrat.	10	—
— de bergamote.	20	—
— de lavande.	5	—
Teinture de benjoin.	40	—

On mêle et on agite ; après quelques heures de contact, on filtre ; 24 heures avant de s'en servir, on ajoute 5 grammes de teinture d'ambre.

Cette eau, supérieure en suavité à toutes les eaux de Cologne connues, doit être préférée à cause de son délicieux parfum et de ses effets toniques.

Eau de Cologne supérieure (autre formule).

Alcool rectifié de Montpellier.	1	kil. 500
Alcoolat de mélisse.	500	gram.
Teinture d'ambrette.	250	—
Essence de citron.	50	—
— de cédrat.	10	—
— de bergamote.	10	—
— de lavande.	20	—
— de Portugal.	8	—
— de romarin.	5	—
— de thym blanc..	5	—

Essence de menthe	10	gram.
— de verveine	5	—
— de bigarade	5	—

Après 6 heures d'infusion, on ajoute :

Teinture d'ambre	10	—

Si, au lieu de filtrer, on distillait ce mélange, on obtiendrait une eau de Cologne beaucoup plus fine et beaucoup plus suave.

Eau de Cologne extra-fine et extra-forte (Moreau).

Alcool du Nord à 90° C.	10	litres.
Essence de cédrat	60	gram.
— de bergamote	60	—
— de néroli de Paris	10	—
— de lavande	15	—
— de romarin	15	—
— de cannelle de Chine	8	—
— de girofle	8	—
Infusion d'ambre musqué	12	—
— de benjoin	60	—

Eau de Cologne extra-fine et extra-forte.

Alcool du Nord à 90° C.	900	litres.
Essence de citron	12	kilog.
— de bergamote	12	—
— de Portugal	5	—
— de néroli	1	kil. 500
— de petit-grain	1	kil. 400
— de romarin	1	kil. 250
— de lavande	1	kilog.
— de girofle	1	—

Eau de Cologne triple, d'une très suave odeur.

Essence de cédrat	18	gram.
— de bergamote	12	—

Essence de citron (zeste)	12	gram.
— de néroli	4	—
— de Portugal	8	—
— de verveine	4	—
— de menthe	5	—
— de romarin	4	—
— de thym	4	—
Alcool rectifié de Montpellier	500	—
Alcoolat de mélisse	500	—
Teinture de musc	12	gouttes.

Eau de Cologne duchesse.

Eau de Cologne extra-forte	6	litres.
— — nº 24	6	—

Eau de Cologne nº 12.

Alcool du Nord à 90° C.	40	litres.
Essence de bergamote	225	gram.
— de citron	225	—
— de Portugal	125	—
— de romarin	200	—
— de lavande	100	—
— de cannelle	15	—
— de girofle	15	—
Eau de fleurs d'oranger	15	litres.

Eau de Cologne nº 18.

Alcool du Nord à 90° C.	900	litres.
Essence de citron	6	kilog.
— de bergamote	5	—
— de Portugal	4	—
— de petit-grain	1	kil. 200
— de lavande	1	kil. 200
— de romarin	1	kil. 250
— de girofle	500	gram.
Infusion de benjoin	2	litres.
Eau de fleurs d'oranger	90	—

Eau de Cologne n° 24.

Alcool du Nord à 90° C.	900 litres.
Essence de citron.	12 kilog.
— de bergamote.	10 —
— de Portugal.	7 —
— de néroli.	1 kil. 500
— de petit-grain.	1 kil. 400
— de romarin.	1 kil. 250
— de lavande.	1 kilog.
— de girofle.	1 —
Infusion de benjoin.	2 litres.
Eau de fleurs d'oranger.	60 —

Eau de Cologne n° 50.

Esprit du Nord à 90° C.	60 litres.
Essence de romarin.	300 gram.
— de lavande.	200 —
— de Portugal.	400 —
Eau distillée.	40 litres.

On pourrait remplacer l'essence de lavande par celle d'aspic, celle-ci étant moins chère.

Eau de Cologne extra-fine, de M. André Lormé.

M. André Lormé, parfumeur-chimiste distingué, a bien voulu nous communiquer les recettes suivantes, fruit de son expérience, dans la préparation de cette excellente composition :

Alcool à 85° C.	10 litres.

dans lequel on dissoudra les essences suivantes :

Essence de néroli petit-grain.	25 gram.
— de romarin.	20 —
— de lavande fine.	5 —
— de girofle.	2 —

Essence de menthe anglaise. . . . . 1 gram.
— de bergamote. . . . . 50 —
— de citron. . . . . 150 —
— de Portugal. . . . . 100 —
— de verveine. . . . . 25 —
Teinture de musc. . . . . 2 —

On introduit toutes ces substances, y compris l'alcool, dans un grand flacon en verre blanc C, (fig. 2), de la contenance de 12 litres environ; on agite deux ou trois fois par jour, et au bout de quatre jours, on filtre à travers un papier sans colle qu'on place dans un entonnoir A à long bec et à robinet B qui sert à interrompre ou poursuivre la filtration.

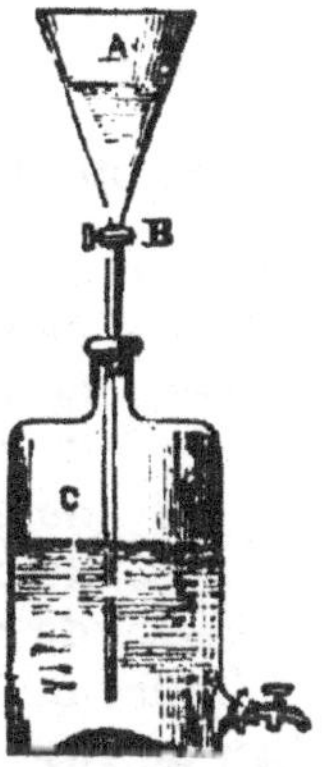

Fig. 2.

Si le produit n'était pas parfaitement clair et limpide, on le filtrerait une deuxième fois, après avoir déposé au fond du filtre une petite quantité de craie en poudre fine, et préalablement lavée à l'eau pure et séchée au soleil.

Cette formule donne une eau de Cologne extrêmement suave, dont le parfum persiste très longtemps sur les objets où on l'applique. Elle est spécialement appropriée aux divers usages de la toilette des dames. Mélangée avec 10 à 12 parties d'eau, elle forme une lotion qui nettoie parfaitement la peau et lui communique beaucoup de ton et de fraîcheur.

Eau de Cologne fine, (du même).

Alcool à 85° C. . . . . 10 litres.

dans lequel on dissoudra les essences suivantes :

Essence de néroli petit-grain. . . . . 15 gram.
— de romarin. . . . . 10 —

Essence de lavande fine	5	gram.
— de girofle	2	—
— de menthe	2	—
— de bergamote	50	—
— de citron	50	—
— de Portugal	30	—
Teinture de benjoin	5	—

On opère comme pour l'eau de Cologne extra-fine.

Eau de Cologne ordinaire, (du même).

Alcool à 85° C. . . . . 10 litres.

dans lequel on dissoudra les essences suivantes :

Essence de néroli	5	gram.
— de romarin	40	—
— de lavande fine	20	—
— de thym	2	—
— de girofle	2	—
— de citron exprimé	60	—
— de menthe anglaise	1	—
Teinture de benjoin	5	—
Eau de rose ou, à son défaut, eau distillée	1	kilog.

L'eau de rose rend l'eau de Cologne plus suave.

Eau de Cologne économique.

Alcool à 85° C. . . . . 10 litres.

dans lequel on dissoudra :

Essence de citron	150	gram.
— de cédrat	50	—
— de bergamote	115	—
— de lavande fine	30	—
Teinture de benjoin	30	—

Autre formule.

Alcool à 85° C.	10 litres.

On y dissoudra :

Essences de citron et de bergamote. .	80	gram.
— de cédrat.	40	—
— de lavande fine.	10	—
— de néroli ou de fleurs d'oranger.	5	—
Teinture de benjoin.	60	—

Autre formule.

Alcool à 85° C.	10 litres.

On y dissoudra :

Benjoin en poudre.	100	gram.
Essence de petite cardamome. . . .	60	—

Au bout de 48 heures, on ajoutera :

Charbon animal.	150 gram.

Dans la liqueur filtrée, on fait dissoudre les essences suivantes :

Essence de bergamote.	60	gram.
— de romarin.	30	—
— de citron.	80	—
— d'oranges.	30	—
— de néroli.	2	—
— de lavande fine.	30	—
— d'anis.	1	—
— de girofle.	2	—

On filtre de nouveau au bout de 24 heures.

Les eaux de Cologne acquièrent un plus grand degré de finesse en vieillissant.

L'eau de Cologne, par suite de la volatilité de plusieurs des ingrédients dont elle se compose, est sujette à perdre son parfum. Les successeurs de Jean-Marie Farina, à Cologne, assurent qu'on peut la garantir contre cet affaiblissement au moyen d'un extrait de géranium. Voici, en conséquence, comment ils composent leur eau nouvelle :

Benjoin dissous dans l'alcool.	120 gram.
Essence de lavande.	240 —
— de romarin.	120 —
Alcool à 75° C.	325 litres.

A ce mélange ou à cette solution, on ajoute successivement :

Néroli.	625 gram.
Petit-grain.	625 —
Cédrat.	625 —
Portugal.	1 kil. 250
Citron.	1 kil. 250
Extrait alcoolique de géranium. . . .	1 kil. 250

On agite fortement ce mélange à plusieurs reprises, avec intervalles de repos; on remplit le vase, et, au bout de 14 jours de repos, on peut mettre en flacons.

C. ESSENCES.

Essence de santal, de Sainte-Luce, etc.

Ces essences s'obtiennent par le procédé indiqué pour le bois de gaïac, et sont rendues suaves par l'addition de parfums appropriés.

Essence de vétiver.

On prend 1 kil. de vétiver, on coupe cette racine en morceaux très petits, puis on l'arrose avec un peu d'eau, seulement pour l'humecter; on couvre le tout, on laisse 24 heures en repos, puis on pile, après ce temps, la racine dans un mortier : l'eau a développé l'arome d'une manière remarquable. Lorsque la racine est écrasée, on la couvre d'alcool à 35 ou 40°, et on laisse macérer; 8 à 10 jours après cette époque, on retire le liquide. On soumet le vétiver à l'action de la presse, et on filtre le tout à travers un papier de soie. Au bout d'une quinzaine de jours, on filtre de nouveau ; alors la liqueur se trouve propre au commerce et à l'usage et ne dépose plus.

Essence double de vétiver.

On coupe la racine, on l'humecte avec une eau acidulée avec l'acide sulfurique (60 gr. par 1/2 kil. d'eau); on fait macérer pendant 8 jours : au bout de ce temps, on sature l'acide par une addition de craie; on ne cesse l'emploi de cette matière que lorsqu'il cesse de se produire de l'effervescence, puis on ajoute de l'alcool ; on laisse macérer de nouveau 15 jours, puis on distille le tout. Ce procédé donne une essence plus douce et en quelque sorte éthérée, qui flatte beaucoup. Nous ne donnons pas de doses exactes de racine et d'alcool, parce que les racines sont plus ou moins odorantes, et que l'on peut forcer en odeur en ajoutant du vétiver, ou en diminuer la force en étendant l'alcool.

Ces deux sortes d'essence de vétiver sont fort agréables par elles-mêmes; mais pour en relever l'odeur, on y mêle, par litre, 15 grammes d'essence de mélisse et autant d'huile de rose.

Essence de musc.

Musc en vessie, que l'on coupe par petits morceaux.	153 gram.
Civette.	30 —
Esprit d'ambrette.	4 litres.

On met le tout dans un matras et on l'expose au soleil pendant 2 mois, en choisissant les mois les plus chauds; si l'opération a lieu l'hiver, il faut la faire au bain-marie.

Essence de la Vallière.

On prend :

Fleurs d'oranger, épluchées.	375 gram.
Rose muscade.	1/2 kilog.
Cannelle concassée.	24 gram.
Girofle concassée.	8 —

on les met dans l'alambic avec 12 litres d'eau de rivière filtrée, on distille et l'on en retire 6 litres de liqueur; on y ajoute 6 litres d'esprit de jasmin, on colore la liqueur en rouge avec le carmin, on la filtre et on la met en bouteilles.

Pour rendre cette essence plus agréable, on y ajoute après la filtration :

Essence de limette.	8 gram.
— de Portugal.	8 —

Essence d'ambre.

Ambre gris.	125 gram.
Musc en vessie.	60 —
Esprit d'ambrette.	4 litres.

Essence de vanille.

On prend d'abord et l'on coupe par petits morceaux :

Vanille en branche, première qualité.	1	kil. 500
Esprit d'ambrette.	4	litres.
Clous de girofle.	8	gram.
Bois de cannelle.	16	—
Musc en vessie.	2	—

On met ces substances et ces liqueurs dans un vase bien fermé, en l'exposant au soleil pendant l'été, en choisissant les mois les plus chauds. Si cette préparation a lieu pendant l'hiver, on la fait au bain-marie. On terminera par filtrer et par mettre dans des flacons, soigneusement bouchés, cette essence qui parfume très agréablement.

Essence d'Italie.

On prend :

Cannelle en poudre.	185	gram.
Cardamome en poudre.	125	—
Galanga en poudre.	125	—
Girofle en poudre.	30	—
Gingembre.	30	—
Poivre long.	24	—
Muscade en poudre.	15	—
Musc en poudre.	42	centig.
Ambre gris.	42	—
Alcool à 90° C.	2	kilog.

On passe, on exprime et l'on filtre après 15 jours de digestion. C'est une liqueur de table agréable, fortifiante et tonique, à la dose de quelques gouttes sur du sucre, ou dans du thé ou du vin.

Essence royale.

On prend :

Ambre gris.	4	gram.
Musc.	2	—
Civette.	80	centig.
Huile de cannelle.	48	—
Huile de bois de Rhodes.	32	—
Huile de fleurs d'oranger.	32	—
Huile de rose.	32	—

Après avoir trituré l'ambre, la civette et le musc avec le carbonate de potasse, on introduit ce mélange dans un flacon contenant l'alcool et les huiles volatiles. On filtre après 15 jours de macération.

Essence royale (parfum pour le mouchoir).

Ambre gris.	25	gram.
Musc.	12	—
Civette.	5	—
Essence de rose.	2	—
Cannelle.	2	—
Bois de Rhodes.	2	—
Fleurs d'oranger.	3	—
Carbonate de potasse.	6	—
Alcool rectifié de Montpellier.	860	—

Après avoir trituré l'ambre, la civette et le musc avec le carbonate de potasse, on introduit ce mélange dans un flacon contenant l'alcool et l'essence de rose que l'on aura préalablement agité; on réduit également en poudre la cannelle, le bois de Rhodes et les fleurs d'oranger; on réunit le tout, on bouche, on agite et l'on filtre après 30 jours d'infusion.

Essence de volkameria.

Esprit de violette	1	litre.
— de tubéreuse	1	—
— de jasmin	25	centil.
— de rose	50	—
Essence de musc	60	gram.

C'est cette composition qu'on débite chez les parfumeurs, comme essence de *volkameria inermis* de Lindley, plante de l'Inde, d'une odeur très agréable, mais dont l'essence ne parvient encore que rarement en Europe.

Imitation de l'essence de myrte.

Extrait de vanille	50	centil.
— de rose	1	litre.
— de fleurs d'oranger	50	centil.
— de tubéreuse	50	—
— de jasmin	60	gram.

Essence de gaultheria procumbens.

Esprit de rose	50	centil.
Essence de lavande	12	—
Extrait de néroli	25	—
— de vanille	12	—
— de vétiver	12	—
— de cassie	25	—
— d'ambre gris	12	—

Telle est la composition qui imite, pour le mouchoir, l'odeur agréable que possède l'essence qu'on distille des feuilles du *gaultheria procumbens*, plante d'Amérique, et dont on se sert principalement pour parfumer les savons.

D. EXTRAITS COMPOSÉS.

Extrait d'acacia.

Extrait d'orange.	4	litres.
— de tubéreuse.	2	—
Infusion de styrax.	60	gram.
— de Tolu.	60	—
Essence de bergamote.	15	—
— de néroli.	15	—
— de géranium.	5	—

Extrait ambré ou eau ambrée.

Alcool à 90° C.	1	litre.
Esprit d'ambrette.	1	—
Teinture d'ambre.	30	gram.
— de musc.	15	—
Eau de fleurs d'oranger.	250	—

Eau d'Aspasie.

Extrait de jasmin.	250	gram.
— de jonquille.	250	—
— de fleurs d'oranger.	250	—
— de violette.	250	—
— de tubéreuse.	250	—
Teinture du Pérou.	15	—
Baume de Tolu.	15	—
Teinture de musc.	7 gr. 50	
— d'ambre.	7 gr. 50	

Extrait supérieur d'ambroisie.

Infusion d'ambroisie, composée. . . .	6	litres.
Extrait d'orange.	3	—
— de rose.	2	—
— de jasmin.	1	—

Extrait d'ambre.

Alcool à 85°	1	litre.
Teinture d'ambrette	500	gram.
— d'ambre	50	—
— de Tolu	10	—
— de vanille	12	—

On agite le mélange, on laisse reposer 2 jours, puis on filtre.

Extrait d'aubépine.

Extrait de violette	4	litres.
— d'orange	4	—
— de cassie	2	—
— de jasmin	2	—
— de rose	2	—
Infusion de tonka	1	—
— de vanille	425	gram.
— de Tolu	125	—
— de musc	60	—

Extrait ordinaire de bergamote.

Esprit du Nord à 90° C. (alcool de grain)	2	litres.
Essence de bergamote	250	gram.

Extrait de bouquet.

Esprit de jasmin, 1re opération	2	litres.
Extrait de violette	2	—
Esprit de cassie, 1re opération	1	—
— de rose, 1re opération	1	—
— d'orange, 1re opération	1	—
Extrait d'œillet	1	—
Fleurs de benjoin	16	gram.
Essence d'ambre, 1re infusion	250	—

Extrait de bouquet supérieur.

Essence de girofle	2	gram.
Teinture de girofle	8	—
Essence de bergamote	8	—
— de thym	1	—
Alcool à 36° C.	1	litre.

On fait dissoudre les essences dans l'alcool, puis on y ajoute :

Extrait de jasmin	250	gram.
— de rose	125	—
— de jonquille	125	—
— de violette	125	—
— de tubéreuse	125	—
— de réséda	125	—
— de fleurs d'oranger	125	—
— de cassie	125	—

On agite, puis on ajoute :

Teinture d'ambre musqué	8	gram.
Benjoin vanillé	8	—

Après 8 jours, on peut filtrer pour s'en servir au besoin.

Extrait d'essence de bouquet.

Extrait de jasmin, n° 6	6	lit. 1/2
— de jasmin, n° 14	7	—
Tubéreuse, n° 6	6	1/2
Rose, n° 1	7	—
Rose, n° 14	4	1/2
Orange, n° 14	4	1/2
Cassie, n° 6	3	—
Lavande Mitcham	3	1/2
Infusion d'iris	9	—
— de vanille, 1re	1	—
— — 2e	2	—

Infusion de vanillon, 1re.	1	litre.
— de Tolu.	1	—
Essence de Portugal.	450	gram.
— de bergamote.	1	kil. 125
— de rose.	160	gram.
— de géranium.	160	—
— de citronnelle.	25	—

Extrait de bouquet Caroline, pour l'exportation.

Esprit de rose.	2	litres.
— du Nord à 90° (alcool de grain).	10	—
Infusion de vanille, 2e charge. . . .	2	—
Essence de bergamote.	250	gram.
Infusion de benjoin.	125	—
Eau de rose.	2	litres.
Essence de girofle.	15	gram.
Eau de rivière.	2	litres.

Extrait de bouquet Chantilly.

Esprit du Nord à 90° C..	7	litres.
— de rose.	5	—
Extrait de fleurs d'oranger.	3	—
Infusion de vanille.	1	—
Essence de bergamote.	300	gram.
— de géranium.	30	—
— d'amande amère.	15	—

On coupe avec un demi-litre d'eau après 8 jours.

Extrait de bouquet des dames.

Esprit du Nord à 90° C.	4	litres.
Extrait d'orange.	4	—
Esprit de rose.	2	—
Eau de verveine.	2	—
— de Cologne extra-forte.	2	—
Extrait de miel.	1	—

Infusion de vanille, 3e charge. . . . . 1 litre.
Lavande ambrée blanche. . . . . . . 1 —
Eau de rose. . . . . 1/2 —

Extrait de bouquet de l'impératrice.

Extrait de miel. . . . . 1 litre.
Infusion de Chypre. . . . . 1 —
Extrait de mousseline. . . . . 1/2 —
— de Marie-Anna. . . . . 1 —
— d'essence de bouquet. . . . . 1/2 —
— du délice des boudoirs. . . . 1 —
— de nard celtique. . . . . . . 1/4 —

Extrait de bouquet Victoria.

Extrait de jasmin. . . . . 2 litres.
— d'orange. . . . . 2 —
— de tubéreuse. . . . . 2 —
Esprit rectifié de Montpellier. . . . . 6 —
Lavande ambrée blanche. . . . . . . 3 —
Infusion de vanille, 3e charge. . . . . 1 —
Essence de rose. . . . . 10 gram.
— de bergamote. . . . . 250 —

Extrait Caroline supérieur.

Essence de rose. . . . . 10 gram.
— de girofle. . . . . 5 —
— de carvi. . . . . 10 —
— de Rhodes. . . . . 2 —
Infusion de musc. . . . . 10 —
Essence de bergamote. . . . . 250 —
Infusion de civette. . . . . 3 —
— d'ambre. . . . . 10 —
— de Tolu. . . . . 250 —
— de tonka. . . . . 250 —
Extrait d'essence de bouquet. . . . . 2 litres.
— — de cédrat. . . . . . 250 gram.

Extrait de jasmin	3	litres.
— de tubéreuse	2	—
— d'orange	3	—
Esprit rectifié de Montpellier	1	—

Extrait de chèvrefeuille.

Infusion d'iris	3	litres.
Extrait de jasmin	5	—
— de tubéreuse	2	—
— d'orange	2	—
Infusion de vanille	250	gram.
— de styrax	60	—
— de baume de Tolu	60	—

Extrait de Chypre, supérieur.

Infusion de Chypre	4	litres.
— à la maréchale	2	—
Extrait de tubéreuse	2	—
— d'orange	1	—
— de jasmin	1	—
— de rose	1	—

Extrait commun.

Esprit du Nord à 90° C.	16	litres.
Essence de géranium	100	gram.
— de girofle	200	—
— de lavande	100	—
— de carvi	100	—
— de romarin	50	—
— d'aspic	50	—
— de citronnelle	30	—
— de marjolaine	15	—
Eau de fleurs d'oranger	4	litres.

Extrait commun d'œillet.

Infusion de girofle.	2 litr. 1/2
— de poudre (1) à 85° C. . . .	1 —
— de benjoin.	1/2 —
— de lavande ambrée.	1/2 —
Esprit du Nord à 90° C.	9 —
Infusion de tonka.	1 —
Essence de citron.	125 gram.
— de bergamote.	125 —
— de géranium.	15 —

On ajoute :

Eau de rose.	3 litr. 1/2
Infusion de benjoin (pour colorer). . .	10 gram.
Essence de girofle.	30 —
— de lavande.	30 —

Extrait commun pour l'exportation.

Esprit du nord à 90° C.	30 litres.
Eau de verveine.	2 —
Essence de géranium.	200 gram.
— de girofle.	400 —
— de lavande.	200 —
— de carvi.	100 —
— de romarin.	200 —
— de marjolaine.	25 —
Coupage.	6 litres.

Extrait Duchesse.

Alcool à 85° C.	2 litres.
Cannelle concassée.	30 gram.
Girofle concassée.	30 —

(1) C'est généralement un mélange de poudre qui a été chargée deux fois, et la troisième charge est appelée infusion de poudre.

Santal citrin concassé.	30	gram.
Résine de benjoin de Siam.	20	—
Ambrette concassée.	20	—

On laisse digérer 15 jours, on passe à travers une étamine, puis l'on ajoute au liquide tamisé :

Esprit d'œillet.	125	gram.
— de violette.	125	—
— de bergamote.	125	—
— de jasmin.	125	—
— de rose.	125	—
Teinture d'ambre et de musc.	8	—

On filtre plusieurs fois et l'on conserve dans des flacons bouchés à l'émeri.

Extrait d'églantine.

Esprit de rose, distillé.	2	litres.
Extrait de jonquille.	1	—
Infusion d'iris.	1	—
Essence de fenouil doux.	2	gram.
Extrait de fleurs d'oranger.	3	litr. 1/2
Esprit rectifié de Montpellier.	1/4	—

Extrait aux fleurs.

Pommade aux fleurs.	1	kilog.
Esprit rectifié à 90° C.	1	litre.

On laisse infuser 8 jours et l'on remue le plus souvent possible.

Les 1re, 2e et 3e charges doivent infuser 8 jours chacune.

Extrait de fleurs des Indes.

Extrait de mousseline.	6	litres.
— d'essence de bouquet.	6	—

Extrait de fleurs d'Halie.

Extrait de mousseline.	2	litres.
— d'orange n° 6.	1	—
— — n° 14.	1	—
— de tubéreuse n° 6.	1	—
— — n° 14.	1	—
— de rose n° 6.	1	—
— — n° 14.	1	—
— de cassie n° 6.	1	—
— — n° 14.	1	—
— de jasmin n° 6.	1	—
— — n° 14.	1	—
— d'essence de bouquet.	1	—
— de Marie-Anna.	2	—

Extrait de fleurs de pêcher.

Alcool de Montpellier à 90°.	1	litre.
Eau spiritueuse de fleurs d'oranger. .	500	gram.
Essence d'amandes amères.	4	—
— de citron.	4	—
Teinture de baume du Pérou.	10	—

On réunit le litre d'alcool avec l'essence d'amandes amères et celle de citron et l'on agite; on ajoute la teinture de baume du Pérou et l'on agite ; on ajoute les 500 grammes d'eau spiritueuse de fleurs d'oranger, on bouche, l'on agite et on laisse infuser pendant 15 jours avant de s'en servir.

Extrait à la frangipane (1).

Alcool à 90° C.	2	litres.
Extrait de jasmin.	1	—

(1) ***Frangipane***, parfum délicieux qui provient de la plante appelée ***Plumeria alba***, native des Antilles, mais qu'on ne peut faire entrer dans les préparations pour la bouche et la peau, en raison des propriétés vénéneuses de toutes les plantes de ce genre ; on l'imite donc par la composition décrite ci-dessus.

Eau spiritueuse de rose	125	gram.
Esprit de cassie	125	—
Essence de bergamote	50	—
— de vanille	50	—
Teinture de Tolu	30	—
— du Pérou	30	—
— de safran	50	—
— d'ambre et de musc	8	—

Extrait de jacinthe.

Alcool de Montpellier à 90° C.	2	litres.
Extrait de jacinthe	1	—
Eau spiritueuse de fleurs d'oranger	1/2	—
Teinture de benjoin	5	gram.
— d'ambre	5	—

Extrait aux essences de géranium et de verveine.

Alcool très pur à 95°	1	litre.
Essence de géranium	100	gram.
— de verveine	100	—

On dissout ces essences dans l'alcool et l'on filtre. Cet extrait, dont le parfum est des plus suaves, est principalement employé pour le mouchoir.

Extrait de jasmin.

Alcool à 85° C.	2	litres.
Extrait de jasmin	1	—
Teinture de Tolu	15	gram.
— de benjoin	15	—
— d'ambre	5	—

Extrait de jasmin, supérieur.

Extrait de jasmin (1re charge)	13	litres.
Infusion d'ambrette	1	—
— de musc (1re charge)	1/4	—
Esprit rectifié de Montpellier	4	—

Extrait Jenny Lind.

Extrait d'essence de bouquet.	6 litres.
— de rose.	2 —
— de jasmin.	1 —
— de tubéreuse.	1 —

Extrait Jockey-club.

Extrait d'églantine.	4 litres.
— de bouquet des dames.	2 —

Extrait Jockey-club.

Extrait de tubéreuse.	2 litres.
— d'orange.	2 —
Infusion d'iris.	1 —
Extrait de mousseline.	6 —
— de miel.	5 —
— d'essence de bouquet.	3 —
— de lavande Mitcham.	1 —

Extrait de jonquille, composé.

Alcool rectifié de Montpellier.	2 litres.
Eau spiritueuse de fleurs de jonquille.	1 —
— — d'oranger. .	1/2 —
— — de réséda. . .	1/2 —
Teinture d'ambre.	5 gram.

Extrait d'héliotrope.

Teinture de vanille.	500 gram.
— de baume du Pérou.	250 —
Esprit de rose.	500 —
— de jasmin.	500 —
— de tubéreuse.	250 —
— de fleurs d'oranger.	250 —
Teinture d'ambre et de musc, superfine.	8 —

Extrait d'héliotrope (autre formule).

Eau spiritueuse de rose.	500	gram.
— de jasmin.	500	—
— de tubéreuse.	500	—
Teinture de vanille.	250	—
— de baume du Pérou.	125	—
— d'ambre..	30	—

Extrait fin d'héliotrope.

Extrait d'ambroisie composé.	6	litres.
Infusion d'héliotrope.	6	—
— de vanille.	2	—
Extrait de rose.	4	—
— d'orange.	2	—
Infusion de musc.	1	—
Essence d'amandes amères.	10	gram.

Extrait de lavande Mitcham.

Esprit rectifié de Montpellier.	4	litres.
Extrait de miel.	3	—
Essence de bouquet.	1	— 1/2
Infusion d'iris.	2	— 1/2
— d'ambrette.	2	—
— de musc.	250	gram.
— d'ambre..	250	—
— de vanille 1re.	250	—
— — 2e..	250	—
Extrait de Chypre.	500	gram.
Essence de lavande.	100	—
— de bergamote.	75	—

On réunit les 4 litres d'esprit rectifié avec les essences de lavande et de bergamote et l'on agite ; on verse par dessus, les infusions de musc, d'ambre, de vanille 1re et 2e, d'ambrette et d'iris, on agite et l'on ajoute le restant : l'extrait de miel, l'essence de bouquet et l'extrait de Chypre, on agite et l'on met infuser 15 jours au moins.

Extrait de lilas.

Infusion de vanille	1	litre.
— d'iris	2	—
Extrait d'orange	4	—
— de jasmin	4	—
— de tubéreuse	2	—
— de cassie	1	—
Infusion de styrax	250	gram.
Essence de citron	10	—
— de bergamote	10	—
— d'amandes amères	15	gouttes.

On prend un vase assez grand afin que le liquide, y étant introduit en totalité, il reste assez de vide pour que l'on puisse brasser cette liqueur convenablement.

Ensuite, on commence à verser graduellement dans le vase, les infusions ainsi que les extraits que contient la recette ci-dessus : on agite et l'on ajoute les essences, en ayant soin, chaque fois que l'une d'elles est versée dans le vase, de bien le boucher et de bien l'agiter ; à la dernière essence versée, on bouche, on agite et l'on procède en tout, comme pour les extraits précédents ; seulement, au lieu de 8 jours, on laisse celui-ci 15 jours exposé à une douce chaleur, en agitant de même plusieurs fois dans la journée.

Extrait Louisiana-Garden.

Extrait d'orange	2	litres.
— de tubéreuse	2	—

Extrait de jasmin	2	litres.
Teinture de baume du Pérou	125	gram.
— de styrax	125	—
— de musc	30	—
— d'ambre	30	—

On verse successivement, l'une après l'autre, les liqueurs ci-dessus dans un vase, ou mieux, dans un balaru d'une contenance proportionnelle à la liqueur.

Ce mélange fait, on bouche hermétiquement le balaru et on l'agite avec le plus d'énergie possible pendant 5 ou 10 minutes; après cela, on expose le vase qui contient la liqueur, pendant 8 jours au moins, à une chaleur modérée, en ayant soin de l'agiter le plus souvent possible afin de bien opérer le mélange; ensuite on filtre et l'on conserve pour l'usage.

On passe au filtre les premières portions du liquide, filtré autant de fois que cela est nécessaire pour obtenir une limpidité irréprochable.

Extrait de magnolia, commun.

Eau de verveine	7	litres.
Extrait d'orange	3	—
Esprit de rose	4	—
— du Nord à 90°	4	—
Essence de néroli	45	gram.
— de citronnelle	45	—

On mélange dans un balaru l'eau de verveine, l'extrait d'orange et l'esprit de roses d'une part; l'esprit du Nord, l'essence de néroli et l'essence de citronnelle d'autre part : on agite l'un et l'autre; après, on réunit le tout et on laisse infuser pendant 15 jours, en agitant de temps en temps; on filtre et l'on conserve.

Extrait à la maréchale.

Infusion à la maréchale nº 14.	4	litres.
— — nº 7.	4	—
Extrait de jasmin, nºs 12 ou 6. . . .	1/2	—
— — nºs 24 ou 14. . . .	1/2	—
Extrait d'orange, nºs 12 ou 6.	1/2	—
— — nºs 24 ou 14.	1/2	—
— de tubéreuse, nºs 12 ou 6. . .	1/2	—
— — nºs 24 ou 14. .	1/2	—
— de cassie, nºs 12 ou 6.	1/2	—
— — nºs 24 ou 14. . . .	1/2	—
Infusion d'ambre.	125	gram.
— de musc.	60	—

Extrait metropolita in delight.

Extrait d'essence de bouquet.	4	litres.
— de miel.	6	—
Eau de Cologne extra-forte.	1	—
Infusion d'iris.	2	—

Extrait de mignonnette.

Extrait de fleurs de mai.	1	litre.
— de violette composée.	1	—
— de réséda.	1	—
— de jasmin.	1	—
— de musc composé.	1/4	—
— d'orange.	1	—

Extrait de miel d'Angleterre.

Esprit rectifié de Montpellier.	5	litres.
Extrait de jasmin.	3	—
— de tubéreuse.	3	—
Infusion de vanille.	1	—
— d'iris 3e.	1	—

Infusion de benjoin.	125	gram.
— de musc.	30	—
— d'ambre.	30	—
— de civette.	10	—
Essence de rose.	20	—
— de girofle.	15	—
— de bergamote..	30	—

On verse les essences de rose, de girofle et de bergamote dans les 5 litres d'esprit rectifié, on agite et l'on ajoute les infusions de musc, d'ambre et de civette, on agite encore, et l'on verse ensuite les infusions de vanille, d'iris et de benjoin ; on agite de nouveau, et l'on achève de réunir le tout, l'extrait de jasmin et l'extrait de tubéreuse, et l'on bouche. On agite et l'on expose à la chaleur : au bout de 15 jours on peut s'en servir après l'avoir filtré.

Extrait commun des mille-fleurs.

Infusion de vanille, 3e charge.	2	litres.
— de lavande.	1	—
— d'ambrette.	1	— 1/2
Esprit du Nord à 90° C.	9	—
— de rose.	1	—
Essence de citron.	125	gram.
— de cannelle.	5	—
— de bergamote.	60	—
— de girofle.	15	—
— de géranium.	15	—
Eau de rivière.	1	litre.
— de rose.	2	—

Extrait des mille-fleurs.

Essence de néroli.	2	gram.
— de girofle.	4	—
Teinture de vanille.	30	—
Alcool rectifié de Montpellier.	1	litre.

On agite, puis l'on ajoute :

Eau de bouquet, spiritueuse.	1	litre.
Eau de rose, spiritueuse.	500	gram.
— de fleurs d'oranger.	250	—
Teinture d'ambre.	2	—
— de musc.	2	—

On peut filtrer au bout de 15 jours.

Extrait des mille-fleurs.

Extrait d'essence de bouquet.	2	litres.
— de mousseline.	2	—
— de miel.	2	—
Extrait de lavande Mitcham.	1	—
— d'orange.	2	—
— de jasmin.	2	—
Infusion d'héliotrope.	1	—
— d'iris.	1	—
— de girofle.	1	—
Essence de Portugal.	125	gram.
Infusion de styrax.	125	—
— de storax.	125	—
— de Tolu.	125	—

Extrait de mousseline.

Alcool à 90°.	1	litre.
Teinture d'iris de Florence à 250 par litre.	125	gram.
Essence de néroli.	10	—
— de géranium.	10	—
— de thym.	2	—
Teinture d'ambre.	30	—
— de musc.	15	—
— de benjoin.	20	—
Extrait de jasmin.	100	—
Essence de rose.	2	—
Extrait de réséda.	10	—

On active vivement le mélange, et l'on filtre au bout de 24 heures.

Extrait de mousseline.

Extrait de miel	12	litres.
Essence de bouquet	6	—
— d'orange	6	—
Infusion de mousseline	9	—
— d'ambroisie	3	—
— de chypre	6	—
— de vanille	3	—
— de musc	3	—
— de lavande musquée	3	—
Essence de rose	125	gram.
— de poivre	125	—
— de cannelle de Ceylan	15	—
Eau de rose	1	litre.

Extrait de musc.

Extrait de rose	2	litres.
— de tubéreuse	2	—
— d'orange	4	—
Infusion de chypre	2	—
— de musc (2e charge)	2	—
— d'ambrette	1	—
— de musc (1re charge)	1/2	—
— d'ambre	1/2	—

Extrait de musc (autre formule).

Extrait de fleurs d'oranger	5	litres.
— de tubéreuse	3	—
— de rose	2	—
Infusion de vanille	3/4	—
— de santal	1/4	—
— de musc (1re charge)	325	gram.

Extrait de musc (autre formule).

Teinture d'ambrette	1/2	litre.
— de musc	50	gram.
— de vanille	12	—
— de Tolu	10	—
Essence de rose	1	—

Agiter le mélange et filtrer après 12 heures.

Extrait de myrte fleuri.

Extrait de musc, composé	2	litres.
— de jasmin	1	—
— d'orange	1	—
— de rose	1	—
— de tubéreuse	1	—
Essence de myrte	60	gram.

Extrait de nard des montagnes.

Extrait de rose	6	litres.
— de tubéreuse	2	—
— de jasmin	2	—
Essence de lavande anglaise	120	gram.
Infusion de musc	172	—
— d'ambre	190	—
Essence de bergamote	60	—
Infusion de civette	25	—

Revient à 20 francs le litre.

Extrait de noblesse.

Extrait d'essence de bouquet	2	litres.
— de bouquet Caroline	1	—
— de lavande Mitcham	1	—
— de fleur de mai	1	—
— de jockey-club	1	—

Extrait des odalisques.

Essence de citron.	16	gram.
— de bergamote.	10	—
— de cédrat.	10	—
Teinture d'ambre et de musc.	5	—
Eau de verveine.	250	—
Alcool à 33° C.	1	litre.

Extrait d'œillet.

Alcool à 95° C.	1	lit. 1/2

On y fera infuser pendant trois semaines :

Girofle anglais.	250	gram.
Cannelle de Chine.	10	—

Filtrer la liqueur et y ajouter :

Essence de girofle.	10	—
— de cannelle.	1	—
— de Portugal.	10	—
— de géranium.	10	—
Teinture de baume de Tolu.	10	—

et quelques gouttes d'essence de rose.

Filtrer 18 ou 20 heures après le mélange.

Extrait d'œillet (autre formule).

Infusion de girofle.	2	litres.
Extrait de tubéreuse.	1	—
— d'orange.	1	—
— de rose.	4	—
— de jasmin.	4	—
Infusion de musc.	80	gram.
— de vanille.	80	—
— de Tolu.	80	—
Essence de Portugal.	10	—
— de girofle.	20	—
— de néroli.	10	—

Extrait de patchouli.

Alcool très pur à 85° C.	1	litre.
Essence de patchouli.	50	gram.
— de bergamote..	25	—
Teinture de benjoin..	20	—

Opérer comme ci-dessus.

Extrait de patchouli (autre formule).

Esprit rectifié.	6	litres.
Extrait de cassie.	2	—
— de bouquet Caroline.	4	—
Infusion d'iris.	3	—
Essence de patchouli.	125	gram.
— de cèdre.	100	—

Extrait de patchouli (autre formule).

Esprit du Nord à 90°.	12	litres.
Extrait d'essence de bouquet.	5	—
Infusion de poudre.	3	—
Essence de patchouli.	300	gram.
— de cèdre.	200	—
— de géranium.	100	—

Extrait de patchouli pour l'exportation.

Esprit du Nord à 90°.	20	litres.
Eau de verveine.	1/2	—
Extrait d'essence de bouquet.	1/2	—
Essence de patchouli.	60	gram.
— de cèdre.	60	—
— de girofle.	30	—
Eau de rivière.	5	—

Cet extrait est d'un prix très modéré.

Extrait de pois de senteur.

Extrait d'orange.	10 litres.
— de tubéreuse.	2 —
Esprit de rose.	2 —
Infusion de vanille.	3 —
Rose bergamote.	1 —
Eau de fleurs d'oranger.	1 —
Infusion de styrax.	90 gram.

On mélange seulement toutes les liqueurs spiritueuses ci-dessus, et on opère comme pour les formules précédentes. Au bout de huit jours, au lieu de filtrer, on ajoute le litre d'eau de fleurs d'oranger, on laisse infuser encore huit autres jours, on filtre, et l'on conserve pour s'en servir au besoin.

Extrait de Portugal, par André Lormé.

Alcool très pur à 85° C.	1 litre.
Essence de Portugal.	250 gram.

On dissout l'essence dans l'alcool, et, au bout de 24 heures, on filtre au papier sans colle. Si, après la filtration, le produit était nébuleux, on le distillerait au bain-marie. On peut également obtenir l'extrait de Portugal par distillation. Voici comment on opère : on fait infuser, dans 1 kilog. d'alcool à 90°, 500 grammes de zestes d'oranges; après huit jours de macération, on distille au bain-marie pour retirer la presque totalité du produit, que l'on conserve dans des petits flacons dorés. On doit effectuer la distillation au bain-marie.

Extrait de Portugal, commun.

Esprit du Nord à 90° C.	15 litres.
Essence de Portugal.	800 gram.
Eau de rivière.	3 litres.

Extrait de Portugal (autre formule).

Esprit rectifié à 90° C.	1/2	litre.
— de fleurs d'oranger.	1	—
Essence de Portugal.	2	kilog.

Extrait de pré fleuri.

Extrait d'ambroisie.	2	litres.
— de lavande Mitcham.	2	—
— d'essence de bouquet.	2	—
— de pois de senteur.	2	—

Extrait de réséda.

Alcool à 33° C.	2	litres.
Extrait de réséda.	1	—
Extrait de rose.	30	gram.
Teinture d'ambre.	8	—
— de Tolu.	16	—

Extrait de réséda (autre formule).

Extrait de violette.	6	litres.
— de cassie.	6	—
— de jasmin.	2	—
— de rose.	2	—
Infusion d'iris.	1	—
— de musc.	60	gram.
Essence de néroli pur.	30	—
— de géranium.	15	—

Extrait de rose, supérieur.

Extrait de rose (1re charge).	2	litres.
Esprit de rose.	2	—
— rectifié de Montpellier. . . .	2	—
Extrait de miel.	1/2	—

Extrait de rose de Turquie.

Extrait de rose n° 24.	2	litres.
— — n° 12.	1	—

Extrait végétal de rose.

Esprit à 90° C.	50	litres.
Essence de rose.	30	gram.
— de géranium de Nice.	60	—
— de bergamote.	125	—
— de girofle.	60	—
— de Rhodes, composée.	30	—
Extrait de miel.	3	litres.
Infusion de benjoin.	1/4	—
Eau de rose.	6	—
— de rivière.	9	—

Extrait de verveine.

Esprit du Nord à 90° C.	12	litres.
Essence de limette.	1	kilog.
— de citron..	500	gram.
— de géranium.	10	—
— de rose.	10	—
— de verveine.	175	—

Extrait de vétiver.

Esprit 3e charge (voir la note de la page 206).	4	litres.
Extrait de jasmin.	1	—
— de tubéreuse.	1	—
— d'orange.	1	—
— de rose.	1	—
— de cassie.	1	—
Essence de vétiver.	125	gram.

Extrait commun de violette.

Extrait de violette.	3 litres.
Esprit du Nord à 90° C.	6 —
Infusion d'ambrette.	1 —
Coupage.	2 —

Extrait de violette (autre formule).

Infusion d'iris de Florence à raison de 500 grammes par litre.	1 litre.
Essence de verveine.	10 gram.
— de géranium.	5 —
— de rose.	1 —
Teinture de storax.	12 —

On triture douze heures après le mélange des substances.

Extrait de violette (autre formule).

Alcool rectifié de Montpellier.	2 litres.
Extrait de violette n° 28.	1 —
— de cassie.	1/2 —
Eau spiritueuse de rose.	1/2 —
Teinture d'ambre.	2 gram.

Extrait de violette (autre formule).

Extrait de cassie.	21 litres.
— de jasmin.	7 —
Infusion d'iris.	7 —
— d'ambrette.	7 —
Esprit à 90° C.	10 —
Essence de géranium.	210 gram.
— de bergamote.	210 —

Extrait de violettine.

Violette des bois.	500 gram.

Même composition que l'extrait de violette ci-dessus.

Essence de violette, supérieure.

Extrait de violette (1re charge). . . .	12	litres.
— de jasmin.	1	—
— de rose.	1	—
— de cassie.	1	—
Essence de bouquet anglais.	60	gram.
— d'iris.	30	—

Extrait de violette de Parme.

Extrait de violette nº 28.	2	litres.
— — nº 12.	1	—

Eau Seringer.

Extrait d'orange nº 6.	2	litres.
— — nº 14.	1	—
— de cassie nº 6.	1/2	—
— — nº 14.	1/2	—
— de rose nº 6.	1/2	—
— — nº 14.	1/2	—
Infusion de girofle.	125	gram.
— de styrax.	60	—

Extrait de tubéreuse.

Alcool à 85° C.	2	litres.
Extrait de tubéreuse.	1	—
Eau spiritueuse de rose.	1/2	—
Teinture de Tolu.	15	gram.
— d'ambre.	5	—

E. INFUSIONS COMPOSÉES.

Infusion à la maréchale, composée.

Extrait de fleurs d'oranger.	6	litres.
— de rose.	4	— 1/2
— de jasmin.	4	—

Extrait de tubéreuse.	3 litres.
— de cassie.	1 — 1/2
Poudre à la maréchale.	1 kil. 900

On peut s'en servir après un mois d'infusion. On laisse infuser le plus longtemps possible.

Autre infusion à la maréchale, composée.

Extrait de fleurs d'oranger.	3 litres.
— de rose.	2 — 1/2
— de cassie.	1 — 1/2
— de tubéreuse.	1 — 1/2
— de jasmin.	2 —
Poudre à la maréchale.	1 kilog.

On met infuser le tout ensemble à la chaleur, on agite le plus souvent possible, et l'on agit de même que pour la précédente.

Infusion de Chypre, composée.

Extrait de fleurs d'oranger.	3 litres.
— de rose.	3 —
— de jasmin.	3 —
— de tubéreuse.	3 —
— de cassie.	1 —
Poudre de Chypre.	1 kilog.

De même que la précédente.

Infusion d'ambroisie, composée.

Extrait de rose.	4 litres.
— de tubéreuse.	3 —
Extrait de fleurs d'oranger.	3 —
— de jasmin.	3 —
Poudre d'ambroisie.	1 kilog.

Infusion de mousseline, composée.

Extrait de fleurs d'oranger.	3 litres.
— de rose.	2 —
— de tubéreuse.	2 —
— de jasmin.	2 —
— de cassie.	1 —
Corps mousseline.	900 gram.

Parfum à l'héliotrope.

M. E. Camp propose cette nouvelle formule dans le journal des *Chimistes et Droguistes :*

Huile de bergamote.	1 1/2 oz.
Vaniline.	8 grs.
Teinture de benjoin.	2 arms.
Alcool rectifié.	60 oz.

Parfum de sapin.

Huile de pin.	10 gram.
— de lavande.	2 —
— de citron.	1 —
— de bergamote.	1 —
— de genièvre.	3 —
Alcool.	200 —

Infusion d'héliotrope, composée.

Extrait de fleurs d'oranger.	6 litres.
— de cassie.	3 —
— de rose.	3 —
— de jasmin.	3 —
— de tubéreuse.	3 —
Poudre d'héliotrope.	1 kilog.

Les infusions de girofle, de tolu, de benjoin, de tonka, de santal, d'ambrette, d'iris et de lavande, se composent toutes dans la même proportion :

Alcool du Nord à 90° C.. . . . . . . 1 litre.

pour :

Poudre. . . . . 250 gram.

L'infusion de musc en nature, de civette et d'ambre, se traite aussi dans la même proportion :

Substance. . . . . 30 gram.

pour :

Alcool à 90° C.. . . . . 1 litre.

Infusion de vanille, composée.

Extrait de fleurs d'oranger.	4 litres.
— de tubéreuse.	4 —
— de rose.	4 —
— de jasmin.	3 —
Vanille du Mexique, 1re qualité. . . .	1 kilog.

On prend les gousses l'une après l'autre, on les coupe avec des ciseaux sur 1 centimètre de longueur environ, et on met le tout à infuser.

Plus les infusions sont vieilles, meilleures elles sont.

Lorsque l'on a épuisé le liquide d'une première infusion, on recharge avec de l'alcool rectifié de Montpellier, en versant par-dessus la vanille, la même quantité de liquide que lors de la première charge.

Infusion de bois de Rhodes.

Extrait de jasmin n° 6.	2 litres.
— — n° 14.	2 —
— de tubéreuse n° 6.	2 —
— — n° 14.	2 —

Extrait de rose n° 6.	2	litres.
— — n° 14.	2	—
— de fleurs d'oranger n° 6. . . .	2	—
— — n° 14.	2	—
Bois de Rhodes réduit en poudre. . .	4	kilog.

F. LAVANDES.

Eau-de-vie de lavande.

Esprit du Nord à 90° C.	7	litres.
Essence de lavande.	150	gram.
Eau de rivière.	3	litres.

Eau-de-vie de lavande n° 50.

Esprit du Nord à 90° C.	60	litres.
Essence de lavande.	500	gram.
— d'aspic.	500	—
Coupage.	40	litres.

Eau-de-vie de lavande ambrée, commune.

Esprit du Nord à 90° C.	7	litres.
Essence de lavande.	150	gram.
Eau de rivière.	3	litres.
Infusion ambrée, musquée.	15	—

On colore avec du caramel.

Lavande ambrée, supérieure.

Esprit à 90° C.	60	litres.
Infusion de lavande.	20	—
— de Tolu.	3	—
— de benjoin.	3	—
— de santal.	7	—
— de storax en pain.	3	—
— de storax calamite.	1	—
— de baume du Pérou.	1	—

Essence de lavande	1 kil.	500
— de bergamote	750	gram.
— de girofle	350	—
— de géranium de Nice	250	—
Coupage, eau de fleurs d'oranger	20	litres.

On fait le coupage huit jours après la fabrication, et l'on brasse bien, avant et après avoir versé l'eau.

Lavande ambrée au jasmin.

Lavande ambrée, supérieure	12	litres.
Extrait de jasmin	5	—
Infusion d'ambrette	2	—
Esprit 3e charge (1)	2	—
Eau de rose	2	—

Lavande royale, ambrée.

Esprit rectifié de Montpellier	25	litres.
Infusion de Tolu	1	—
Infusion de benjoin	1/2	—
— de storax calamite	1	—
— — en pain	1	—
— de girofle	1	—
— de cannelle	1	—
— de baume du Pérou	1/2	—
— de santal	5	—
— d'esprit de rose	5	—
— d'eau de rose	7	—
Essence de lavande	500	gram.
— de bergamote	250	—
— de girofle	30	—
Infusion de musc	250	—

(1) 3e charge signifie un mélange d'égale quantité d'esprit 3e charge, de fleurs d'oranger, de rose, de tubéreuse, de jasmin, de cassie, de jonquille, etc.

Lavande ambrée, blanche.

Esprit à 90° C.	75	litres.
Infusion de tonka.	10	—
— d'ambrette.	10	—
— de vanille.	2	1/2
— de Tolu.	2	—
— de lavande ambrée.	5	—
Essence de bergamote.	1	kil.250
— de girofle.	625	gram.
— de lavande.	1	kil.500
— de rose.	75	gram.
Coupage.	8	litres.

Pour le coupage, c'est à la disposition ou à la commodité du parfumeur d'employer de l'eau de rivière ou de l'eau de feuilles d'oranger, ou de l'eau de fleurs d'oranger, ou encore de l'eau de rose; on peut se servir de toutes ces eaux pour cette fabrication de lavande.

Seulement, il est à supposer que dans la fabrication avec le coupage à l'eau de rivière, la qualité sera inférieure à celle fabriquée avec le coupage à l'eau de rose ou d'oranger, etc.

Il est bien recommandé de ne faire le coupage que huit jours après la fabrication de toutes ces eaux de lavande, et de bien agiter avant et après.

Lavande anglaise.

Esprit à 90°.	8	litres.
Lavande ambrée, supérieure.	3	—
Infusion de tonka.	2	—
— de Tolu.	1	—
— d'ambrette.	2	—
— de civette.	50	gram.

Essence de lavande.	150	gram.
— de bergamote	60	—
— de girofle.	15	—
Coupage.	2	litres.

On opère ainsi qu'il a été dit à la formule précédente.

Lavande anglaise, supérieure.

Essence de lavande.	12	gram.
— de bergamote.	12	—
— de rose.	6	—
— de girofle.	6	—
— de romarin.	3	—
Teinture de musc.	3	—
Acide benzoïque.	2	—
Extrait de miel d'Angleterre.	30	—
Alcool à 90° C.	500	—
Eau spiritueuse de rose.	50	—

On mélange bien l'alcool avec les essences, ensuite, on réunit le tout bouché, et l'on agite ; on expose à la chaleur et l'on filtre 30 jours après pour s'en servir au besoin.

Lavande triple, distillée.

Esprit à 90° C.	20	litres.
Esprit de rose.	5	—
Essence de lavande.	625	gram.
— de bergamote.	250	—
Infusion de Tolu.	1/4	litre.

On mélange le tout, on agite et l'on met à infuser 15 jours.

Lavande aux herbes, de Montpellier.

Esprit à 85° C.	24	litres.
Essence de lavande.	1	kilog.

Essence de bergamote	250	gram.
— de romarin	60	—
— de thym	60	—

Pas de coupage.
On filtre au bout de quinze jours en cas de besoin.

Lavande royale, aux fleurs.

Esprit rectifié de Montpellier	7	litres.
Extrait de fleurs d'oranger	10	—
Esprit de rose	10	—
Infusion de santal	10	—
— d'ambrette	4	—
— de baume du Pérou	1	—
— de storax calamite	2	—
— de Tolu	3	—
— de benjoin	1	—
Esprit de rose	6	—
Essence de girofle	125	gram.
— de bergamote	500	—
— de lavande	625	—
Infusion de musc	250	—
— d'ambre	1	litre.
— de civette	100	gram.

FORMULES ANGLAISES.

Her majesty's perfume.

Enfleurage de rose	50	centil.
— de violette	50	—
— de fleurs d'oranger	25	—
— de tubéreuse	25	—
Teinture d'iris	12	—
— de vanille	12	—

Albion nosegay.

Essence de rose.	50	centil.
Enfleurage de rose.	50	—
Teinture d'iris.	25	—
— de vanille.	12	—
— de musc.	6	—
— de castoreum.	6	—
Essence de bergamote.	20	—

White roses.

Enfleurage de rose.	50	centil.
Essence de rose.	50	—
Enfleurage de fleurs d'acacia.	25	—
— de jasmin.	12	—
Essence de patchouli.	6	—

Excelsior perfume.

Enfleurage de fleurs d'acacia.	50	centil.
— de fleurs d'oranger.	50	—
— de fleurs de jasmin.	50	—
Essence de rose.	50	—
Teinture de vanille.	25	—
— de civette.	12	—
Essence d'amandes amères.	2	gram.

Frangipanni's scent.

Enfleurage de violette.	1	litre.
Teinture d'iris.	1	—
— de vanille.	50	centil.
Essence de néroli.	50	—
— de rose.	50	—
Teinture de fèves de tonka.	25	—
— de musc.	12	—
Essence de bois de santal.	12	—
— de girofle.	1	gram.

Sainte Valentine's nosegay
(Bouquet de la Sainte Valentine).

Enfleurage d'acacia.	1	litre.
— de jasmin.	50	centil.
— de jonquille.	50	—
Esprit de rose.	50	—
Teinture de baume du Pérou.	12	—
Essence d'écorce de citron.	25	gram.
— d'écorce d'orange	12	—

PARFUMS SURFINS

On prépare les parfums surfins et délicats à l'iris, à la verveine, au muguet, à la lavande, en distillant les essences correspondantes par l'action du vide à une température de 100° C. au-dessous de zéro. Cette nouvelle application des basses températures est due à M. Raoul Pictet. Elle est appelée à un brillant avenir.

PARFUMS SOLIDIFIÉS.

Quelques parfumeurs ont lancé dans le commerce depuis quelque temps, des parfums en tablettes dont il suffit de frotter légèrement sur les mouchoirs, vêtements, etc., pour obtenir un effet égal à celui des extraits d'odeurs préparés à l'alcool. Rien de plus facile que la préparation de ces tablettes : on fait fondre au bain-marie de la paraffine, on y ajoute la quantité voulue d'essence, on mélange bien et l'on verse dans les formes.

Voici quelques proportions recommandées :

N° 1. — Pour 125 grammes de paraffine : 7 3/4 grammes d'essence de lavande, 3 3/4 grammes d'essence de girofle, 1 1/4 gramme d'essence de géranium,

7 3/4 grammes d'essence de bergamote, 1/2 gramme de vanilline, 3 3/4 grammes de glycérine.

N° 2. — Pour 250 grammes de paraffine : 3 3/4 grammes d'essence de néroli, 3 3/4 grammes d'essence de géranium, 3 3/4 grammes d'essence de lavande, 7 3/4 grammes d'essence de bergamote, 1/4 gramme d'essence de girofle, 1/4 gramme d'héliotropine, 3 3/4 grammes de glycérine.

N° 3. — Pour 125 grammes de paraffine, 7 3/4 grammes d'essence de bois d'aloès, 1 1/4 gramme d'héliotropine, 1 1/4 gramme d'essence de bergamote, 1 1/4 gramme d'essence de citron, 3 3/4 grammes de glycérine.

N° 4. — Pour 125 grammes de paraffine : 7 3/4 grammes d'essence d'Ylang-Ylang, 1 1/4 gramme de Cumarin, 1 1/4 gramme d'essence de musc, 3 3/4 grammes d'essence de girofle, 2 centimètres cubes d'essence de bois de santal, 3 3/4 grammes de glycérine.

L'*Organ* de Trèves nous apporte le procédé suivant pour préparer les parfums solides ou crayons odorants qui semblent vouloir venir à la mode :

On prépare un des mélanges d'essences ci-après.

Rose.

Essence de géranium.	20	parties.
— de bergamote.	20	—
— de patchouli.	2	—

Lavande.

Essence de lavande.	1.000	parties.
— de bergamote.	500	—
— de cannelle.	6	—
— de géranium.	50	—
— de néroli.	6	—

Bouquet.

Essence de bergamote	600	parties.
— de lavande	200	—
— de girofle	160	—

ÉLECTRISATION DES PARFUMS.

En faisant passer un courant électrique continu ou alternatif dans des essences, mélange d'essences, eaux odorantes, vinaigre de toilette, eaux de senteur, on change la valeur du parfum.

Quelquefois on l'améliore, d'autres fois on en diminue la suavité. Il y a là quelques applications à faire. Chose importante, les différents parfums composant les mélanges sont tellement unis par l'action électrique qu'ils ne forment plus qu'un tout homogène, qu'il serait bien difficile de caractériser.

AMÉLIORATION DES PARFUMS.

De même que nous avons obtenu l'amélioration des alcools, des eaux-de-vie, des vins, des liqueurs, par l'emploi de l'oxygène sous pression, nous avons cherché si ce même procédé appliqué aux parfums, au mélange des parfums, aux esprits parfumés, n'améliorerait pas ceux-ci ou n'en modifierait pas la nature.

En général, les essences pures traitées par l'oxygène se résinifient et changent d'odeur ; quelques-unes deviennent plus capiteuses ; d'autres, au contraire, perdent leur bouquet. Le traitement direct des essences ou des mélanges d'essences ne permet pas d'améliorer les parfums d'une façon certaine. Mais en faisant subir ce même traitement aux essences en solution dans l'alcool, aux esprits, etc., on obtient d'excellents résultats. Le parfum devient plus fin, plus subtil, plus délicat.

Les différents parfums qui entrent dans la composition d'une odeur sont plus liés, plus en harmonie. Le traitement à faire subir aux parfums est très simple. Ils sont introduits dans un récipient en cuivre étamé, à double fond, pour le chauffage à l'eau chaude ou à la vapeur. On comprime de l'oxygène sous pression à 1 ou 2 kil. par c^2m^2, on chauffe 60 et 70° et on maintient dans cet état pendant 2 heures.

On abandonne au refroidissement lent et on laisse plusieurs jours dans un récipient bien bouché. Si on le désire, on peut recommencer un second traitement après une semaine de repos.

Ce procédé est simple et à la portée de toutes les usines, n'exigeant pas d'installation coûteuse.

CHAPITRE VI

Préparation des Essences et des Parfums

—

§ 1. MÉTHODES D'EXTRACTION DES ESSENCES.

L'extraction des essences et des parfums des végétaux qui les renferment, se fait par cinq procédés différents :

1° L'expression ;
2° La distillation ;
3° La macération ou infusion ;
4° L'absorption ou enfleurage ;
5° L'extraction par les liquides volatils.

Nous allons décrire ces méthodes en indiquant pour chacune d'elles, les cas où elles s'appliquent.

1° *Méthode par expression.*

L'expression s'emploie uniquement pour extraire les essences contenues dans les écorces des fruits de la plupart des aurantiacées, comme l'orange, le citron, la bergamote, le cédrat, le coing. Elle se pratique en grand sur la côte de Gênes, en Sicile, en Calabre. L'essence ainsi obtenue, dite *au zeste*, se trouve toute formée dans les vésicules logées dans le péricarpe du fruit. Parfois aussi, on distille l'écorce, mais le produit obtenu est inférieur à celui-ci.

On se sert de presses à fortes vis ; les parties de la plante sont entassées dans de la toile de crin de cheval, interposées entre des plaques de fer et soumises à une forte pression, que l'on augmente progressivement, comme cela se pratique pour les huiles grasses. Cependant, il est toujours préférable de se servir de la presse hydraulique

Les presses hydrauliques à pots sont très convenables pour ce genre de travail ; elles servent à obtenir les huiles grasses et quelques huiles essentielles, comme celles d'écorces d'oranges, de citron et de laurier. Nous représentons ici un de ces appareils, d'après Askinson.

La presse à pots (fig. 3 et 4) est une véritable presse hydraulique dont le cylindre à pression est remplacé par la boîte B et le piston par le cylindre intérieur A. Les tiroirs TT se déplacent le long des colonnes verticales au moyen des anneaux qui y sont adaptés. A chaque tiroir est fixé un rebord circulaire RR, destiné à recueillir l'huile qui s'en échappe. Les pots de fer CC sont à double paroi ; le paroi interne est percé vers le haut d'une série d'ouvertures ; ces pots sont recouverts d'un tissu en crins de cheval.

Quand on les a remplis des matériaux à presser, on les place dans la presse et l'on commence l'opération. Pendant l'ascension du piston, les tiroirs s'enfoncent dans les pots ; l'huile qui s'en échappe coule

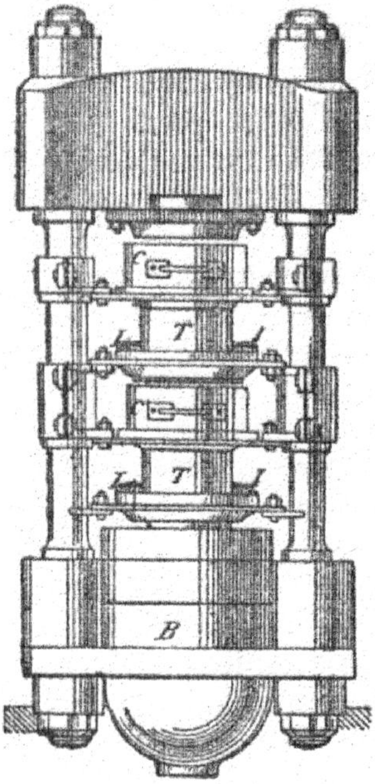

Fig. 3.

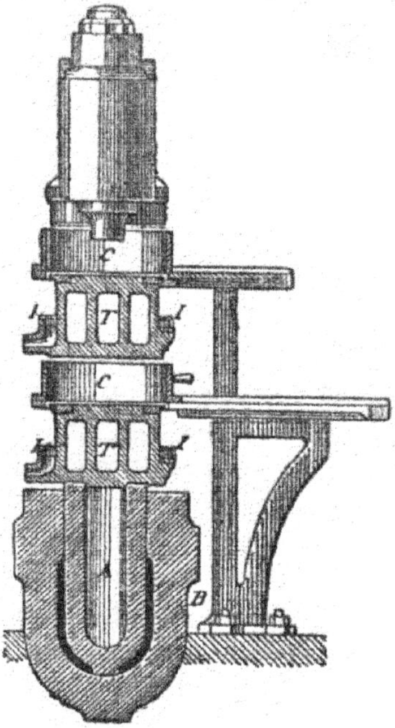

Fig. 4.

dans les rigoles RR et est recueillie dans un récipient disposé à cet effet.

Lorsque l'opération est terminée, on laisse retomber le piston ; on soulève les pots par leur rebord, tout le long de la presse, on les enlève et, à leur place, on en met d'autres garnis de nouveaux matériaux.

2° *Méthode par distillation.*

La distillation s'emploie pour un grand nombre de substances. Elle est basée sur ce que les essences sont entraînées par la vapeur d'eau, quand on les chauffe avec ce liquide, quoique bouillant à une température bien plus élevée.

Nous allons donner succinctement ci-après la description des appareils de distillation employés par les parfumeurs.

C'est, de toutes les opérations de la parfumerie, celle qui est la plus fréquemment pratiquée, et l'une des plus importantes. Chez beaucoup de parfumeurs, on se sert encore aujourd'hui des mêmes appareils qu'autrefois. Parmi ceux qui sont avantageusement modifiés, nous n'en avons remarqué qu'un seul qui mérite une mention particulière, à cause des avantages réels qu'il paraît offrir, c'est celui construit sur les plans de MM. Rigaud et Dussart. Mais avant d'indiquer ces avantages et d'en donner le dessin, nous ferons connaître quelques procédés universellement employés, en nous aidant, pour cela, des lumières du savant parfumeur anglais.

La plante, dit M. Piesse, ou partie de la plante qui contient le principe odorant, est mise dans un vase de fer, de cuivre ou de verre, pouvant contenir de 5 à 90 litres, et couverte d'eau. A ce vase, est adapté un couvercle bombé en forme de dôme, avec un tube en spirale comme un tire-bouchon; ce tube plonge dans un seau et en ressort comme la cannelle d'un baril. On fait bouillir l'eau dans l'alambic, c'est le nom de l'appareil; n'ayant pas d'autre issue, la vapeur passe nécessairement à travers le tube recourbé, et, comme ce tube est entouré d'eau froide dans le seau, elle s'y condense avant d'arriver au robinet.

L'huile volatile, c'est-à-dire le parfum, se dégage avec la vapeur et se liquéfie en même temps. Les liquides ainsi extraits, après quelque temps de repos, se séparent en deux portions; on les isole ensuite définitivement au moyen d'un entonnoir dans la partie la plus étroite duquel est un robinet d'arrêt.

C'est par ce procédé que sont extraites la plupart des huiles volatiles. Quelquefois, au lieu d'eau, on verse, sur les substances odorantes, de l'alcool ou de l'esprit de vin rectifié ; à la distillation, l'essence se dissout dans l'alcool et sort avec lui. Mais ce procédé

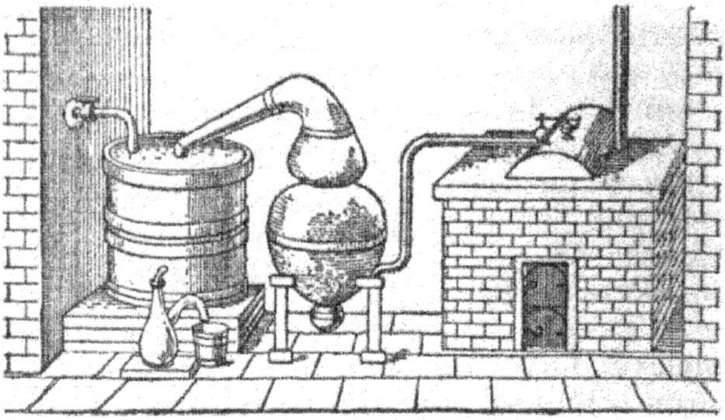

Fig. 5.

est aujourd'hui presque abandonné ; on trouve plus avantageux d'extraire d'abord l'essence à l'eau et de la dissoudre ensuite dans l'esprit de vin. La température peu élevée à laquelle l'alcool entre en ébullition occasionne une grande perte d'essence, la chaleur n'étant pas suffisante pour la dégager de la plante, particulièrement quand on agit sur d'autres corps durs, comme les clous de girofle ou le carvi.

L'appareil de M. Louis Herman, de Cannes, se compose de trois alambics, placés l'un à côté de l'autre (fig. 6). L'eau employée pour tenir les serpentins froids est fournie par les sources qui, descendant des hauteurs voisines de l'Esterel, arrosent en abondance toutes les parties de l'établissement. Sous ce rapport, M. Pilar, de Grasse, n'est pas moins favorisé. Les fabriques françaises chauffent leurs alambics par l'action directe du feu, procédé qui peut donner aux produits distillés une odeur empyreumatique ou de brûlé. Mais à Londres, dans toutes les parfumeries bien organisées de Bond-Street, les alambics sont chauffés avec de la vapeur fournie par une chaudière sous une pression d'environ une atmosphère (fig. 5).

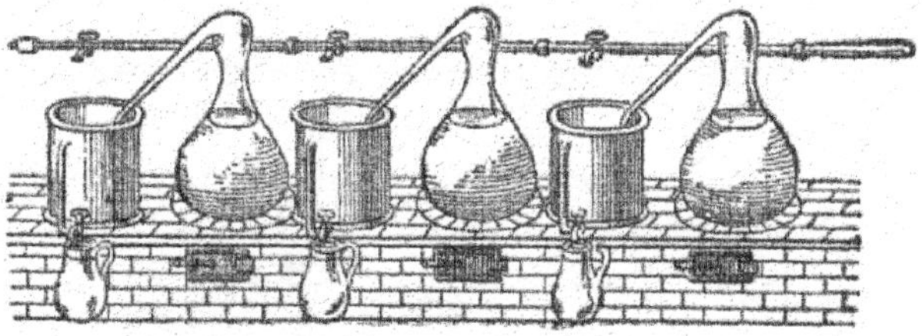

Fig. 6.

La fig. 7 représente le modèle d'un alambic de beaucoup préférable au précédent ; il est employé par la maison Drest, Heyvtood and Sarron, dont les essences et huiles essentielles ont une réputation méritée.

L'appareil entier repose sur un pied massif. En examinant la coupe, on verra que la cucurbite est double ; un espace vide existe entre la coque intérieure et la coque extérieure, appelée en termes du métier « chemise. »

La vapeur sort d'une chaudière au moyen du tuyau V. L'alambic se sépare en deux parties principales, savoir : le chapiteau *c* et la cucurbite *c'* ; quand on s'en sert, on les réunit solidement l'un à l'autre avec des vis, comme on le voit dans la figure. Dans la partie supérieure du chapiteau, est fixée une sorte de spatule transversale, double traverse courbée pour s'adapter à la banine, et à laquelle est attachée une chaîne pour racler le fond de la cucurbite.

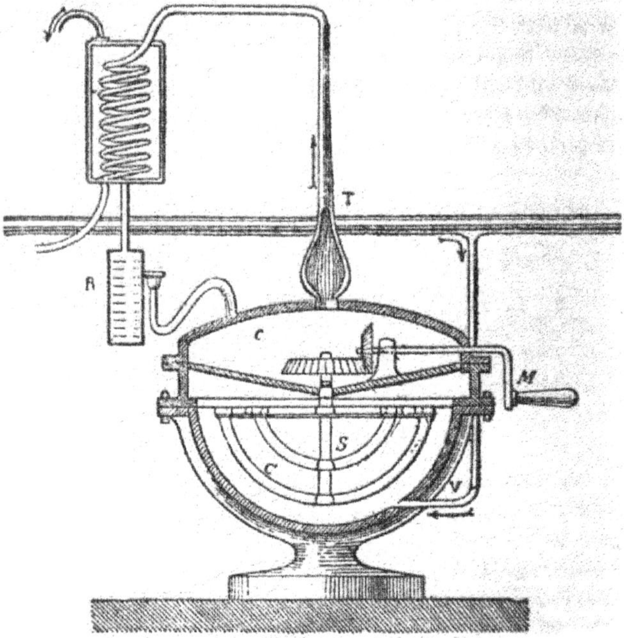

Fig. 7.

Le tout est mis en mouvement par un ouvrier qui tourne la manivelle extérieure M en communication au moyen de l'axe, avec les roues d'engrenage dans l'intérieur de l'alambic.

Supposons l'alambic chargé, par exemple, de 100 kilog. de clous de girofle. On remplit à peu près la cucurbite d'eau, le chapiteau est ensuite vissé. La vapeur étant introduite dans la chemise, l'eau et les clous entrent bientôt en ébullition dans l'alambic. On les agite bien ensemble; l'huile des clous se dégage et est entraînée par la vapeur qui s'échappe par le tuyau T; elle est bientôt condensée dans le réfrigérant et le liquide tombe par le tuyau inférieur dans le réservoir.

Là, l'essence et l'eau se séparent d'elles-mêmes ; la première tombe au fond du vase, tandis que la seconde monte à la surface. Aussitôt que l'eau atteint le robinet de décharge, elle passe dans le siphon et, de là, dans l'alambic. Toute simple que soit cette ingénieuse application du siphon, c'est elle qui fait tout le mérite de ce genre d'alambic. C'est, en effet, au moyen de ce siphon que la même eau qui est sortie de l'alambic sous forme de vapeur retourne incessamment dans la cucurbite. Des tuyaux amènent de l'eau froide d'un réservoir extérieur au réfrigérant, tandis que d'autres tuyaux livrent passage à l'eau produite par la condensation qui a lieu dans le serpentin.

Lorsque l'huile, dégagée des substances qui la fournissent, est plus légère que l'eau, il est évident que le robinet inférieur du réservoir doit alimenter le siphon à la place du robinet supérieur.

Il est presque inutile de dire que le siphon doit, dans le premier cas, être rempli d'eau, afin d'empêcher qu'aucune vapeur odorante ne s'échappe de l'alambic par cet orifice. La pression de la vapeur au dedans n'est pas alors suffisante pour vaincre le poids de la petite colonne d'eau contenue dans le siphon. Cependant, les odeurs les plus délicates ne pouvant s'obtenir de cette manière, on a recours au procédé de macération.

M. Chardin-Hadancourt ayant remarqué que certaines essences s'obtiennent plus facilement par un courant de vapeur que par ébullition, emploie deux sortes d'alambic suivant le corps dont il veut extraire les essences : 1° un alambic de forme sphérique dans lequel arrive au jet de vapeur sous pression de 4 à 5 kilog. ; 2° un alambic à double fond supportant la pression de 6 kilog.

On a remplacé avec avantage le serpentin par un réfrigérant composé de deux feuilles de cuivre étamées et séparées l'une de l'autre de 20 millimètres, lequel est contenu dans une bâche en toile de 20 centimètres d'épaisseur remplie d'eau froide. Enfin, pour recharger les eaux condensées dans l'alambic, il a utilisé le principe de l'entraînement des liquides par la vapeur sous pression, au moyen de deux cônes opposés.

L'appareil récemment construit sur les plans de MM. Rigaud et Dussart, dont nous avons dit quelques mots au commencement de ce chapitre, diffère entièrement de ceux dont nous venons de parler, en ce que la vapeur sèche arrive directement au milieu des substances à distiller. En outre, la température s'y maintient toujours très élevée. La fig. 8 en montre aisément le mécanisme et le fonctionnement.

D'après les inventeurs, et également aussi d'après ce que nous avons pu voir, les essences obtenues par ce nouveau procédé de ventilation sont non-seulement en plus grande quantité, mais encore plus fines. Avec lui, on n'a jamais à craindre l'odeur empyreumatique que donnent les autres appareils.

Les rendements en seraient énormes, à tel point que l'essence d'iris, dont la valeur était jusqu'à ce jour de 3,000 francs le kilog., peut actuellement être livrée au commerce à 700 fr.

Les graines d'ambrette, les fèves tonka, la racine de somboul ont été traitées par ce même procédé et ont donné de fort beaux produits.

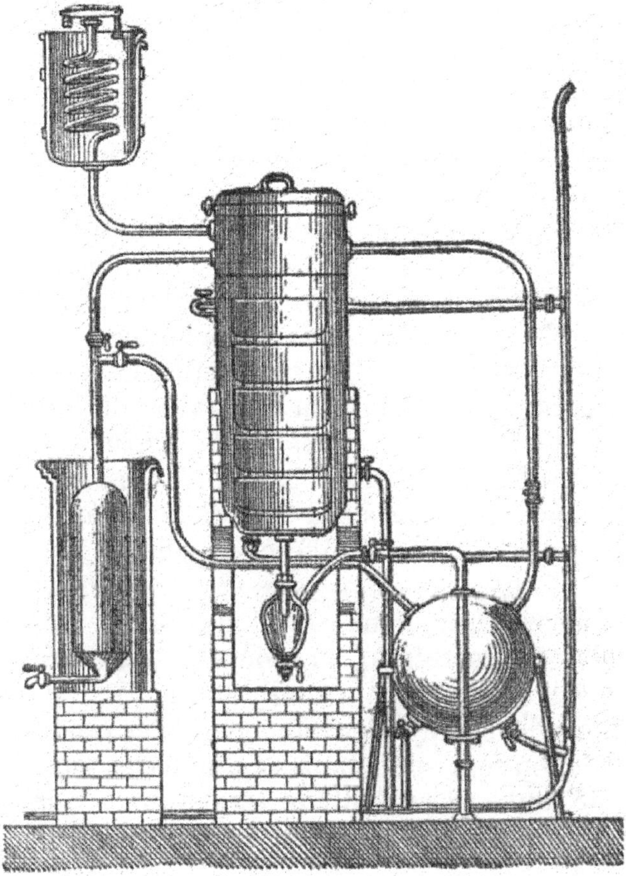

Fig. 8.

La distillation, soit qu'on la considère au point de vue de la préparation des essences ou sous celui des eaux distillées, mérite toute l'attention des distillateurs ; en général, elle doit être pratiquée à la vapeur, mais il est des cas où le contact immédiat de l'eau est indispensable (amandes amères, laurier-cerise), dans d'autres circonstances, elle pourrait être faite indistinctement à feu nu ou à la vapeur d'eau ; mais la première peut être préférable.

Le choix des eaux n'est pas indifférent ; il faut choisir celles qui sont parfaitement neutres et éviter l'emploi de celles qui sont riches en sels.

Les eaux distillées et les essences doivent être conservées à l'abri du contact de l'air et de la lumière dans des vases en verre ou en cuivre bien étamé, car ces produits ne tardent pas à s'acidifier, et ils attaquent alors les métaux. Pour recueillir les essences, on se sert le plus souvent d'un vase de forme particulière que l'on nomme *récipient florentin*, il y en a de plusieurs formes. Mais tous sont basés sur ce même principe, qui consiste à opérer la séparation de deux liquides de densité différente pendant la distillation.

Disons encore que dans certaines circonstances (cannelle, girofle, sassafras), on ajoute du sel marin à l'eau pour élever son point d'ébullition.

Enfin, nous devons ajouter que lorsque les produits de la distillation sont solidifiables à une basse température, il ne faut pas refroidir le serpentin et le laisser s'échauffer ; c'est ce que l'on pratique pour l'essence d'anis.

Nous avons dit que le produit de la distillation des matières odorantes, était un mélange d'eau et d'essence.

Pour séparer automatiquement l'eau de l'essence qui surnage, on emploie le récipient florentin, dont nous donnons les deux figures ci-contre (fig. 9 et 10). La disposition de ce récipient est telle que l'eau, qui y arrive avec l'essence, s'écoule par le bec *a*, tandis que cette dernière y demeure jusqu'à ce que le récipient en soit plein.

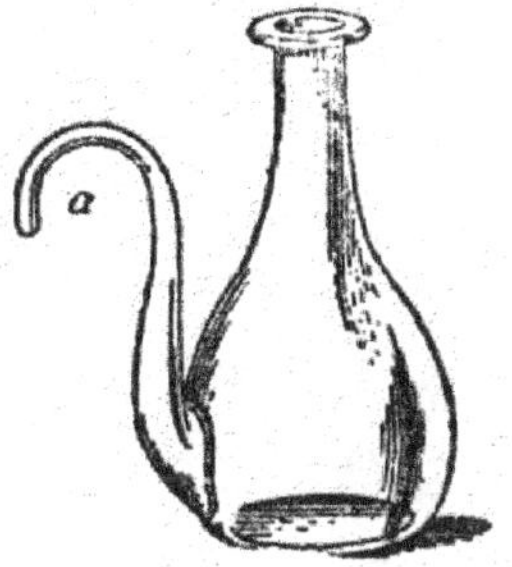

Fig. 9.

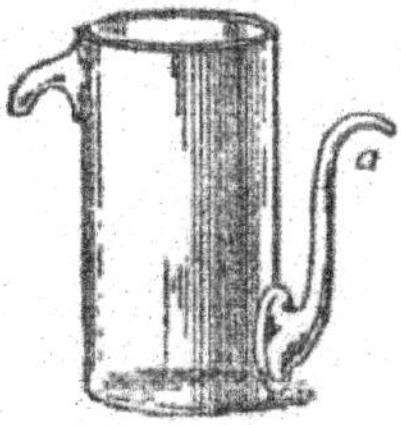

Fig. 10.

On se sert aussi de récipients terminés en cône et dans lesquels on met le mélange d'eau et d'essence. On laisse en repos quelques jours, et on fait écouler l'eau par un robinet inférieur.

3° *Méthode par macération.*

La macération est basée sur l'affinité qui existe entre l'arôme des fleurs et le corps gras. On y a recours pour obtenir les parfums délicats de la rose, du réséda, de l'acacia, de l'oranger, du sureau, de la violette qui ne s'obtiennent qu'imparfaitement et beaucoup moins bien par distillation. On s'en sert principalement pour les fleurs à parfums tenaces. Elle diffère de l'enfleurage en ce que l'on opère à chaud.

On se sert de graisse de mouton ou de bœuf, mêlée avec de la graisse de porc, de la vaseline, de l'huile minérale blanche, de l'huile de ben, etc. Ces graisses étant fondues au bain-marie, on jette dans la bas-

13.

sine (fig. 11), qui les contient, les fleurs dont on veut leur communiquer le parfum. Quand les fleurs sont épuisées, après une moyenne de 24 heures, on les retire en faisant fondre la graisse et on remet de nouvelles fleurs, et l'opération se renouvelle ainsi durant 15 jours. On ne doit pas dépasser la température de 45-50° C.

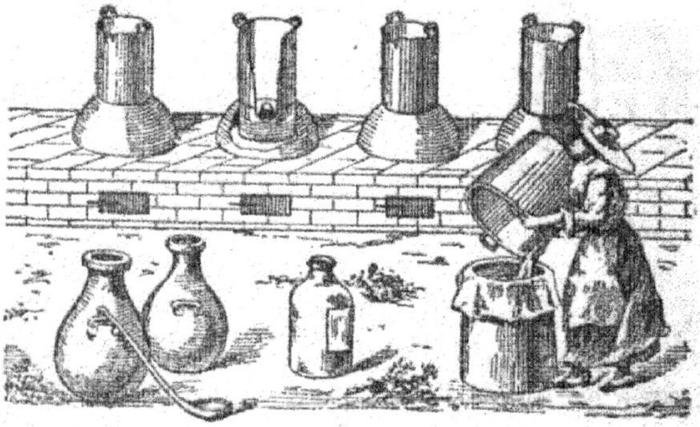

Fig. 11.

Le procédé de macération, que l'on appelle aussi le *procédé par infusion* ou le *procédé par saturation*, présente certains inconvénients : les fleurs, étant soumises à la chaleur, ne communiquent pas seulement leur parfum au liquide avec lequel elles sont en contact, mais elles lui cèdent aussi les principes solubles et colorants qu'elles renferment ; or, la présence de ces principes et, en outre, le passage si souvent renouvelé de l'état liquide à l'état solide et de l'état solide à l'état liquide, peuvent finalement altérer la matière animale, décomposer le parfum, rancir la graisse.

C'est pour obvier à ces inconvénients que M. Piver a inventé le saturateur rationnel que nous représentons (fig. 12). Cet appareil, dit M. Turgan, permet de parfumer en un seul jour 500 kilog. de graisse contenue dans sept compartiments, d'où elle déborde par un trop plein qui l'amène de l'un dans l'autre par leur fond ; la graisse ou les huiles chauffées au bain-marie sont maintenues liquides en marchant assez rapidement de gauche à droite, du compartiment n° 1

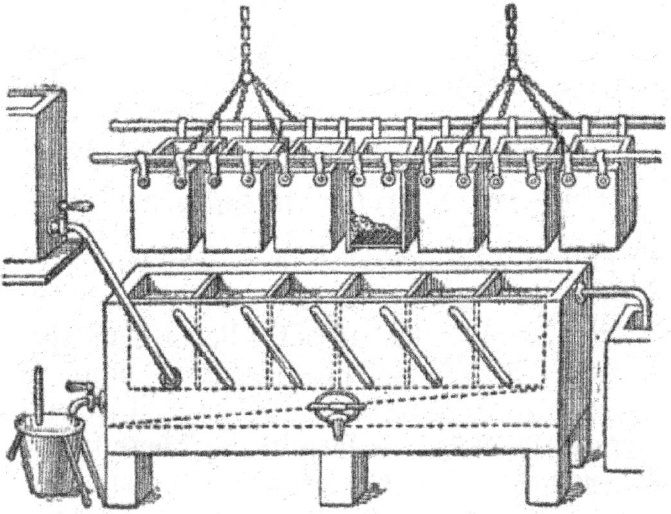

Fig. 12.

au compartiment n° 7. Des caisses en toile métallique contiennent les fleurs et suivent une marche inverse de celle du liquide qu'on veut saturer ; chaque panier passe d'abord dans le n° 7, et sort du premier complètement dépouillé de parfum. Cette marche inverse permet de tout recueillir ; en effet, la graisse du compartiment n° 1 étant absolument vierge, s'empare avidement des dernières traces, tandis que celle du n° 7 déjà saturée, dissout très bien le parfum en excès des fleurs fraîches, et ne retiendrait pas les dernières traces des pétales épuisées. Quand on veut reprendre aux matières grasses, aux huiles surtout, les parfums recueillis par l'enfleurage, on se sert d'un autre appareil inventé par M. Piver et qui, au moyen d'un double mouvement, agite les huiles et l'alcool mélangé, jusqu'à ce que ce dernier ait enlevé tout le parfum (fig. 7).

Pour extraire les parfums des graisses, huiles, vaseline ou glycérine, voir ci-après le procédé par absorption ou enfleurage.

4° *Méthode par absorption ou enfleurage.*

Dans ce procédé, on se sert de la puissance absorbante des graisses et huiles végétales ou minérales et de la glycérine, mais le traitement a lieu à la tempéture ordinaire. Cette méthode est employée pour les fleurs possédant un arôme délicat qui serait détruit par la chaleur, telles que le jasmin, la tubéreuse.

Méthode ordinaire. — Ce procédé était exclusivement en usage autrefois chez les Provençaux pour la fabrication des pommades et des huiles. Il est encore aujourd'hui employé par beaucoup de personnes dans sa simplicité primitive. Il consiste à laisser séjourner les fleurs sur des plaques de verre enduites de graisse des deux côtés. Les plaques sont soutenues par des châssis et empilées les unes sur les autres. Il faut renouveler les fleurs tous les jours, tant que dure la saison, c'est-à-dire de huit jours à deux mois et même trois mois.

S'il s'agit de fabriquer des huiles, on se sert d'un cadre garni de fil de fer au lieu d'un châssis de verre ; sur ces cadres, on étend des morceaux de toile imbibée d'huile d'olive, et, sur ces morceaux de toile, on place la couche de fleurs. Les cadres, étagés les uns sur les autres, sont ensuite posés sous une presse à

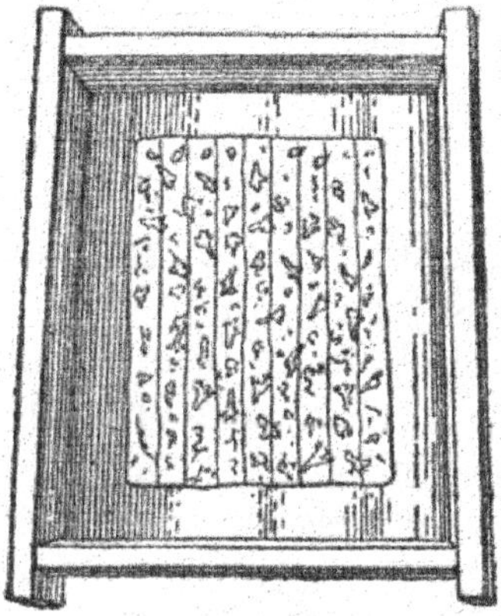

Fig. 13.

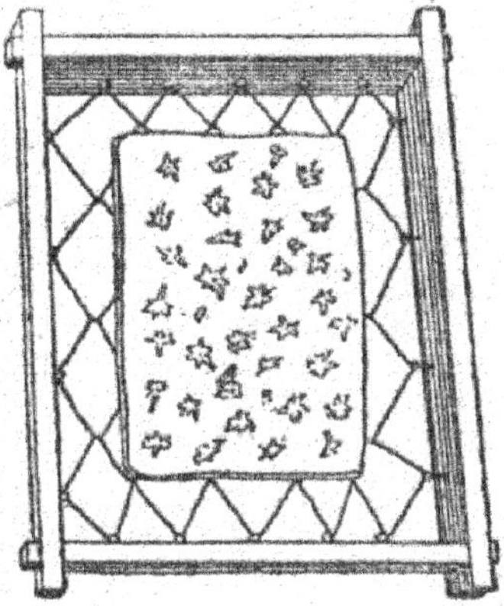

Fig. 14.

écrou de laquelle sort, après une forte pression, l'huile parfumée ; il va sans dire que, comme pour

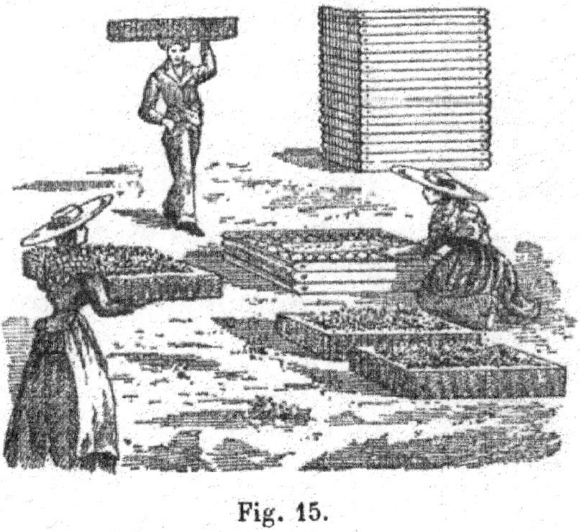

Fig. 15.

les pommades, il faut renouveler tous les jours et longtemps.

Ce procédé primitif est, avons-nous dit, encore en usage dans un grand nombre d'usines de Provence, et il est quelques maisons, comme celles de MM. Pilar, Herman, etc., qui possèdent jusqu'à mille cadres ; il présente pourtant de très graves inconvénients : la main-d'œuvre est difficile, il exige un temps très long, et ne représente pas seulement une grande dépense d'argent, mais encore, il peut permettre à la graisse de rancir. M. Piver a inventé une méthode plus simple et de beaucoup plus rapide, on l'appelle :

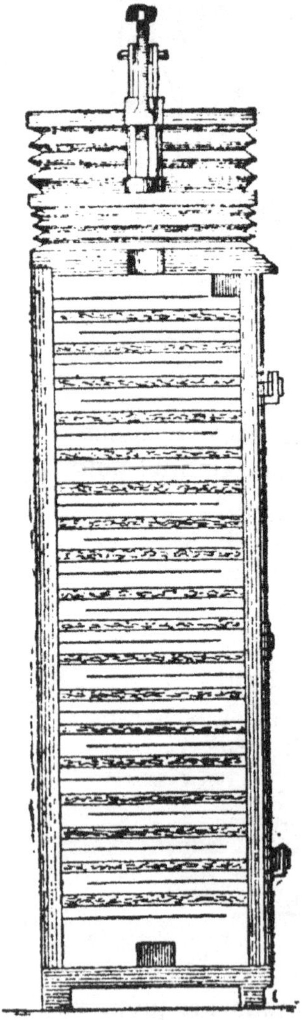

Fig. 16.

Enfleurage par la méthode pneumatique. — En voici le détail, ainsi que la description de l'appareil employé, d'après M. Turgan. L'appareil de M. Piver (fig. 16) se compose d'un coffre à deux cavités communiquant entre elles, haut de trois mètres environ sur deux de large ; des claies en toile métallique recouvrent les fleurs ; entre chaque claie, une lame de verre ou de cuivre argenté, fixée d'un seul côté, mais libre sur les trois bords, reçoit la graisse, non plus étalée horizontalement, comme autrefois, mais exprimée en cylindres excessivement fins, au moyen d'une presse qui la force à passer au travers d'une plaque criblée de petits trous. Deux soufflets, combinés de manière que l'un d'eux se lève, quand l'autre se baisse, établissent un courant permanent qui passe et repasse de haut en bas et de bas en haut, de chaque côté du diaphragme qui partage le coffre et force ainsi l'air contenu et non renouvelé à saturer les graisses, qui sont bientôt suffisamment parfumées. La rapidité de ce procédé supprime encore les inconvénients causés autrefois par la fermentation des fleurs au contact des matières animales, fermentation qui détruisait les parfums, colorait les graisses et faisait souvent manquer l'opération. Le nouvel appareil peut servir également pour parfumer les poudres ainsi que les huiles.

Tout ingénieux qu'ils soient, ces procédés ne sont pas parfaits, surtout aujourd'hui que les produits du parfumeur sont expédiés dans toutes les parties du monde et souvent, dans des contrées excessivement chaudes. Aussi a-t-on cherché à remplacer l'axonge par d'autres substances qui, tout en étant d'un prix moins élevé, mettraient à l'abri de toute altération les fleurs et leurs arômes. On a eu recours, dans ce but, à la paraffine, à la glycérine et enfin à la vaseline.

On peut aussi se servir du procédé à l'acide carbonique, qui consiste à diriger un courant d'acide carbonique dans un vase contenant des fleurs fraîches. Ce gaz se charge de parfums et se rend dans un appareil à absorption contenant de l'alcool, auquel il cède ces parfums.

Pour extraire les parfums en solution dans les graisses ou huiles, on se sert de l'alcool, qui a la propriété de ne pas dissoudre les corps gras neutres et, au contraire, de se charger des principes odorants.

Il suffit d'agiter les huiles avec de l'alcool fort, dans des vases de décantation. Après quelques heures, l'alcool surnage l'huile, on le décante.

Pour enlever les parfums aux pommades ou aux corps gras solides, on divise ces matières en morceaux ou en copeaux, de façon à leur faire présenter le plus de surface possible.

On distille ensuite la liqueur alcoolique quelques semaines après.

Lorsqu'on a opéré avec la glycérine, on se sert, à la place d'alcool, de chloroforme ou d'éther.

M. Piver a imaginé un instrument pour agiter les huiles parfumées et l'alcool. Il est formé de cylindres clos, animés d'un double mouvement de rotation et de bascule qui agitent énergiquement l'alcool et la matière grasse.

En parlant des Extraits de parfums, nous décrirons d'autres appareils pour extraire les parfums des huiles.

5° *Méthode par extraction.*

Cette méthode est basée sur la solubilité des parfums dans certains produits volatils comme l'éther, le chloroforme, le sulfure de carbone, l'éther de pétrole, etc., et que ces solvants peuvent se volatiliser à basse température, et de laisser les parfums comme résidu à l'état à peu près pur.

Ce procédé, qui date de 1857, a été inventé par M. Millon, puis perfectionné et appliqué industriellement par M. Piver. Il se compose de trois opérations successives : 1° dissolution du parfum, que l'on obtient en faisant passer le sulfure de carbone sur les fleurs placées dans un percolateur ; 2° distillation à basse température du liquide obtenu pour en chasser la cire mêlée au corps odorant ; 3° évaporation dans un vase chauffé au bain-marie des dernières traces du dissolvant.

Ce dissolvant est l'éther, ou le chloroforme, ou le sulfure de carbone, ou encore l'éther de pétrole. M. Piver a appliqué ce procédé à la récolte de parfums contenus dans les fleurs d'héliotrope, couvrant trois arpents de terrain ; il obtint ainsi 61 kilogrammes de parfum pur, au prix de revient de 500 francs le kilogramme ; 4 grammes suffisent pour parfumer 1 kilogramme de pommade.

Enfin, M. Rimmel a exposé, en 1878, un *myrogène* qui permet d'épuiser directement le parfum des fleurs, sans entraîner le principe âcre que n'éliminent jamais les autres procédés d'extraction. Le déplacement se fait à l'aide d'alcool, qu'on laisse tomber d'une certaine hauteur par un groupe de tuyaux, sur les fleurs fraîches placées dans un crible disposé au-dessus d'un réservoir.

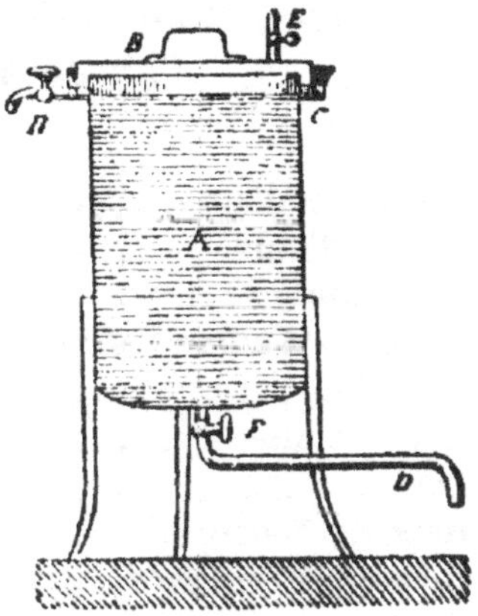

Fig. 17.

L'appareil recommandé par Atkinson, de Londres, est représenté fig. 17. Il est composé d'un cylindre A, en ferblanc, muni en haut d'une coulisse C circulaire, et qui peut être fermé par un couvercle B muni d'un robinet R. A la base du cylindre est adaptée une conduite D, pouvant être fermée par le robinet F. Le cylindre A est rempli des fleurs et du liquide servant à l'extraction. Le couvercle étant placé, on verse de l'eau dans la rigole C, ce qui permet de fermer le vase hermétiquement. L'extraction demande de 30 à 40 minutes. On ouvre le robinet R, puis le robinet F et on laisse écouler le liquide dans le récipient d'un appareil distillatoire. La distillation doit se faire à une température aussi basse que possible : 36° pour l'éther, 65° pour le chloroforme, 50° pour l'éther de pétrole, 45° pour le sulfure de carbone.

§ 2. RENDEMENT DES VÉGÉTAUX EN ESSENCES.

Quoique la quantité des huiles essentielles contenue dans les plantes soit très variable, et que, pour une même plante, elle dépende du terrain, du climat, de la variété, du mode de culture, de la saison, des soins de la récolte, du procédé d'extraction, nous allons donner quelques tableaux d'après les auteurs les plus en renom, afin de fixer les idées.

1° *Rendement en huiles essentielles des plantes, d'après* Atkinson.

	Pour 100 kil. de plantes.			
Semence d'anis.	1.600	à	2.000	gram.
Paille d'anis.	666			—
Bergamote.	100			—
Déchets d'amandes amères.	800	à	900	—
Calmus.	1.000			—
Cardamome.	1.600	à	2.000	—
Cassia.	800			—
Bois de cèdre.	1.800	à	1.900	—
Origanum vulgare.	500	à	760	—
Géranium.	100	à	130	—
Semence de cumin.	4.000	à	4.500	—
Paille de cumin.	4.000			—
Lavande.	1.800	à	2.100	—
Laurier.	700	à	850	—
Macis.	5.500	à	6.000	—
Amandes amères.	220	à	240	—
Marjolaine fraîche.	90	à	100	—
Marjolaine sèche.	400	à	450	—

	Pour 100 kil. de plantes.			
Mélisse	30	à	50	gram.
Noix muscade	3.000	à	4.000	—
Myrte	250	à	300	—
Clous de girofle	16.000	à	18.000	—
Ecorces d'orange	300	à	350	—
Patchouli	900	à	950	—
Menthe fraîche	700	à	720	—
Menthe sèche	2.100	à	2.800	—
Piment	5.500	à	6.000	—
Rose	5	à	8	—
Rose géranium	50	à	60	—
Bois de rose	180	à	200	—
Romarin	1.500	à	1.600	—
Bois de santal	1.200	à	3.500	—
Thym sec	80	à	120	—
Violette	3	à	4	—
Racine de vétiver	450	à	480	—
Cannelle	450	à	1.800	—

Les fleurs fraîches contiennent généralement plus de parfum que les fleurs fanées. Les herbes, les feuilles sèches, ont, au contraire, un rendement supérieur aux herbes et aux feuilles fraîches, car les substances fraîches contiennent une quantité considérable d'eau se perdant par la dessiccation. Si l'on ne peut travailler de suite les matières de ce genre, ce qui vaut mieux, il faut les étendre sur des planches, à l'ombre et à une température modérée, les sécher complètement, et les conserver dans des locaux secs et aérés. Il faut surtout faire attention à ce qu'elles ne moisissent pas.

2° *Rendements de quelques végétaux en essence, d'après MM.* Chardin *et* Massignon.

	Pour 50 kil. de plantes.	
Ecorces d'oranges	400	gram.
Patchouli	950	—
Sauge verte	175	—

	Pour 50 kil. de plantes.	
Estragon vert.	150	gram.
Moutarde noire.	190	—
Absinthe petite, verte.	50	—
Marjolaine cultivée verte.	67	—
Menthe poivrée verte.	85	—
Houblon sec.	150	—
Angélique verte.	65	—
Absinthe grande, verte.	90	—
Ail.	32	—
Calamus aromaticus.	600	—
Bois de cèdre.	650	—
Gingembre.	550	—
Bois de rose.	375	—
Artemisia annua verte.	990	—
Hysope verte.	450	—
Amandes amères.	450	—
Fleurs d'oranger.	50	—
Vétiver.	75	—
Iris.	50	—
Genièvre (baies de).	410	—
Poivre alépy.	1.025	—
Tanaisie.	450	—
Cassies (bois du *ribes nigra*).	17	—

Quantité d'essence ou huile essentielle fournie par chaque plante.

	Quantités de plantes.	Essences fournies.
	kil.	gr.
Ecorce d'orange.	5	312
Marjolaine sèche.	10	93.50
— fraîche.	50	93.50
Menthe poivrée fraîche. .	50	93.50 à 123.50
— sèche. . .	10	74.90 à 99.60
Origan sec.	10	50.20 à 74.90
Thym sec.	10	30.80 à 46.30
Calamus aromaticus. . .	10	74.90 à 99.80

	Quantités de plantes.	Essences fournies.
	kil.	gr.
Anis.	10	224.90 à 299.50
Carvi d'Allemagne.	10	399.60
Girofle.	1	150.73
Cannelle.	10	74.90
Cassis.	10	89
Bois de cèdre.	1	93.81
Macis.	1	93.81 à 123.62
Muscade.	1	93.81 à 123.62
Mélisse fraîche.	25	25.50 à 38.50
Pain d'amandes amères. .	5	22.05
Racine d'iris.	50	446
Feuilles de géranium . .	50	56
Fleurs de lavande.	50	836.50 à 892
Feuilles de myrte.	50	139.50
Patchouli.	50	780 50
Rose de Provence.	50	83.50 à 111
Bois de santal.	50	836.50
Vétiver ou racine de kus-kus.	50	418

§ 3. MONOGRAPHIE DES PRINCIPALES ESSENCES ET PARFUMS.

Nous commencerons par l'essence de rose qui fait l'objet d'une industrie importante et qui est encore exploitée par les anciens procédés en Bulgarie et aux Indes, tandis qu'en France et en Algérie, on se sert de procédés plus perfectionnés.

Nous ne les décrirons pas tous, car il nous serait impossible d'être complet ; tous les jours, les recherches des parfumeurs et des chimistes nous apportent de nouveaux éléments. Nous ne mentionnerons donc que les plus importants, ceux qui sont employés couramment dans l'industrie.

Essence de roses.

La rose est originaire d'Orient où elle était cultivée avec passion depuis la plus haute antiquité.

Ce n'est qu'au xe siècle, qu'Avicenne parvint à extraire de la rose, par la distillation, le parfum si délicat de la rose et de le conserver d'une manière durable.

L'usage de l'eau de roses s'est répandu très rapidement dans tous les pays d'Orient. On devait la fabriquer en très grande quantité, puisque Saladin, en entrant à Jérusalem, en 1157, en fit laver les murs de la mosquée d'Omar.

La découverte de l'essence de rose date de 1612; sa valeur, à cette époque, dépassait 16,000 francs le kilogramme.

L'origine de cette industrie ne remonte pas aussi loin qu'on pourrait le supposer.

C'est en Perse, au commencement du xviie siècle, dit la légende, que l'on commença à recueillir l'essence de roses. Pendant une fête donnée par l'empereur mogol Jehan Ghir, à l'occasion de son mariage avec la princesse Nur Jehan, cette dernière, remarquant sur un ruisseau d'eau de roses que l'on faisait couler, une couche épaisse et verdâtre, eut l'idée de faire recueillir ce liquide, qui n'était autre que l'eau de roses, et auquel on donna le nom de parfum de Jehan Ghir.

De l'Orient, l'industrie de la fabrication s'étendit en Arabie, dans le nord de l'Afrique, et surtout à Tunis, d'où elle fut importée, dit-on, en Bulgarie, par un Turc qui se fixa à Kézanlik, vers la fin du xviie siècle.

Longtemps, la culture des roses et la fabrication de l'essence resta limitée à Kézanlik, et ce ne fut guère qu'à partir de 1840 que les habitants des villages environnants, jusqu'à une assez grande distance dans la vallée de la Toundja, eurent l'idée de profiter de leur situation privilégiée et d'imiter l'exemple qui leur était donné.

Les roses que l'on cultive pour la fabrication de l'essence sont :

1° La rose de Provins ;

2° La rose des quatre saisons ;

3° La rose muscat ;

4° Le rosier toujours vert.

Les récoltes se font dans le mois d'avril en Égypte ; au commencement de mai dans le midi de la France ; après le 15 mai, à Paris. La récolte se fait le matin et le soir.

100 kilogrammes de pétales donnent 30 à 40 grammes d'essence en Égypte ; 8 à 10 grammes en Provence ; 2 à 4 grammes à Paris.

En Orient, 100 kilogrammes de fleurs et 80 kilogrammes d'eau donnent 48 kilogrammes d'eau de rose.

Actuellement, les contrées qui produisent l'essence de rose sont peu nombreuses.

L'Egypte, jadis si renommée pour son essence de roses, ne produit presque plus rien. Medinet-el-Fayoum compte encore quelques exploitations.

En Perse, à Chiraz, on n'en exporte plus guère.

Les pays producteurs sont maintenant : le midi de la France (Cannes, Nice, Grasse) ; la Bulgarie (Kézanlik) ; l'Inde, à Ghazipour.

Nous allons donner quelques renseignements sur l'industrie de l'essence de roses dans ces pays, d'après les documents des auteurs qui les ont visités.

Du reste, l'odeur de l'essence varie légèrement, suivant qu'elle vient de ces différents pays.

Essence de roses de Bulgarie. — Le véritable centre de la production et du commerce de ce produit, dont une goutte à peine suffit pour parfumer un appartement tout entier, est Kézanlik, petite ville de Turquie, située à seize heures de Philippopolis et qui compte, comme habitants, 8,000 Bulgares et 4,000 mahométans environ.

Deux variétés de roses, l'une, qui a cette couleur et qui est la rose commune ; l'autre, qui est blanche et qu'on mêle, en minime quantité, à la première, dans la distillation, sont seules cultivées.

Les frais d'établissement d'un champ de roses sont considérables. On doit d'abord se procurer des tiges détachées, des touffes avec une portion de racine au prix de 11 francs les 300. Ces tiges sont déposées horizontalement dans une fosse d'un demi-mètre de profondeur et placées moitié l'une sur l'autre, le tout ensuite légèrement recouvert de terre. La troisième année seulement, la plantation commence à donner un faible produit. Un champ bien entretenu peut durer dix ans. La récolte commence du 10 au 20 mai, selon la température, et dure environ trois semaines. Les roses cueillies de très grand matin, alors qu'elles sont encore couvertes de rosée, doivent être distillées le même jour, sous peine de perdre une grande partie de leur parfum ; préalablement, elles sont étendues dans un endroit frais et surtout abritées du soleil.

La mesure agraire appliquée aux champs de rosiers est le *dulum* turc de 1,600 piks (le pik égale 0 mètre 64). Par dulum, on évalue la production à 400 okas (l'oka égale 1,250 grammes) de fleurs, qui fournissent un miskal et demi d'essence — (pour un kilogramme, il faut 208 miskal) — si la moisson des fleurs a lieu par une température fraîche ou sous un ciel nuageux, 12 à 12 kil. 500 de roses peuvent produire 5 grammes; mais si la moisson s'effectue par un soleil ardent, il en faudra 20 et même 25 kilos pour obtenir la même quantité.

Les achats se traitent vers le 15 juin. Généralement, les acheteurs en gros mêlent à l'huile de rose, dans la proportion de 25 0/0, de l'essence de géranium qu'ils tirent de l'Anatolie par Constantinople et qui coûte 12 centimes les 5 grammes. Ce mélange n'est pas considéré comme une fraude et il est connu des acheteurs européens.

D'après les évaluations les plus probables, il s'exporte 30 0\|0 de cet article en France ; 20 0\|0 en Angleterre ; 30 0\|0 en Allemagne et en Italie, et 10 0\|0 aux Etats-Unis. En Turquie et en Arabie, il ne s'en consomme que 10 0\|0.

Marseille est un des principaux marchés pour l'huile de rose.

Voici d'autre part, quelques renseignements complémentaires publiés par M. Martinet dans le journal *Le Jardin :*

« Je n'oublierai jamais l'impression que j'ai ressentie en arrivant à Kézanlik, le 7 juin 1891. C'était un dimanche, le temps était splendide. Partis de Gabrovo (au nord de la principale chaîne des Balkans), à huit heures du matin, avec mon compagnon de voyage, M. A. Algardy, et l'escorte de gendarmes que le gouvernement bulgare avait bien voulu mettre à notre disposition, nous laissions sur la gauche, pour aller visiter le monastère de Gabrovo, le col de Chipka, dans lequel venaient de s'engager deux de nos hommes accompagnant notre chariot.

« Vers dix heures, nous entreprenions l'ascension de la montagne, dont nous n'atteignions le sommet qu'à 2 heures de l'après-midi, harassés de fatigue, car l'aspérité du sentier nous avait forcés souvent de descendre de cheval, mais enthousiasmés par la splendeur du paysage qui se déroulait à nos pieds. Au cours de cette ascension, j'eus la bonne fortune de recueillir un certain nombre de plantes des plus intéressantes, dont je publierai quelques jours la liste et les descriptions.

« Lorsque nous arrivâmes à l'auberge de Svet-Nicolas, le point le plus élevé de la route de Gabrovo à Chipka, théâtre de luttes sanglantes entre les Russes et les Turcs, nous étions complètement enveloppés par les nuages et le brouillard était si intense qu'il était impossible de distinguer un objet à vingt pas. Mais, vers trois heures, au moment où nous nous disposions à prendre la route qui descend en lacets interminables sur le versant méridional de la montagne, les nuages s'étaient dissipés et nous restâmes saisis en présence du spectacle grandiose qui s'étalait à nos yeux. Nous dominions, d'une hauteur de 1,600 mètres environ, la Vallée des Roses, resserrée entre les Balkans, au nord, et la chaîne du Karadja-Dagh, au sud. Un mince filet d'argent qui serpentait au sud de la plaine, nous indiquait le cours de la Toundja, dans laquelle se jettent de nombreux petits ruisseaux. A nos pieds, nous apercevions nettement la petite ville de Chipka, et, plus loin, à notre gauche, une masse noire dans laquelle, grâce à ma carte, je reconnus Kézanlik. La plaine, largement éclairée par un soleil radieux, était ponctuée de taches vert foncé que nos guides nous dirent être des noyers plantés en abondance autour de chaque village ; ces taches se détachaient sur un fond de couleur neutre et douce, formé de petits morceaux irrégulièrement découpés, représentant les champs de rosiers alternés avec d'autres cultures.

« Au fur et à mesure que nous descendions, à pied, et en tenant nos chevaux par la bride, tellement la pente du chemin est rapide, nous distinguions mieux les détails de ce magnifique tapis oriental que nous avions hâte de fouler de nos pas.

« Ce ne fut qu'à six heures du soir que nous atteignîmes les premières maisons de Chipka. L'air que nous respirions était embaumé par les parfums qui s'exhalaient des nombreux champs de rosiers du voisinage et surtout des innombrables ruisseaux d'eau de rose ayant servi à la distillation qui coulaient au milieu des rues. Les gars et les filles du village, la tête couverte de roses étaient assemblés sur une des places publiques et dansaient le *horo*, la danse nationale bulgare. Le pays tout entier était en liesse, car la récolte était abondante, et, grâce au temps favorable, l'essence devait être de première qualité.

« Aussi la satisfaction la plus vive était-elle peinte sur le visage de tous ces braves gens, qui, selon la coutume du pays, viennent à tour de rôle nous serrer la main pour nous souhaiter la bienvenue.

« Nous nous attardâmes à observer le curieux spectacle formé par la réunion de ces gens aux costumes pittoresques et éclatants, et ce ne fut guère qu'à une heure assez avancée de la nuit que nous arrivâmes à Kézanlik où nous eûmes (c'était l'envers de la médaille) toutes les peines du monde à trouver un logement.

« Mais l'évocation de ces souvenirs me fait oublier le sujet principal de cette causerie, c'est-à-dire la récolte des roses destinées à la fabrication.

« La récolte commence dès que les premiers boutons sont épanouis, c'est-à-dire selon l'état avancé de la saison, du 15 au 25 mai.

« La cueillette est faite chaque matin, dès l'aube, par des femmes et des filles qui sont payées généralement à raison de 2 centimes par kilo de pétales cueillis.

« M. Christoff admet qu'il faut en moyenne 1,000 roses pour produire 1 kilo ; et, comme un hectare, dans les années ordinaires, donne 3,000 kilos de roses, c'est donc environ 3 millions de roses qu'il faut cueillir dans le cours de la saison.

« La durée de la saison varie, selon la température, entre trois et cinq semaines. Les cultivateurs redoutent les temps trop chauds et trop secs, car les roses s'épanouissent presque toutes en même temps, ce qui rend la récolte plus difficile et moins avantageuse; de plus, les distillateurs sont sur les dents et obligés de travailler jour et nuit.

« Le soleil a aussi l'inconvénient d'activer la déperdition d'essence qui se produit au détriment de la distillation; c'est pour éviter cette perte que les roses sont cueillies au petit jour et que la récolte est en grande partie terminée à six heures du matin, en temps ordinaire, et à huit ou neuf heures, les jours d'abondance.

« Le temps doux et couvert est celui qui est le plus favorable au moment de la récolte.

« Les cueilleuses passent dans chaque rang et enlèvent toutes les fleurs épanouies, tous les boutons commençant à s'ouvrir, en coupant ou cassant avec leurs ongles le pédoncule au-dessous du calice. Nous verrons plus tard que ce calice joue son rôle dans la distillation.

« Chaque cueilleuse dépose ses fleurs dans son tablier ou dans un panier qu'elle porte au bras gauche; toutes les roses sont ensuite recueillies dans des sacs qui en contiennent de 20 à 30 kilog. et transportées à la fabrique.

« Là, on les étend dans une cave ou dans un endroit frais, bien clos, sur une couche de 8 à 10 centimètres, où elles peuvent se conserver à la rigueur pendant deux jours.

« L'essence produite par les roses blanches étant plus abondante, mais inférieure à celle des roses rouges, on procède généralement à un triage lorsqu'elles sont mélangées en trop grandes quantités dans les plantations. »

Essence de roses de l'Inde.

La rose n'est jamais mentionnée dans l'ancienne littérature de l'Inde, et le nom qu'elle porte, dans la langue moderne du pays, prouve qu'elle est une importation étrangère, persane ou arabe, aujourd'hui cultivée partout où la température n'est pas trop chaude, l'atmosphère trop humide, le sol trop argileux. Nombreuses espèces et variétés.

La production de l'eau de rose et de l'essence de rose est très importante dans l'Inde, où elle a été importée par les Arabes et les Persans.

L'eau de rose s'appelle *gulab*, qui est le nom persan de la rose. Elle s'obtient par distillation. Les feuilles de rose sont placées dans des cornues d'argile ou de métal avec 2 ou 3 fois leur poids d'eau ; et la vapeur, traversant des tubes de bambou, va se condenser dans des vases à long cou plongés dans d'autres vases remplis d'eau froide. Il se perd environ 1/3 de la vapeur. La meilleure eau de rose se vend de 1 fr. 75 à 2 fr. 50 c. la livre. Les Indiens l'emploient comme parfum agréable et comme médicament.

On fait aussi, avec des feuilles de roses, une conserve sucrée, très appréciée, qu'on appelle *gulab-kand* ou sucre de rose.

Deux procédés pour obtenir l'essence de rose.

1° On mélange le produit d'une première distillation de feuilles de roses fraîches, puis on distille une seconde fois. Le liquide obtenu est versé dans des bassins de métal que l'on place dans des trous pratiqués dans le sol et très bien saturés d'eau. On l'abandonne au refroidissement pendant la nuit : une mince couche d'essence se rassemble à la surface ; on l'écume le matin au moyen de plumes ou de minces morceaux de bois et on la verse dans des fioles. — 2° On place des couches de coton huilé ou mieux de tiges oléagineuses (ex. sésame) entre des couches épaisses de feuilles de roses et l'on met à la presse. L'essence ainsi fabriquée est de qualité inférieure, bien qu'elle ait une forte odeur.

On estime qu'il faut 10 ou 12 livres de roses pour produire 152 grains d'essence pure ou *attar*.

L'essence est d'abord épaisse et d'un jaune verdâtre ; par le repos, elle devient limpide, brillante et d'un jaune très clair.

On emploie les espèces rouges, surtout la *rosa indica* et la *rosa centifolia*.

L'attar pur s'achète peu. Il est très cher. 184 grains ont souvent atteint 200 à 225 fr. En mars 1858, à Ghazipour, ils atteignaient 250 fr. La valeur ordinaire de ces 184 grains (*tola*, mesure indienne équivalente) est de 100 à 125 fr. Les espèces les plus communes ne se vendent que 37 fr. 50 la *tola*.

L'essence de rose de Cachemire est regardée comme la première de toutes, ce qui n'a rien de surprenant, puisque, suivant Heugel, la fleur est dans ce pays d'une beauté et d'un parfum supérieur. On laisse couler une grande quantité d'eau de rose deux fois distillée dans un vase ouvert, placé la nuit dans un courant d'eau fraîche, et le matin, on trouve l'huile flottante à la surface, en petites taches que l'on enlève avec soin au moyen d'une feuille de glaïeul ; quand elle est froide, elle est d'un vert foncé ; sa consistance est celle d'une résine ; elle ne fond même pas à la température de l'eau bouillante. Il faut 250 à 300 kilog. de feuilles pour donner 25 à 30 grammes de cette essence.

Essence de rose française.

La culture des roses est très développée aux environs de Grasse ; on en trouve également quelques plantations à Cannes, à Nice et à Valaurie. Les champs de roses appartiennent généralement à des paysans, qui vendent la récolte aux parfumeurs par l'intermédiaire des courtiers. Les roses arrivent des champs à la fabrique dans de grands chariots. On les étend rapidement sur le parquet, dans un endroit frais, et des jeunes filles les trient et séparent les pétales avant de les mettre à la chaudière. Ces opérations demandent à être faites assez rapidement, car les fleurs s'altèrent avec facilité. En Angleterre, pour pouvoir les conserver plus longtemps, on les mélange avec du sel. La récolte a lieu vers la fin d'avril, et dure environ un mois. On commence la cueillette dès l'aube, et les hommes et les femmes qui s'y livrent sont payés généralement 45 centimes par kilog. de roses apportées. Le prix varie cependant selon les années.

On mélange les roses avec l'eau dans l'alambic. Avec 50 kilog. de roses et 300 litres d'eau, on obtient 100 litres d'eau de rose, d'où surnage une petite quantité d'essence. Il faut environ 100,000 kilog. de fleurs pour 1 kilog. d'essence; le prix est de 1,800 fr. le kilog.

L'esprit de rose, le plus recherché, s'obtient par l'enfleurage. Il faut 10 kilog. de roses pour enfleurer 1 kilog. de graisse. Avant l'enfleurage, on procède à la macération qui charge déjà le corps gras de principes parfumés. La pommade à la rose, ainsi obtenue par cette multiple imprégnation, est digérée dans l'alcool et donne un principe très parfumé qui sert à la confection de mélanges très appréciés.

Le parfum de la rose est moins estimé chez nous qu'il ne l'était chez les anciens. Lucullus dépensait des sommes fabuleuses pour avoir des roses en toutes saisons. Lorsque Néron honorait de sa présence la table de quelque romain illustre, l'amphitryon était tenu de faire jaillir de l'eau de rose de toutes les fontaines : le sol, les coussins étaient jonchés de pétales de roses, et jusqu'à certains mets et des vins étaient relevés avec leur parfum. Si nous aimons encore son parfum, nous apprécions moins le goût de cette fleur. Il existe cependant une liqueur fabriquée avec de l'eau distillée de roses et de l'alcool, assez recherchée des gourmets.

Il y a, au contraire, un grand nombre de personnes qui ne peuvent même pas supporter, sans être malades, l'odeur de cette fleur. L'illustre Grétry était dans ce cas.

L'essence de rose est, à cause de son prix très élevé, exposée à de nombreuses falsifications. La plus commune consiste à la mélanger avec de l'huile de géranium rosat. On sait que les feuilles de géranium ont une odeur de rose très prononcée. On la mélange aussi avec des huiles neutres, comme celle de sésame ou d'amandes. Mais ces diverses fraudes sont assez faciles à déceler au moyen de quelques réactifs que l'on trouve indiqués dans les ouvages spéciaux.

L'essence obtenue par la distillation de la rose de Provence, dans le midi de la France et à Nice, a un bouquet caractéristique, provenant, paraît-il, des abeilles qui transportent dans les boutons de roses le pollen des fleurs d'oranger, si abondantes dans ces contrées. L'essence française est plus riche en stéaroptène (essence concrète) que l'essence turque : 9 grammes se cristalliseront dans 1 litre d'alcool à la même température qui veut 18 grammes d'essence turque pour produire le même effet.

Essence de rose allemande.

Un fabricant allemand, dit la *Revue industrielle*, a tenté d'extraire l'huile essentielle des roses de son pays, et il a réussi à en produire 3 kilog. à son premier essai. Encouragé par ce résultat, il prend ses dispositions pour continuer cette fabrication en grand. Déjà, plusieurs pépiniéristes et cultivateurs se sont engagés à planter des champs de roses, en présence du rapport que semble leur assurer cette culture. On espère donc élever bientôt cette nouvelle industrie au rang des exploitations analogues du midi de la France.

Il paraît que le rendement des roses d'Allemagne est considérable, sans que, pour cela, le parfum de l'essence soit inférieur à celui de l'essence d'Orient.

Ce qui caractérise l'essence allemande, outre son parfum pénétrant, c'est l'élévation de son point de congélation. Celui-ci est, en effet, à + 32° C., tandis que celui de l'essence orientale est à environ + 20°.

On peut donc s'attendre à trouver bientôt la nouvelle essence dans le commerce, et à un prix qui la mettra à la portée de tout le monde, ainsi que les articles de parfumerie dans la préparation desquels elle entrera.

Mais si les roses d'Allemagne peuvent servir à faire de l'essence de rose, nul doute que les roses de France ne soient dans le même cas. Par conséquent, c'est aux chimistes français qu'il appartient de ne pas laisser déposséder notre pays d'une industrie que, jusqu'à présent, il partageait avec l'Orient.

Propriétés de l'essence de rose.

Cette essence est jaune, de consistance butyreuse, très peu soluble dans l'alcool froid. Elle se solidifie entre 14 et 20 degrés ; la masse est en lames aiguillées, brillantes et inodores. Les cristaux se liquéfient, à 25 ou 28°, en une huile jaune verdâtre, mobile, à odeur forte. Son odeur n'est suave que quand elle est très étendue. Cette essence est soluble dans l'eau ; elle lui communique son odeur, et constitue aussi l'eau de rose triple, double ou simple, suivant la quantité d'essence dont l'eau est chargée; elle se dissout en entier dans l'alcool bouillant ; à froid, elle s'y sépare en deux parties, l'une qui est liquide et soluble dans l'esprit-de-vin, et l'autre qui ne se dissout point, et qui offre des lames brillantes. Ces deux essences sont très odorantes.

Il est d'usage dans le commerce de considérer un point élevé de figement de l'essence de rose comme un indice certain de la pureté de l'essence orientale; mais, suivant M. R. Baur, professeur de chimie à Constantinople, c'est une grosse erreur, attendu qu'il n'y a que l'oléoptène qui possède l'odeur spécifique de cette essence, et que le stéaroptène, qui seul jouit de la propriété de se figer, est inodore.

Néanmoins, ce mode d'épreuve ne laisse pas de présenter quelque intérêt, attendu que le mélange avec l'essence de géranium (*pelargonium*), de bois de rose et de vétiver est indiqué, jusqu'à un certain degré, par l'élévation de figement, tant que cette huile n'est pas mélangée avec un autre agent de figement. Malgré des recherches persévérantes, on n'a pas encore pu découvrir une préparation qui se rapproche du camphre d'essence de roses, et rien n'est plus facile que de constater la présence du blanc de baleine, de la paraffine, de la stéarine, etc., qui sont des moyens grossiers de sophistication.

Mais pour démontrer jusqu'à quel point le mode d'épreuve en question présente peu de certitude, M. Baur s'est proposé de résoudre le problème de préparer avec l'essence de rose figeant dificilement ou pauvre en stéaroptène, qu'on considère comme de basse qualité, et par l'addition d'un stéaroptène fabriqué artificiellement avec l'oléoptène, une essence d'un plus haut degré de figement, plus riche en camphre et par suite d'un prix plus élevé.

Il a réussi à résoudre ce problème et a démontré que, par un mode de traitement particulier, on pouvait transformer avec facilité et parfaitement l'oléoptène en stéaroptène, et qu'il ne pouvait plus y avoir de difficulté à ramener une essence jusqu'à un certain point et par elle-même à un degré plus élevé de figement, et par conséquent à en élever le prix (non pas la valeur réelle) sans avoir recours, à proprement parler, à une sophistication.

Pour reconnaître l'essence de géranium dans l'essence de rose, on place une goutte d'essence sur un verre de montre; sur un autre verre on met de l'iode; on recouvre le tout d'une cloche : si l'essence est pure, elle ne change pas; si elle est mêlée, elle devient noire.

Essence de rose (autre formule).

Pétales de roses fraîches.	25 kilog.
Eau.	10 litres.
Sel commun.	500 gram.

On commence par poser la grille dans la cucurbite, on verse les fleurs dessus, on ajoute l'eau nécessaire, on ajuste le chapiteau et le serpentin; on lute, on distille et l'on reçoit dans un récipient florentin, tant qu'il distille de l'essence. On enlève alors cette essence avec une pipette; on filtre si la chose paraît nécessaire, et l'on conserve dans des flacons bouchés avec soin.

Essence de jasmin.

On introduit dans une cruche de grès une quantité suffisante de fleurs de jasmin, et l'on y verse de l'huile de ben en proportion assez grande pour qu'elles en soient recouvertes; on laisse macérer pendant 15 jours, en exposant ce vase, bien recouvert, toujours au soleil; on passe ensuite et on exprime légèrement; on remet l'huile dans la cruche avec la même quantité de fleurs, et quinze jours après, on passe de nouveau.

Enfin, en répétant une troisième fois cette opération, l'on obtient une huile que l'on filtre, et qui est très chargée de l'odeur du jasmin. Cette fleur ne peut se distiller.

On obtiendrait les mêmes résultats si, au lieu de l'huile de ben, on employait du saindoux pur et non rance.

La récolte de fleurs de jasmin se fait, en France, au mois de septembre ou d'octobre; cette cueillette se fait le matin.

Les fleurs que les pluies ont mouillées n'ont aucune valeur, 100 kilog. de fleurs donnent 12 à 13 grammes d'essence. L'essence vaut 500 francs les 31 grammes.

L'essence de jasmin est incolore ou jaunâtre; son odeur est extrêmement forte, presque étourdissante.

Essence de lis, de tubéreuse.

On prend 3 parties en poids de bonne huile d'olive, ou mieux d'huile de ben, et 1 de fleurs de lis, dont on a séparé les étamines ; on met le tout en infusion dans un pot de terre vernissé neuf. Au bout de quatre jours, on exprime au travers d'un linge, on remet ensuite l'huile dans le vase avec de nouvelles fleurs, et deux jours après, on les soumet à la presse et l'on filtre l'huile obtenue, qui est très odorante. Pour la dépouiller de l'eau de végétation qu'elle contient, on l'introduit dans un flacon que l'on bouche avec un bouchon de liège traversé dans tout le milieu par un tuyau de plume. En renversant ce flacon, l'huile, comme plus légère, gagne la surface, et l'eau occupe la partie inférieure. On la décante en débouchant le petit canal fait avec le tuyau de plume précité. La tubéreuse demande les mêmes procédés.

Les fleurs des tubéreuses ont une odeur suave et pénétrante. On peut en extraire, par expression, une bonne essence parfumée.

L'essence de lys peut se préparer par la méthode d'absorption et plus facilement encore par la méthode d'extraction.

On la prépare très peu ; les produits du commerce ne sont que des mélanges d'essences diverses.

Essence de narcisse.

Pour fixer l'odeur fugace du jasmin et des liliacées, il vaut mieux employer le procédé suivant. Le narcisse nous servira d'exemple : on place au fond d'un vase de terre ou de verre, ou dans une boîte de fer-blanc, alternativement, un lit de flanelle fine ou de coton en laine, imbibé d'huile de ben, et un lit de narcisses, et ainsi de suite, jusqu'à ce que le vase soit rempli, on ferme d'un couvercle, on renouvelle les fleurs jusqu'à ce que l'huile soit bien imprégnée de l'odeur des narcisses. On exprime ensuite de la flanelle ou du coton, l'huile que l'on traitera par l'alcool. Celui-ci se charge de l'odeur sans dissoudre l'huile.

Cette essence n'existe pas dans le commerce. Sous ce nom, ce que l'on rencontre dans le commerce n'est pas le vrai parfum de narcisse, mais un mélange d'essence approprié.

Essence de fleurs d'oranger, ou néroli.

Cette essence ne se fait qu'avec une quantité suffisante de fleurs fraîchement cueillies par un beau temps; il faut, s'il se peut, qu'elles soient blanches et épaisses, et n'employer que la feuille de la fleur qui compose la corolle.

On met les fleurs dans l'alambic jusqu'à son orifice, en y versant un peu d'eau et un peu de sel, de distance en distance. On pose l'alambic sur le bain-marie, à une chaleur d'abord douce, pour amortir la fleur et la fondre, et ensuite on pousse le feu un peu plus, les fleurs ne courant point risque d'être brûlées; on rafraîchit souvent, et le néroli viendra avec l'eau de fleurs d'oranger double.

Comme cette quintessence est huileuse, elle surnage. Le néroli est de couleur verte, mais, après quelques jours, il devient rougeâtre : pour le séparer d'avec l'eau, il faut renverser la bouteille, l'eau coulera la première, et le néroli viendra ensuite. On aura de l'eau de fleurs d'oranger superfine et du néroli parfait. Pour tirer l'essence ou néroli, il vaudra mieux se servir du récipient florentin.

Voici la règle générale pour la distillation de la fleur d'oranger : si l'on veut obtenir l'essence, on suivra le procédé ordinaire, en repassant les eaux de première distillation sur de nouvelles fleurs. Si l'on a, au contraire, le désir de préparer des eaux de fleurs d'oranger de bonne qualité, on retirera le cinquième seulement de la quantité d'eau mise dans la cucurbite.

L'essence d'oranger est rouge, âcre, très odorante.

La récolte des fleurs se fait en avril et en mai.

On distingue plusieurs variétés d'essences de néroli. La première, la plus importante, est celle obtenue avec le *citrus aurantium;* elle constitue le *néroli-pétale*. Le *néroli-bigarade* est préparé avec le *citrus bigaradia*, donnant l'orange de Séville.

Ces essences sont incolores quand elles sont fraîches; leur goût est amer. Vieilles, elles deviennent rougeâtres. On doit les conserver en vase clos, à l'abri de l'air et de la lumière.

Essence de petit-grain.

On compose aussi un néroli inférieur, que l'on nomme petit-grain, et qui se fait de la même manière, c'est-à-dire par distillation, mais avec moins de soin; l'on y met la fleur sans beaucoup de choix et sans l'éplucher. Il s'en fait encore un autre plus commun :

on ne met que les épluchures ou les petits orangeons, ou la feuille d'oranger. Ces sortes d'essences, quoiqu'ayant plus d'âcreté, ne sont pas sans mérite. On trouve toujours à les employer dans la parfumerie : fort souvent aussi, elles servent à la falsification des premières, c'est pourquoi il faut prendre garde quand on en achète.

Essence d'écorce d'oranges.

Cette essence, appelée essence de Portugal, est obtenue par l'expression de l'écorce d'oranges.

Elle est jaune d'or; son odeur est agréable et fraîche; elle est très employée pour la parfumerie bon marché.

Essence de géranium.

Appelée essence de *balma rosa*, essence de *géranium-rose*, cette huile est extraite en abondance en Algérie.

La plante qui fournit les meilleurs résultats, dit M. Alexandre Laplaîche, sous le double rapport de la culture et de la production, c'est assurément et de beaucoup le géranium-rosa, qui couvre aujourd'hui plus de 500 hectares de terrain et qui croît très rapidement. Ses feuilles donnent par la distillation, une huile essentielle qui a beaucoup d'analogie avec l'essence de rose et qu'on emploie souvent pour remplacer et même falsifier cette dernière. L'essence de rose, en effet, revient à un prix très élevé, car il faut environ 1,000 kilogrammes de pétales de roses pour obtenir, après distillation, 100 grammes d'essence; ce qui porte à environ 1,800 francs le kilogramme de cette essence. Or, avec 1,000 kilogrammes de feuilles de géranium, on peut produire 1,200 grammes d'essence, soit un rendement douze fois supérieur à celui des roses, et l'essence de géranium ne vaut que 250 francs le kilogramme. On comprend dès lors tout l'intérêt qu'ont les marchands à faire passer un produit pour l'autre. Et, puisque nous parlons de falsification, soyons sincère jusqu'au bout, et disons encore que l'essence de géranium est elle-même falsifiée par certains fabricants peu consciencieux, qui y incorporent ou y substituent une autre essence extraite d'une graminée des Moluques, l'*andropogon schœnanthus.* La production annuelle de l'essence de géranium, en Algérie, dépasse aujourd'hui 6,000 kilogrammes provenant, pour la plus grande partie, de la province d'Alger.

Ne quittons pas la province d'Alger sans mentionner la Trappe de Staouëli, située à quelques kilomètres de la baie de Sidi-Ferruch, où les Français débarquèrent en 1830, lors de la conquête. Cet établissement possède un terrain de 16 hectares consacré à la culture du géranium ; on y fait trois coupes chaque année et chacune de ces coupes donne environ 200 kilogrammes d'essence ; sept appareils à distiller fonctionnent pour la préparation de ces essences. Le combustible employé est le palmier nain provenant des défrichements. »

L'essence fournie par le géranium est légèrement citrine. Son odeur, sa saveur rappellent l'essence de rose. Elle se liquéfie à $+18^{\circ}$.

100 kilog. de feuilles donnent 1 kilog. d'essence. Cette essence vaut 200 à 250 fr. le kilog. quand elle est très pure. Elle est rarement pure.

Essence d'héliotrope.

On l'extrait des feuilles d'héliotrope par absorption ou extraction à l'éther de pétrole. Elle ne se trouve pas encore dans le commerce. Sous ce nom, on vend un mélange composé, dont nous avons donné la composition au chapitre des *Essences artificielles*.

Essence de lilas.

On l'extrait du lilas perse (*syringa vulgaris*). On prépare cette essence par absorption ou par extraction. Elle est jaune et possède une forte odeur.

Essence d'acacia.

On les extrait de l'acacia farnèse, arbrisseau de 1 m. 50 de haut. Les fleurs jaunes sont ramassées en août et novembre. L'essence est jaune verdâtre, a la consistance sirupeuse ; on la rencontre très rarement dans le commerce.

Essence d'ambre.

Produit de la distillation sèche de l'ambre brut. C'est un liquide incolore ou jaunâtre ayant une odeur désagréable.

Essence de fougère mâle.

Obtenue par la distillation de la racine avec de l'eau. 100 kilog. de ces racines donnent 45 grammes d'essence.

C'est un liquide clair, de densité 0,85, distillant entre 140 et 250 degrés.

Essence d'anis.

Elle est incolore ou faiblement jaunâtre. Elle se solidifie à 10 ou 15° en une masse blanche cristalline. On la falsifie avec de la paraffine pour la rendre plus solidifiable, ou encore avec du blanc de baleine. L'essence de paille d'anis se solidifie à une température bien plus élevée encore que l'essence d'anis elle-même.

Essence d'angélique.

Pour obtenir cette essence, on suit les principes indiqués pour l'extraction par la distillation.

Essence de menthe.

On prend la menthe en fleurs séparées de leurs tiges, et on distille avec deux fois et demie son poids d'eau : on pousse vivement à l'ébullition, et quand on a obtenu une quantité d'eau égale à celle de la menthe, on ôte cette plante de la cucurbite : on y met ensuite une égale quantité de menthe nouvelle, et on verse l'eau de menthe qui a passé à la distillation. On continue ainsi tant qu'il y a de la menthe à distiller, et on reçoit le produit dans un récipient florentin.

L'essence de menthe concrète qu'on trouve depuis quelque temps dans le commerce paraît être, d'après M. Gorup-Basanez, du camphre de menthe, auquel on ajoute 13 à 14 pour 100 de sulfate de magnésie, pour lui donner un plus bel aspect cristallin.

L'essence de menthe s'extrait de trois qualités de menthes : de la menthe poivrée, de la menthe verte et de la menthe crépue.

On extrait aussi, des feuilles et des sommités fleuries, une essence verdâtre d'une odeur pénétrante, cristallisant à 0°, de densité 0,912. 560 kilog. de tiges donnent 1 kilog. d'essence et 36 litres de menthe. 100 kilog. de feuilles fraîches fournissent 15 kilog. de feuilles sèches.

La fabrication de l'essence de menthe se fait principalement en Angleterre et en Amérique.

L'essence de menthe est falsifiée avec l'essence de menthe sauvage, avec l'essence de lavande et avec l'essence de térébenthine.

Essence de marjolaine.

On la traite comme l'essence de menthe, mais la saison influe beaucoup sur la quantité du produit. Baumé a recueilli : 1° au mois de juillet 1760, 45 décag. d'essence pour 75 kilog. de marjolaine ; 2° en août 1766, 125 grammes pour 50 kilog. ; 3° et en juin 1766, 110 grammes pour 78 kilog. Les proportions d'huile volatile sont donc très variables dans cette plante, qui, lorsqu'elle est sèche, produit encore moins.

Son odeur est très fortement aromatique, suave et pénétrante.

Essences de lavande, de romarin.

On extrait ces essences par les moyens précédemment indiqués.

La lavande a une odeur vive et pénétrante, une saveur chaude et un peu amère.

Elle fournit une essence jaune ou citrine lorsqu'elle est pure. L'odeur de l'essence est moins agréable que celle de la plante. Elle contient un camphre particulier. En vieillissant, elle acquiert un parfum plus fin et plus suave. On la falsifie avec l'essence de *lavandula spica.*

L'essence de romarin est obtenue par la distillation des fleurs de romarin. Elle est jaunâtre, très fluide ; la rectification la rend incolore. Sa densité est

0,887. 100 kilog. de feuilles donnent 200 grammes d'essence. On la falsifie avec l'essence de térébenthine.

Essences de thym, de serpolet, de basilic.

Pour obtenir d'excellente essence, il faut que le thym soit bien fleuri, qu'on le cueille par un temps sec et chaud. L'on emploie la fleur et non le corps de la plante.

On prend 4 litres d'eau pour 1 kilog. de fleurs; lorsque l'alambic est plein, on le lute hermétiquement, et on le tient sur un petit feu pendant 6 heures au moins. Il faut faire en sorte que la chaleur ne soit pas trop forte, et même, il faut qu'on puisse tenir la main sur l'alambic sans être incommodé.

Après cet intervalle de temps, on retire l'alambic du feu, et on ne le débouche que lorsqu'il est entièrement refroidi. On passe le tout dans un linge fort, et on le presse afin d'en faire sortir l'eau imbibée d'essence.

Si l'on a retiré 10 litres de produit, l'on y ajoute 1 kil. 500 de fleurs de thym, que l'on met en infusion pendant le même espace de temps. Ensuite, on place l'alambic sur le feu au bain-marie, après l'avoir recouvert de son chapiteau. On a soin que la distillation s'opère rapidement; pour cela, il faut la mettre sur un feu assez ardent.

Si les essences ne suivent plus les flegmes, la distillation est faite; alors, on sépare ces essences des flegmes, et on les met dans des bocaux.

On travaille exactement de même pour l'essence de serpolet.

L'essence de basilic se prépare avec les feuilles de cette plante.

L'essence de thym est très odorante, âcre et d'un rouge brun. Les essences de thym et de serpolet sont très semblables entre elles.

Elles entrent dans la confection des parfumeries bon marché.

L'essence de basilic est jaune doré et d'une odeur suave ; elle rougit un peu en vieillissant.

Essence d'hysope.

Mêmes opérations que pour les essences de thym et de serpolet.

Cette essence est incolore, se colore rapidement en jaune à l'air.

Essence de girofle.

On prend :

Girofle bien aromatique concassé. .	5 kil. 500
Eau pure.	10 litres.
Sel commun.	500 gram.

On laisse en macération pendant 12 heures, et on distille ensuite jusqu'à ce que la liqueur passe claire dans le récipient, dont le col doit être long. La liqueur laiteuse obtenue abandonne bientôt l'essence, qui, se trouvant beaucoup plus pesante que l'eau, va au fond du vase : on la sépare de ce liquide, et on la conserve pour l'employer à de nouvelles distillations sur d'autres girofles. Cette eau, tenant ainsi un peu d'huile en dissolution, est avantageuse, mais son emploi ne peut vous dispenser de choisir des girofles bien odorants. Nous le recommandons, parce qu'il est des distillateurs de mauvaise foi, qui vendent des girofles déjà distillés, après les avoir aromatisés avec un peu de cette essence.

L'essence de girofle est d'une couleur jaunâtre, d'une odeur très suave, d'une forte saveur de girofle. Nous avons déjà vu, et nous verrons encore, qu'elle est employée comme odontalgique et comme parfum. A l'air, elle devient brune et sirupeuse. Elle est plus lourde que l'eau et elle possède la propriété de rester liquide.

Essence de cannelle, de sassafras.

Ces bois, comme tous les bois exotiques odorants employés par le parfumeur, doivent être traités d'après les principes indiqués pour obtenir une distillation parfaite. Ils devront être récents, autant que possible.

On retire de 500 grammes de cannelle, lorsqu'elle est nouvelle, plus de 12 grammes d'huile essentielle, mais très peu, lorsqu'elle est vieille. Aussi l'essence de cannelle, que vend la compagnie hollandaise, est-elle distillée à Ceylan ou à Batavia.

On prend de la cannelle de Ceylan, ou mieux celle de la Chine, qui, quoique inférieure, est regardée comme plus riche en essence ; on la concasse et on la fait macérer pendant un jour dans environ dix fois son poids d'eau ; on y ajoute du sel marin, et on distille rapidement ; on cesse l'opération quand on aperçoit que l'eau qui passe n'est plus laiteuse ; on sépare l'essence de la première eau qui surnage, étant plus légère que celle-ci, puis on distille à nouveau jusqu'à quatre fois de suite sur la même cannelle, afin d'en extraire entièrement l'essence.

On connaît deux sortes d'essences de cannelle : 1° celle qui provient de la cannelle de Ceylan et qui est la plus rare et la plus estimée : elle coûte, prise en gros à Paris, de 40 à 50 fr. les 30 grammes ; 2° celle de la Chine, dont le prix est de 8 à 10 fr. et dont l'odeur est moins agréable. Elle est de consistance moyennement sirupeuse, jaune d'or ou brun rougeâtre. Elle s'oxyde rapidement à l'air, devient brune et se cristallise.

L'essence de fleurs de cannelle ressemble à l'essence d'écorce.

L'essence de feuilles de cannelle se rapproche de l'essence de clous de girofle.

L'essence de sassafras est jaune, de goût poivré. Elle se cristallise par refroidissement ; son odeur rappelle celle de l'essence de fenouil.

Essences de citron et des autres fruits à écorce, bergamote, cédrat, etc.

Ces essences s'obtiennent : 1° par expression ; 2° par distillation.

1° Dans le premier cas, ainsi qu'en Italie, en Provence et en Portugal, on râpe l'épiderme de l'écorce fraîche du zeste, afin de déchirer les vésicules qui renferment l'huile. On ramasse ensuite cette sorte de pulpe, et on l'exprime dans un sac en crin, entre des glaces inclinées. Ces essences déposent, par le repos, un peu de parenchyme qu'elles avaient entraîné. Lorsqu'elles sont devenues très claires, on les conserve dans un flacon bien bouché. Ces huiles essentielles, jaunes, très odorantes, deviennent bientôt épaisses, ne se dissolvent pas entièrement dans l'alcool, graissent les étoffes et acquièrent à la longue, une odeur désagréable.

2° Par la distillation, au contraire, ces huiles ou essences sont blanches, fluides, d'une odeur un peu moins suave, mais beaucoup plus solubles dans l'alcool ; elles se conservent plus longtemps et enlèvent les taches graisseuses sur les étoffes.

L'essence de bergamote est de couleur vert pâle et possède une forte odeur. Elle s'oxyde facilement à l'air, et donne un produit ayant l'odeur de l'essence de térébenthine.

L'essence de citron est jaune, liquide, d'une odeur forte et rafraîchissante. Au contact de l'air, elle prend une odeur d'essence de térébenthine et se résinifie.

L'essence de limon ressemble à l'essence de citron.

Essence distillée de citron.

On coupe, par petits morceaux, une douzaine de citrons avec le jus et l'écorce, que l'on met dans un pot bien couvert, avec un litre et demi d'eau tiède ; on les laisse infuser jusqu'au lendemain sur la cendre chaude ou à l'étuve; ensuite, on met le tout ensemble dans un alambic pour le faire distiller ; après la distillation, on met dans une bouteille de verre pour laisser reposer. Comme l'essence est plus légère que l'eau qui a passé à la distillation, elle monte sur l'eau ; pour les séparer l'une d'avec l'autre, on met le pouce sur le trou de la bouteille, et on la renverse sens dessus dessous ; l'essence remonte vers le fond de la bouteille, et l'eau se trouve du côté de votre doigt, que vous soulevez un peu pour lui donner passage jusqu'à ce qu'elle soit toute sortie, et votre essence restera seule dans la bouteille. Un récipient florentin dispense de cette manœuvre.

Essence d'amandes amères.

Amandes amères.	10 kilog.
Eau.	20 litres.
Sel commun.	1 kilog.

Après avoir exprimé l'huile des amandes amères, on délaie le tourteau dans l'eau pour en faire une bouillie qu'on laisse macérer pendant 24 heures dans la cucurbite avant de distiller à la vapeur, qu'on fait arriver en barbotage, et l'on continue jusqu'à ce qu'il ne passe plus rien. On sépare l'essence, on remet de l'eau dans la cucurbite et l'on distille de nouveau, pour recueillir une nouvelle quantité d'essence que l'on mélange à la première.

L'essence d'amandes amères du commerce est toujours étendue de 7 parties d'alcool rectifié.

On remplace souvent, dans la parfumerie, l'essence d'amandes amères par l'essence de mirbane, produit de la réaction des acides nitrique et sulfurique sur la benzine.

L'essence d'amandes amères prend naissance dans les amandes amères par l'action d'un ferment particulier appelé la *synaptase*, sur une substance cristallisée appelée l'*amygdaline*, toutes deux contenues dans ces amandes. L'amygdaline est une substance blanche, se cristallisant en paillettes brillantes et soyeuses qui, à la température de 120° C., perd 6 équivalents d'eau qu'elle renferme. La synaptase est blanche, insipide et presque inodore, soluble dans l'eau, dont elle est précipitée par l'alcool. Coagulée par la chaleur ou l'alcool, elle n'a plus d'action sur l'amygdaline. Ce sont ces deux substances qui, en réagissant l'une sur l'autre, engendrent l'essence d'amandes amères.

Cette essence est liquide, de consistance huileuse, incolore, très réfringente, d'une saveur âcre et aromatique, possédant l'odeur qui caractérise les amandes amères. Sa densité est égale à 1,045, et elle bout à 180°. Elle est peu soluble dans l'eau, mais elle l'est en toute proportion dans l'alcool et l'éther. A la chaleur rouge, elle se dédouble en benzine et en oxyde de carbone.

M. Kolbe a observé que lorsqu'on fait digérer l'amalgame de sodium solide avec une solution saturée d'acide benzoïque, en ayant soin de maintenir la liqueur légèrement acide à l'aide de l'acide chlorhydrique, celui-ci se convertit partiellement en essence d'amandes amères.

Si l'on réfléchit que l'acide benzoïque, qui se prépare principalement en Allemagne avec l'urine des herbivores, est à un prix peu élevé et pourrait encore être réduit, que le sodium est aujourd'hui une matière abondante, et que le mercure peut servir indéfiniment, on concevra sans peine que l'on pourra prochainement fabriquer de toutes pièces l'essence d'amandes amères, qui est une des principales matières premières de la parfumerie, et remplacer, par un produit véritable, la fausse essence ou nitrobenzine, qui ne fournit que des produits secondaires (Voyez *Essences artificielles.*)

Les chimistes ont démontré que l'essence d'amandes amères est un mélange d'*hydrure de benzoïle*, d'*acide cyanhydrique* et de *glycose*. Ces produits proviennent de l'amygdaline renfermée dans les amandes, sous l'influence d'un ferment particulier, auquel on a donné le nom d'*émulsine*, qui se trouve aussi tout formé dans les amandes.

Lorsqu'on prépare l'essence d'amandes amères, on ne prend pas généralement les précautions nécessaires pour opérer cette décomposition de l'amygdaline, et les rendements varient, par ce motif, d'une opération à une autre.

E. Pettenkoffer a recherché quelles sont les conditions à observer pour éviter ces diverses variations ; voici la marche qu'il conseille de suivre pour extraire pratiquement toute l'amygdaline que renferment les amandes.

Les amandes sont concassées, puis soumises à l'action de la presse afin de les débarrasser de l'huile qui, sans cela, s'oppose à leur pénétration par l'eau. Cette huile peut être extraite sans aucun inconvénient, ni pour le rendement en essence, ni pour la qualité de celle-ci. On obtient ainsi des gâteaux qu'on broie et que l'on traite par l'eau bouillante, sauf environ le huitième en poids, qui n'est ajouté que lorsque la matière a été traitée par l'eau bouillante et refroidie. Cette petite quantité est suffisante pour fournir l'émulsine nécessaire pour opérer la transformation de l'amygdaline. On laisse reposer le mélange pendant douze heures, et on procède à la distillation. La quantité d'essence varie du simple au double, suivant qu'on distille des liquides macérés ou non.

Essence de pyrole.

La pyrole est une espèce de bruyère naine, très odorante et toujours verte; elle pousse en grande abondance dans les bois et les marais desséchés de l'Amérique du Nord. La distillation de cette bruyère donne une huile essentielle, nommée huile de pyrole, qu'on importe en Europe pour servir à la parfumerie. L'huile de pyrole, étendue d'alcool et distillée avec une partie de camphre, se transforme en un parfum très agréable.

Essence de bois de rose et de bois de Rhodes.

Le bois du *convolvulus scoparius* fournit, par la distillation, une essence qui sert à falsifier l'essence de rose. Le bois connu dans l'ébénisterie sous le nom de bois de Rhodes, fournit à la parfumerie une essence de ce nom qu'il ne faut pas confondre avec la précédente.

Cette essence est jaune-clair. On la remplace généralement par l'essence de géranium-rosa.

Essence de vétiver.

Le vétiver, racine de plusieurs espèces d'*andropogon* de la famille des graminées, fournit une essence plus légère que l'eau, d'une odeur agréable, bouillant à 140° C., qu'on peut utiliser dans la parfumerie.

C'est un produit sirupeux brun, dont l'odeur persiste pendant longtemps.

Essence de citronnelle.

On la retire d'une variété d'andropogon de Ceylan. On cueille les feuilles pendant la floraison. 100 kilog. de feuilles donnent 150 grammes d'essence rappelant l'odeur du citron.

Essence de schœnanthe.

Elle nous vient de l'Inde. Elle est incolore, possède une odeur rappelant celle du géranium. Elle sert à falsifier l'essence de cette dernière.

Essence de sureau.

On la prépare comme l'essence de lilas. Il faut employer les fleurs très fraîches.

Essence de jonquille.

On la retire des fleurs jaunes et petites de cette plante. Elle a un parfum délicat. On doit se servir de l'extraction ou de l'enfleurage.

Essence de réséda.

Les fleurs du réséda donnent une essence très suave et très agréable. On doit procéder par enfleurage ou extraction.

Essence de violette.

On l'extrait des fleurs fraîches de la violette. On doit opérer comme pour le réséda. C'est un parfum suave, mais fugace.

Essence de giroflée.

Mêmes remarques que pour la violette.

Essence de magnolia.

Mêmes observations que pour le lis et la violette.

Essence de mélisse.

C'est une des essences les plus chères qui se trouvent dans le commerce. Elle n'entre que dans la préparation des parfums spéciaux. Son odeur a une analogie avec celle du citron.

Essence d'œillet.

On ne retire pas l'essence de l'œillet pratiquement. Sous ce nom on vend des mélanges de parfums.

Essence de myrte.

L'essence de myrte est verdâtre et très mobile, on ne la trouve pas facilement dans le commerce.

On vend, sous ce nom, des mélanges d'essences.

Essence de patchouli.

On la prépare par la distillation des feuilles sèches. Lorsqu'elle est fraîchement préparée, elle est brune, épaisse et possède une forte odeur, même désagréable; fortement diluée, elle a, au contraire, une odeur assez agréable.

Essence de syringa.

C'est une essence qui se rapproche du jasmin; elle ne se prépare pas à l'état de pureté, mais sert à préparer la pommade de fleurs d'oranger du commerce.

Essence de santal.

C'est un liquide brun ayant un goût très prononcé, mais très agréable. On l'emploie dans différentes formules de parfums et d'encens.

Essence de vanille.

L'essence de vanille est le principe odorant de la vanille. C'est une substance cristalline, fondant à 76° et ayant une odeur agréable.

Essence de verveine.

Essence jaune, à odeur de citron, très agréable. On la falsifie avec l'essence de schœnanthe.

Essence de Ylang-Ylang.

Essence qui nous vient de Manille. Elle est liquide, jaunâtre et composée d'un mélange de plusieurs essences.

§ 4. MONOGRAPHIE DES ESSENCES *par* MM. WITSTEIN *et* VON MUELLER.

Nous extrayons ces notes des *Annales du Génie civil*, publiées en 1880. Les renseignements sur les huiles végétales étant peu nombreux, nous croyons utile de reproduire ce document, qui a été emprunté au *Journal of applied science* ; il viendra compléter tout ce que nous avons déjà dit sur la matière.

Huile de achillea millefolium (achillée, millefeuille). — On l'obtient par distillation avec l'eau. L'huile des fleurs est bleu foncé, de réaction sous-acide et d'un poids spécifique de 0,92. L'huile de l'herbe est également bleue et d'une couleur plus sombre que l'huile de camomille ; elle est épaisse, presque aussi consistante que le beurre à froid, jouit d'une odeur forte, d'un goût semblable à celui de l'herbe, et possède, après un court brûlement, une densité de 0,852 à 0,917. L'huile des fruits est verdâtre. L'huile de la racine est incolore ou légèrement jaunâtre ; elle a, comme la valériane, un mauvais goût, mais non pénétrant ou ardent; elle est plus légère que l'eau.

Huile de achillea moschata (huile de genipi). — On l'obtient en distillant l'herbe, avant floraison, avec de l'eau. Liquide clair-jaunâtre, d'une odeur très agréable, fortement éthérée et d'un goût amer et chaud. Bout de 180 à 210°.

Huile de achillea nobilis (millefeuille éclatante). — On l'obtient par distillation aqueuse de l'herbe, des fleurs ou des fruits. Jaune pâle, épaisse ; d'une odeur très forte, analogue, quoique plus fine, à celle de l'huile de millefeuille, et rappelant un peu en même temps celle du camphre; d'un goût un peu amer, aromatique et camphré ; d'une densité de 0,97 à 0,98. Elle se dissout rapidement dans l'alcool.

Huile de acorus calamus (acore odorant). — On l'obtient par distillation du rhizome avec l'eau. D'un jaune pâle allant jusqu'au foncé; d'une odeur fortement pénétrante, semblable à celle de la racine et d'un goût amer, brûlant, légèrement camphré; d'une densité de 0,89 à 0,98; elle se dissout rapidement dans l'alcool; bout à 195°, après que la partie la plus volatile (probablement un hydrocarbure isomère avec l'essence de térébenthine) s'est dégagée.

Huile de aleurites tribola (kukene, arbre à cire). — Huile fixe obtenue en faisant bouillir les graines avec de l'eau. Légère, inodore et sans goût. Elle agit comme un purgatif doux.

Huile de allium sativum (ail) = C^6H^5S. — On l'obtient par distillation des bulbes avec l'eau. On la retire aussi des feuilles du *sisymbrium alliaria* et mélangée avec l'huile de moutarde, des herbes et des graines du *thlaspi arvense* et d'autres crucifères. Cette huile, comme celle de la moutarde, semblerait ne pas exister, déjà formée, dans le végétal (elle ne l'est certainement pas dans les plantes crucifères), et se formerait par l'action de l'eau. A l'état brut, elle est d'une couleur jaunâtre et jouit d'une odeur alliacée intense; plus lourde que l'eau, elle s'y dissout lentement. Elle est en partie décomposée à la rectification, et une huile = C^6H^5S s'écoule à l'état d'un liquide jaune pâle ou incolore, d'un grand pouvoir réfringent et d'une odeur moins nauséabonde; elle est plus légère que l'eau, sans action sur le potassium métallique; soluble dans l'acide sulfurique froid concentré avec couleur rouge pourpre, passant au bleu indigo foncé avec le gaz hydrochlorique, et précipitant beaucoup de sulfure d'argent d'une solution de nitrate.

Huile de alpinia galanga, A. officinarum (souchet). — On l'obtient des tubercules par distillation avec l'eau.

Son odeur ressemble à celle de l'huile de cajeput; elle est plus légère que l'eau, se dissout rapidement dans l'alcool et a une constitution analogue à celle de l'huile de cajeput.

Huile de andropogon (barbon, jonc odorant). — On l'obtient par distillation aqueuse de *A. iwarancusa, A. calamus, A. citratus, A. Martini, A. schœnanthus, A. muricatus.* Incolore ou jaunâtre, claire, d'une odeur pénétrante, aromatique, semblable à celle des roses, mais plus faible, d'un goût âcre, analogue à celui du citron, de réaction neutre, plus légère que l'eau, bout à 147° et au-dessus. Cette huile est un mélange de différentes huiles. Elle donne un composé solide avec une solution de bisulfide de soude.

Huile d'anime. — On l'obtient par la distillation de la résine. Limpide, avec une odeur forte, mais non désagréable, et d'une saveur chaude.

Huile d'anthemis nobilis (camomille).— On l'obtient par distillation aqueuse des fleurs. Bleu ou verdâtre, c'est un mélange d'un hydrocarbure $C^{20}H^{16}$ et des acides angélique et valérianique qui, en rectifiant l'huile, restent avec la lessive potassique. L'hydrocarbure a une odeur agréable, qui ressemble à celle du citron; il bout à 175°.

Suivant Demarçay, l'huile de camomille est un mélange de plusieurs éthers composés, principalement d'angélates et de valérates, de butyl et d'amyl.

Huile de apium graveolens (céleri). — On l'obtient par distillation aqueuse des feuilles et des fruits. Incolore ou jaune pâle, d'une odeur pénétrante, d'un goût douceâtre et chaud, d'une densité de 0,881 ; elle se dissout rapidement dans l'alcool.

Huile de archangelica officinalis (angélique). — On l'obtient par distillation aqueuse de la racine. Incolore, plus légère que l'eau, d'une odeur pénétrante et d'un goût semblable à celui de la racine.

Huile de argomene mexicana. — Huile grasse obtenue en pressant les graines. D'un jaune clair, encore liquide à 5°, d'une odeur légèrement nauséabonde et d'un goût cru, siccative, elle se dissout en cinq ou six fois son volume d'alcool de 90 pour 100, prend une couleur noir sale avec l'acide sulfurique concentré, une couleur rouge avec l'acide nitrique, et se saponifie aisément.

Huile de aristolachia serpentaria. — On l'obtient par distillation aqueuse de la racine. D'un brun clair, plus légère que l'eau, elle a le goût et l'odeur de la valériane et du camphre.

Huile d'arnica montana. — On l'obtient en distillant avec de l'eau, les fleurs et la racine. La première est bleu ou vert brunâtre, la seconde est d'un jaune brun.

Huile d'artemisia absynthium (armoise) $= C^{20}H^{16}O^{2}$. — On l'obtient par distillation aqueuse des feuilles et des fleurs. D'un vert foncé, elle a le goût et l'odeur de la plante; d'une densité de 0,973, elle bout à 205° et se dissout rapidement dans l'alcool. Lorsqu'on la distille avec une autre huile volatile, elle lui cède la matière colorante.

Huile d'artemisia cina et A. sieberi (santoline) $= C^{24}H^{20}O^{2}$. — On l'obtient par distillation aqueuse des fleurs. Incolore ou jaunâtre, elle sent la pharmacie, a un goût âcre, ardent, aromatique, est neutre, jouit d'une densité de 0,925 à 0,945, bout à 175° après rectification. C'est un mélange de cinæbene $= C^{20}H^{16}$, de cinæbenstearoptène $= C^{20}H^{18}O^{2}$, et d'un peu de propionate de propyle.

Huile d'artemisia dracunculus (estragon). — On l'obtient en distillant les feuilles avec de l'eau. Elle a une densité de 0,935 et bout de 200 à 206°. Elle consiste entièrement ou complètement en anethol.

Huile d'artemisia vulgaris (armoise commune, herbe de la Saint-Jean). — On l'obtient en distillant la racine avec de l'eau. D'un jaune verdâtre pâle, ressemblant au beurre, cristalline, d'une odeur particulière pénétrante, d'un goût nauséabond, qui est brûlant d'abord, puis réfrigérant, neutre, plus légère que l'eau, rapidement soluble dans l'alcool.

Huile d'assa-fœtida. — On l'obtient par distillation avec de l'eau. Jaunâtre, plus lourde que l'eau, d'une odeur fortement alliacée, elle se dissout en proportion considérable dans l'eau, et complètement dans l'alcool ; elle bout de 130 à 140°. C'est un mélange des deux huiles $C^{12}H^{11}S$ et $C^{12}H^{11}S^2$.

Huile d'asarum europæum. — On l'obtient en distillant la racine avec de l'eau. Jaunâtre, un peu épaisse, plus légère que l'eau (suivant d'autres observations, d'un poids spécifique de 1,018), elle a l'odeur de la valériane, un goût âcre, ardent, neutre et contient de l'oxygène.

Huile d'aspidium filix mas (fougère mâle). — En traitant l'extrait éthéré des tubercules avec de l'eau renfermant de l'ammoniaque, l'acide filicique passe dans l'eau, tandis que l'huile reste dans l'éther et peut être obtenue par évaporation. Cette huile est d'un vert d'herbe foncé, plus épaisse que l'huile d'olive, d'un goût doux, puis rance, elle a l'odeur de la racine et reste liquide à des températures bien inférieures à 0°.

Huile d'atkerosperma moschatum (sassafras d'Australie). — On l'obtient par distillation aqueuse de l'écorce. Claire, onctueuse, d'un jaune pâle à l'état frais, devient d'un brun jaunâtre en vieillissant. Son odeur ressemble à celle de l'huile de sassafras mélangée avec du cumin des prés. Son goût est d'un amer aromatique et piquant sur la langue. Sa densité est de 1,04; elle bout à une température de 230 à 245°.

Huile d'atropa belladonna (belladone). — On l'obtient en pressant les graines. Un peu plus épaisse que l'huile de graine de lin, inodore, douce au goût, d'une densité de 0,925, elle sèche lentement, devient très épaisse et trouble à — 16° et se congèle complètement à — 27°.

Huile de baume de copahu = $C^{20}H^{16}$. — On l'obtient par distillation aqueuse. Cette huile est incolore, claire, d'une odeur semblable à celle du baume, d'un goût âcre, persistant et amer. Sa densité est de 0,88 à 0,91; elle bout à 245°.

Huile de baume du Pérou = $C^{32}H^{14}O_4$ ($C^{14}H^7O$ + $C^{18}H^7O_3$), cinnaméine ou cinnamate de benzyle. — On fait bouillir le baume avec une solution de soude et on lave à l'eau. Le reste se sépare en une résine et en un liquide brun jaune. On chauffe ce liquide à 170°, on le distille à la vapeur d'une même température et on dessèche le distillé avec du chlorure de calcium. On obtient une huile incolore, d'un grand pouvoir réfringent, liquide à — 12°; elle a une odeur faible, agréable et un goût aromatique âcre; sa densité est de 1,098; elle est de réaction neutre, bout de 340 à 350° et se distille en se décomposant en partie; elle se dissout à peine dans l'eau, et complètement dans l'alcool et l'éther; elle est décomposée par la lessive potassique en alcool de benzyle et en cinnamate de potasse.

Huile de betula alba (bouleau). — On l'obtient en distillant les feuilles avec de l'eau. Incolore, claire, d'une odeur balsamique agréable, analogue à celle des jeunes feuilles de bouleau ou de roses, d'un goût douceâtre d'abord, et puis particulièrement balsamique, âcre et ardent, elle devient un peu trouble et épaisse à 0°, mais ne se solidifie et ne se cristallise pas même à — 10° ; elle est plus légère que l'eau, et elle se dissout dans 8 parties d'alcool de 0,850. Il ne faut pas la confondre avec l'huile d'écorce de bouleau que l'on obtient par distillation sèche et qu'on emploie dans la préparation du cuir odorant de Russie.

Huile de brassica alba et B. nigra (moutarde). — Huile fixe obtenue par la pression des graines. Elle est jaune, d'une densité de 0,917 à 0,920, d'une odeur et d'un goût doux, s'épaissit à — 12° et n'est pas siccative. Elle contient les glycérides des acides érucique et sinapoléique.

Huile de brassica nigra = $C^8H^5 + Az\ S^2$. — On l'obtient par distillation avec de l'eau, mais elle n'existe pas auparavant. On obtient également des huiles de composition semblable, mais non encore définie, avec la racine du *cochlearia armoracia* et du *sisymbrium alliaria*, ainsi qu'avec l'herbe du *cochlearia officinalis*, et avec l'herbe et les graines de l'*iberis amara*. On obtient les mélanges d'huiles de moutarde, d'ail, de l'herbe et des graines du *thlaspi arvense*, des graines de *nasturtium officinale, thlaspi bursa pastoris*, et des huiles particulières qui contiennent du soufre, fournies par *lepidium sativum*, *raphanus sativus*, etc. Cette huile est incolore ou jaunâtre, elle a une odeur très forte et un goût de moutarde, sa densité est de 1,01. Elle se dissout faiblement dans l'eau, complètement dans l'alcool et l'éther; attaque violemment le potassium métallique et, chauffée avec du monosulfure de potassium, se décompose en sulfocyanure et huile d'ail; absorbe beaucoup d'ammoniaque et est convertie en une masse cristalline blanche de thiosinamine = $C^8H^8A^2S^2$.

Huile de bursera gemmifera = $C^{20}H^{16}$. — On l'obtient en distillant la résine gomart (une exsudation de la tige) avec de l'eau. Elle est semblable à l'huile de térébenthine.

Huile de camelina sativa. — On la produit en pressant les graines ; elle est plus épaisse que l'huile de chènevis, d'une densité de 0,925, elle gèle à — 19°, fournit des savons mous et sèche à l'air.

Huile de canella alba (cannelle blanche). — On l'obtient par distillation aqueuse de l'écorce. C'est un mélange d'acide caryophyllique (eugénique), huile semblable à celle du cajeput, et oxygénée.

Huile de cannabis sativa (chanvre). — L'huile fixe est obtenue en pressant les graines. Elle est d'abord d'un jaune verdâtre ou brunâtre, elle devient jaune à l'air, a un goût doux et une densité de 0,927, elle se dissout dans 30 parties d'alcool froid et en toute proportion d'alcool absolu bouillant, se saponifie difficilement, et ses savons ne sont pas aussi mous que ceux de l'huile de graine de lin; elle appartient à la classe des huiles non siccatives.

On obtient l'huile volatile en distillant l'herbe avec de l'eau. Cette huile est d'un jaune pâle, a l'odeur de l'herbe verte, un goût aromatique non brûlant, mais pénétrant, et est plus légère que l'eau. Suivant Personne, elle consiste en deux hydrocarbures, l'un liquide (cannabène = $C^{18}H^{20}$), l'autre solide, formant des plaques cristallines (hydrure de cannabène = $C^{18}H^{32}$).

Huile de carapa guanensis. — On l'obtient en distillant les graines avec de l'eau. Incolore, onctueuse, d'un goût très amer, elle se solidifie à 4°.

Huile de carum carvi (carvi). — On l'obtient par la distillation aqueuse du fruit. Incolore ou jaune pâle, claire, d'un goût fort et d'une odeur semblable à celle du fruit, d'une densité de 0,91 à 0,97, elle commence à bouillir à 175°, le carvène passant, tandis que le carvol ne se distille qu'à 232°.

Huile de carum petroselinum (persil) = $C^{20}H^{16}$. — On l'obtient, outre un stéaroptène moins volatil (stéaroptène-persil), en distillant les graines avec de l'eau. Fraîchement distillée, elle est d'un jaune verdâtre ; rectifiée, elle est incolore, claire, sent la plante ; elle est d'une densité de 1,01 à 1,04, se solidifie entre 2 et 8°, bout entre 160 et 170° et se dissout complètement dans l'alcool.

Huile de chenopodium ambrosioïdes (thé mexicain). — On l'obtient par distillation aqueuse de l'herbe. Jaune pâle ou verdâtre, incolore quand elle est rectifiée, très claire, d'un grand pouvoir réfringent, elle a l'odeur forte de l'herbe et un goût fortement aromatique et refroidissant, comme la menthe poivrée ; sa densité est de 0,902 ; elle bout à 179 ou 181° et se dissout complètement dans l'alcool.

Huile de chrysanthemum parthenicum (pyrèthre). — On l'obtient en distillant avec de l'eau, l'herbe en fleur. Verdâtre, elle dépose à la surface du stéaroptène persistant, et se distille entre 165 et 220°.

Huile de cinnamomum Burmani (cannelle de Birmanie). — On l'obtient par la distillation aqueuse de l'écorce. Elle consiste en huile légère, en huile lourde et en stéaroptène. La première est incolore, fluide, a l'odeur du sassafras. L'huile lourde est plus épaisse, elle a, comme la première, un goût âcre, cuisant, mais une odeur faible ; elle est moins volatile et devient consistante à — 10°, mais non cristalline. Le stéaroptène est blanc, pulvérulent, inodore, presque insipide et plus lourd que l'eau.

Huile de cinnamomum camphora (camphre) = $C^{20}H^{16}O^{2}$.— Elle existe dans toutes les parties du *cinnamomum camphora.* On l'obtient en distillant avec de l'eau et en sublimant le produit brut. C'est une substance visqueuse, blanche, transparente ou translucide, de structure granuleuse à cristaux de forme octaédrique ; d'un goût particulier, pénétrant et amer, aromatique, d'une densité de 0,988 à 0,998 à la température ordinaire de 1,000 à 0°, elle fuse à 175°, bout à 204° et se sublime sans se décomposer ; elle se dissout dans 1000 parties d'eau, très vite dans l'alcool, l'éther, l'esprit de bois, l'acétone et les huiles.

Huile de cinnamomum culibaban. — On l'obtient comme l'huile précédente. Incolore, elle a l'odeur de l'huile de cajeput et de gérofle mêlées et elle est plus lourde que l'eau.

Huile de cinnamomum zeilanicum et C. cassia (cannelle) = $C^{18}H^{8}O^{2}$. — On l'obtient par distillation aqueuse de l'écorce et des fleurs de la première plante et de l'écorce de la seconde. Jaune, incolore après rectification, d'une odeur agréable et du goût brûlant de la cannelle, elle a une densité de 1,008, et bout à 220°. Un stéaroptène = $C^{56}H^{29}O^{10}$, s'élève lentement de l'huile et apparaît, après recristallisation dans l'alcool, sous la forme de prismes incolores et inodores, très éclatants et fragiles. L'huile des feuilles du *C. zeilanicum* ressemble tout à fait à celle des boutons ou clous; elle a une densité de 1,053, contient des acides caryophyllique et benzoïque, ainsi qu'un hydrocarbure $C^{5}H^{4}$.

Huile de citrus aurantium (orange). — L'huile des fleurs est obtenue par distillation aqueuse et consiste en un produit oléagineux facilement soluble dans l'eau — constituant le néroli — et en un autre peu soluble, qui est incolore ou jaunâtre, d'une odeur extrêmement agréable, de réaction neutre et d'une densité de 0,85 à 0,90 ; elle forme, à la longue, un stéaroptène. L'huile du fruit, $= C^{20}H^{16}$, s'obtient en pressant l'écorce et en purifiant par rectification. Elle a une odeur agréable, une densité de 0,830 à 0,880 et bout à 180°. L'huile du *C. aurantium*, variété *sinensis*, s'obtient de l'écorce du fruit de même manière et a la composition de la précédente. Elle ressemble à l'huile de citron.

Huile de citrus bergamia (bergamote). — Préparée avec le fruit, comme l'huile de *C. aurantium*, elle est incolore, claire, d'une odeur très agréable, d'une densité de 0,860 à 0,870 et bout à 183°. C'est un mélange de carbure d'hydrogène $= C^{20}H^{16}$ et d'un hydrate du même.

Huile de citrus limetta $= C^{20}H^{16}$. — On l'obtient comme l'huile de citron, à laquelle elle ressemble beaucoup.

Huile de citrus medica (citron) $= C^{20}H^{16}$. — On l'obtient comme la précédente. Incolore ou jaunâtre, claire, d'une odeur agréable de citron, et d'une densité de 0,840 à 0,869, elle bout de 160 à 175°.

Huile de cochlearia officinalis (cochléaria)$= C^{6}H^{5}SO$. — On l'obtient par distillation avec l'eau de l'herbe du *cochlearia officinalis*, *C. danica* et *C. anglica*. Elle possède au plus haut degré l'odeur âcre et forte, ainsi que le goût de l'herbe verte, et a une densité = 0,942. Le stéaroptène *cochlearia*, qui se forme dans les distillés aqueux et spiritueux de l'herbe, est un produit cristallisé en petites lames irisées et en aiguilles, d'une faible odeur, mais d'un goût aromatique âcre ; il a une densité de 1,248, fond à 45°, se sublime sans altération, et consiste en $C^6H^7O^2$ ($C^6H^5 + 2HO$ = hydrate d'allyl).

Huile de convolvulus scoparius et C. floridus (bois de rose). — On l'obtient en distillant la racine et la tige avec de l'eau. Jaune pâle, claire, plus légère que l'eau, elle a l'odeur de la rose et du cubèbe, un peu rance ; son goût est aromatique et amer.

Huile de coriandrum sativum (coriandre) = $C^{20}H^{18}O_2$. — On l'obtient par distillation aqueuse des fruits. Incolore ou jaunâtre, de l'odeur et du goût des fruits, neutre, d'une densité de 0,859 à 0,871, elle bout à 150°, mais non constamment.

Huile de corylus avellana (huile de noisette). — On l'obtient en pressant les semences du *corylus avellana* et d'autres espèces de ce genre. Jaune pâle, un peu épaisse, douce, inodore, d'une densité de 0,924, elle se solidifie à 19°. Elle appartient à la classe des huiles non siccatives.

Huile de crocus sativus. — On l'obtient par distillation avec l'eau des stigmates. Jaune, claire, plus légère que l'eau, de l'odeur spéciale du safran, elle se convertit lentement en une masse solide qui se dépose dans l'eau. Cette huile est, suivant Rochdeler, un produit de décomposition de crocine.

Huile de croton eluteria et C. sloani (cascarille). — On l'obtient par distillation aqueuse de l'écorce. Jaune foncé, elle a l'odeur du camphre, du citron et du thym ; son goût est aromatique, un peu amer ; elle a une densité de 0,938, et commence à bouillir à 180°, le point d'ébullition s'élevant ensuite. Cette huile consiste en deux huiles différentes, au moins, dont la plus volatile est probablement un carbure d'hydrogène.

Huile de croton tiglium (huile de croton). — On l'obtient en pressant les graines du *croton tiglium*. Brune, peu fluide et d'une odeur très rance, elle irrite fortement la peau et agit comme un drastique, devient trouble à un froid modéré, et se convertit lentement à l'air en une masse épaisse et visqueuse. Cette huile se dissout dans 23 parties d'alcool à 85°, et n'est pas solidifiée par l'acide hyponitrique. Elle contient du crotonol (substance qui irrite la peau), un produit de décomposition de ce dernier, qui est la cause de l'odeur, et, en tant que glycérique, des acides stéarique, palmitique, myristique et laurique; deux acides liquides en plus appartenant à la même série que l'acide oléique, mais différant de ce dernier; en outre, des acides angélique (acide teglinique, suivant Genther et Frœhlich) et crotonique. Un mélange de ces deux derniers acides paraît constituer l'acide jatrophique de Pelletier et Caventou, et l'acide crotonique des anciens chimistes.

Huile de cucurbita pepo (potiron). — On l'obtient des graines par expression. Jaune pâle, épaisse, inodore et sans goût, elle a une densité de 0,923, se solidifie à — 15° et sèche lentement.

Huile de curcuma longa. — On l'obtient par distillation aqueuse de la racine. Elle est jaune citron, claire, d'une odeur pénétrante et d'un goût brûlant.

Huile de curcuma zedoaria (zédoaire). — On l'obtient, comme la précédente, des tubercules. Elle est jaune pâle, trouble, épaisse, plus lourde que l'eau ; elle a une odeur particulière ressemblant à celle du camphre, et un goût un peu amer, chaud et camphré.

Huile de cyperus esculentus (arachide). — On l'obtient par expression des tubercules. Jaunâtre, inodore, douce, d'une densité de 0,919, elle se solidifie à 0°, se saponifie complètement et durcit avec l'acide hyponitrique.

Huile de dahlia purpurea. — On l'obtient par distillation aqueuse des tubercules. Elle est jaunâtre et a l'odeur très forte des tubercules; son goût est d'abord douceâtre et puis sous-âcre ; elle tombe lentement dans l'eau, devient épaisse comme le beurre, quelquefois cristalline, et se sépare en acide benzoïque.

Huile de daphné mezereum. — Huile grasse obtenue par expression des fruits. Cette huile siccative est jaunâtre, d'un goût d'abord doux et puis fortement brûlant et âcre, d'une densité de 0,8903 à 15° cent. Elle se dissout dans l'éther, le sulfure de carbone et le benzol, moins dans l'alcool concentré; elle ne se solidifie pas à — 16°. Elle forme, avec l'acide sulfurique concentré, un liquide lourd, d'un rouge intense, et, avec l'acide nitrique concentré, une masse rouge d'une odeur d'amande amère. Elle consiste, suivant A. Casselmann, en 10 0/0 environ de palmitine, stéarine et myristine, et en 90 0/0 de linoléine et d'oléine, avec traces d'acides gras volatils et de coccognine.

Huile de daucus carota (carotte). — On l'obtient en distillant la racine avec de l'eau. Cette huile a une odeur forte, particulière, pénétrante, et un goût analogue, chaud et un peu désagréable; sa densité est de 0,886.

Huile de dicypellium caryophyllatum (cannelle-giroflée). — On l'obtient par distillation aqueuse de l'écorce. Elle est plus lourde que l'eau, a une odeur ressemblant à celle de l'huile de clous de girofle, et est composée à peu près de la même manière.

Huile de dryobalanops (bornéenne) = $C^{20}H^{16}$. — Elle constitue (altérée avec un peu de résine) l'huile camphorique du *dryobalanops camphora* et forme le constituant non oxygéné de l'huile de valériane. La portion de cette dernière huile, qui, en rectification, distille d'abord, doit être distillée à nouveau avec de la potasse caustique récemment fondue, opération à la suite de laquelle le valérol reste à l'état de valérate de potasse, et le bornéol et la bornéenne sont distillés; de ceux-ci, on peut séparer tout le bornéol par des distillations fractionnées répétées, en ne conservant que les premières parties distillées. La bornéenne est une huile incolore, d'une odeur semblable à celle de la térébenthine, plus légère que l'eau, et bouillant à 160°.

Huile de elais guincensis (huile de palme). — On l'obtient du péricarpe de l'*elais guineensis*. Jaune, de consistance butyreuse, elle a l'odeur de la violette et un goût doux; elle fond à 27°, et seulement de 32 à 36° quand elle est vieille; elle devient facilement rance, et blanchit à la lumière. Elle contient de l'oléine et de la palmitine.

Huile d'elemi = $C^{20}H^{16}$. — On l'obtient par distillation aqueuse. Incolore, fluide, elle sent la résine d'élemi, a un goût âcre, une densité de 0,850 et bout de 166 à 174°.

Huile d'elettaria cardamomum (cardamome). — On l'obtient en distillant les graines avec de l'eau. Jaune pâle, elle a l'odeur et le goût des graines, sa densité est de 0,90 à 0,94 ; elle est neutre ; elle dépose un stéaroptène = $C^{20}H^{22}O^{6}$, qui est isomérique ou identique avec l'hydrate de l'huile de térébenthine.

Huile d'eriostemon squameus. — On l'obtient en distillant les feuilles avec de l'eau. Jaune pâle, plus légère que l'eau, elle a une saveur et une odeur semblables, quoique moins fortes, à celle de l'huile de rue.

Huile d'excœcaria (suif végétal chinois). — Des enveloppes grasses des semences de l'*excœcaria sebifera* (les noyaux contiennent une matière grasse liquide), on obtient un corps gras, semblable au suif, d'un blanc verdâtre, qui fond à 44°, et un autre blanc qui fond à 37°. Les deux contiennent de l'oléine et de la palmitine.

Huile d'eucalyptus. — On l'obtient par distillation avec l'eau des feuilles et branchettes de diverses espèces d'eucalyptus, spécialement de l'*E. amygdalina* dont les premiers échantillons ont été montrés, en 1854, par le baron F. Mueller, et préparés ensuite, en 1862, par M. Johnson et surtout par M. J. Bosisto. Les huiles obtenues des différentes espèces varient souvent entre elles relativement à leurs propriétés physiques, comme on le verra d'après la courte description suivante de quelques-unes de ces huiles :

E. amygdalina : huile jaune pâle, claire, d'une odeur piquante ressemblant, avec moins de délicatesse, à celle du citron, d'un goût plutôt doux, qui devient amer en refroidissant, elle a un poids spécifique de 0,881 à 15°, bout entre 165 et 188°, dépose un stéaroptène à — 18°, qui fond à — 3°; elle devient résineuse à l'air.

E. oleosa : huile claire, fluide, jaune pâle, d'un goût doux, arome camphré rappelant la térébenthine, odeur de la menthe; sa densité = 0,911 ; elle bout de 161 à 170°.

E. sideroxylon : huile claire, limpide, d'un jaune très pâle, d'un goût et d'une odeur comme celle de l'*E. oleosa;* poids spécifique = 0,923; elle bout de 155 à 178°.

E. goniocalyx : huile jaune pâle, d'une odeur piquante, pénétrante, un peu désagréable, d'un goût excessivement déplaisant; poids spécifique = 0,918, elle bout de 152 à 175°.

E. globulus. Son huile est d'un jaune très pâle; elle est claire, a l'odeur de celle de cajeput, mais un goût moins désagréable, plus rafraîchissant et rappelant celui de la menthe; sa densité est de 0,917; elle bout de 149 à 177°.

E. corymboza : huile qui sent légèrement le citron et les roses, d'un goût faiblement amer, un peu camphré, incolore, d'une densité de 0,881 à 15°.

E. obliqua : huile jaune rougeâtre, d'une odeur douce et d'un goût amer; sa densité est de 0,899; elle bout de 171 à 195° et devient trouble à — 18°.

E. fissilis : huile d'un jaune-rougeâtre pâle, d'une odeur semblable à celle de l'huile précédente, d'une densité de 0,903; elle bout de 177 à 196°.

E. odorata : huile jaunâtre avec teint verdâtre, d'une odeur aromatique, d'un poids spécifique de 0,899 à 922; elle bout entre 157 et 199°.

E. longifolia : huile de consistance oléagineuse, d'un goût aromatique, rafraîchissant, d'une odeur ressemblant à celle du camphre; poids spécifique = 0,940; elle bout de 194 à 215°.

E. rostrata : coloration jaune pâle allant jusqu'à celle de l'ambre rougeâtre, odeur et goût comme l'huile de *E. odorata*; densité = 0,918; elle bout entre 137 et 181°.

E. viminalis : vert-jaunâtre pâle, odeur désagréable mais non pénétrante; elle a une densité de 0,921; elle bout de 159 à 182°.

Toutes ces huiles sont fabriquées sur une vaste échelle par M. J. Bosisto, de Melbourne, qui, grâce à une énergie indomptable, à une grande dépense de capitaux et à beaucoup de persévérance, a réussi à donner aux huiles d'eucalyptus un rang important parmi les articles de commerce.

Les huiles d'eucalyptus dissolvent les résines, etc., avec une grande facilité. Ces substances, rangées suivant leurs propriétés décroissantes de solubilité, forment la série suivante :

Camphre, colophane, mastic, sandaraque-calletris, élémi, sandaraque, gomme-kaurie, dammara, asphalte, résine-xanthorrhœa, sang de dragon, benjoin, copal, ambre, anime, shellac, caoutchouc, cire d'abeille. La gutta-percha n'est pas dissoute.

Suivant Cloez, l'huile d'eucalyptus contient des hydrocarbures et un composé distinct, eucalyptol $= C^{24}H^{20}O^{2}$, que l'on obtient par des distillations fractionnées répétées. L'eucalyptol est un liquide très mobile, incolore, bouillant à 175° et d'une densité de 0,905 à 8°. Il dévie la lumière polarisée à droite ($[\alpha] = +10{,}42°$), reste liquide à — 18°; il est un peu soluble dans l'eau, l'est complètement dans l'alcool, la solution ayant l'odeur de la rose quand elle est très étendue. L'eucalyptol est lentement attaqué par l'acide nitrique ; il forme, lorsqu'il est distillé avec l'anhydride phosphorique, l'eucalyptine $= C^{24}H^{18}$, liquide qui bout à 165° et a une densité de 0,836.

Huile d'Eugenia caryophyllus (clous de girofle). — On l'obtient en distillant les boutons et les pédoncules des fleurs avec l'eau. Incolore, mais prend une coloration en vieillissant ; elle a le goût et l'odeur des clous de girofle ; sa densité est de 1,030 à 1,060. C'est un mélange d'acide eugénique et d'un hydrocarbure $= C^{29}H^{16}$. Ce dernier est obtenu en distillant l'huile brute avec de la lessive potassique, lavant le produit oléagineux, desséchant avec la chlorure de calcium et rectifiant. Il est incolore, d'un grand pouvoir réfringent, sent comme l'huile de térébenthine, et se dissout moins que cette essence ; il a une densité de 0,910 et bout entre 142 et 151°.

Huile d'Euonymus europæus. — On l'obtient par expression des graines. Sa coloration est d'un jaune pâle ; elle a l'odeur de l'huile de colza et un goût amer passant au rance ; sa densité est de 0,938 ; elle se solidifie à — 12°, cède son principe amer à l'eau chaude ; elle se dissout difficilement dans l'alcool avec une réaction acide. Cette huile contient de l'oléine, de la palmitine, de l'acétine et de l'acide benzoïque libre.

Huile de fagus sylvatica (hêtre). — On l'obtient par pression des semences. Coloration jaune ; goût doux et agréable ; d'une densité de 0,920 ; devient épaisse et trouble à — 10°, se solidifie à — 17° ; elle tourne facilement au rance.

Huile de fœniculum officinale (fenouil). — On l'obtient en distillant les fruits avec l'eau. Coloration jaune pâle ; odeur et goût du fruit ; douceâtre et aromatique ; elle se solidifie au-dessous de 10° ; sa densité est de 0,968 à 20° ; elle consiste en un hydrocarbure isomère de l'huile de térébenthine, bouillant entre 185 et 190°, et en anethol liquide et solide.

Huile de galipea cusparia (angusture). — On l'obtient en distillant l'écorce avec l'eau. Coloration jaune pâle ; odeur aromatique particulière, semblable à celle du *ligusticum*, goût d'abord doux, puis âcre ; sa densité = 0,934 ; elle bout à 266°. Cette huile est un mélange d'un hydrocarbure et d'une huile oxygénée.

Huile de galbanum. — On l'obtient en distillant la gomme résine avec l'eau. Incolore, de l'odeur du galbanum ; densité = 0,904 ; elle bout à 166° et est isomère de l'huile de térébenthine.

Huile de geum urbanum (benoîte). — On l'obtient en distillant la racine avec l'eau. Coloration verdâtre, consistance butyreuse ; odeur des clous de girofle.

Huile d'hedwigia balsamifera. — On l'obtient par distillation du baume avec l'eau. Jaune, a une odeur agréable ressemblant à celle de la térébenthine, et un goût chaud ; elle est plus légère que l'eau.

Huile d'helianthus annuus (tournesol). — On l'obtient par expression des semences. Coloration jaune pâle ; elle est plus épaisse que l'huile de chènevis, d'une densité de 0,926 ; elle sèche lentement, devient trouble même à une température ordinaire et se solidifie complètement à — 16°.

Huile d'hesperis matronalis. — On l'obtient par expression des graines. Verdâtre, tourne au brun à la longue ; densité = 0,928 ; est presque inodore, sèche rapidement et est encore complètement liquide à — 15°.

Huile d'humulus lupulus (houblon) = $C^{20}H^{16}$, mélangée avec $C^{20}H^{16} + 2HO$. — On l'obtient par distillation aqueuse des fleurs femelles. Incolore ou jaunâtre, claire, a l'odeur narcotique pénétrante du houblon, un goût chaud un peu amer comme la marjolaine et le thym, neutre, d'une densité = 0,910. L'hydrocarbure distille entre 125 et 175°, l'hydrate à 210°.

Huile d'hyoscyamus niger (jusquiame noire). — On l'obtient par expression des graines. Coloration jaune-vert pâle, claire, inodore, douce, d'une densité de 0,913 ; elle se dissout à peine dans 60 parties d'alcool absolu.

Huile d'hyssopus officinalis (hysope). — On l'obtient en distillant l'herbe avec l'eau. Incolore, d'une odeur particulière, d'un goût âcre, camphré et d'une réaction neutre ; sa densité est de 0,88 à 0,98 ; elle distille entre 142 et 162°, la dernière portion est colorée ; c'est un mélange d'au moins deux huiles différentes.

Huile d'iatropha curcas. — On l'obtient par l'expression des semences appelées *noix médicinales*. Incolore, inodore, douce, d'une densité de 0,91, se congèle à — 8° comme le beurre, se dissout peu dans l'alcool et contient les glycérides des acides ricinoléiques et isocétiques.

Huile d'illicium anisatum (anis étoilé).— On l'obtient en distillant des capsules avec l'eau. Jaunâtre, d'un goût et d'une odeur agréablement aromatiques, d'une densité de 0,976 à 20° et se sépare à froid en un stéaroptène consistant en anéthol.

Huile d'illipe (beurre de galam). — On l'obtient en faisant bouillir avec l'eau les fruits de *bassia longifolia*, *B. latifolia* et *B. butyracea*. Rouge sale et blanche, transparente, de la consistance du lard, d'une odeur faible et d'un goût prononcé comme celui du cacao.

Huile d'irvingia (beurre dica).— On l'obtient du pain dica (les semences de l'*irvingia Barteri*). Ressemble au beurre de cacao, fond de 30 à 33° et contient de la laurine et de la myristine.

Huile de juglans regia (huile de noyer). — On l'obtient par expression des semences du juglans regia. D'abord verdâtre, elle passe au jaune, est inodore, d'un goût doux et d'une densité de 0,926, se congèle à — 18°, ressemble au beurre et devient dure à — 27° ; elle sèche mieux à l'air que l'huile de graine de lin et se comporte comme les savons mous.

Huile du Juniperus communis = $C^{20}H^{16}$. — On l'obtient en distillant les fruits en forme de baies avec l'eau. Incolore ou jaunâtre, a l'odeur forte des fruits, une densité de 0,847 à 0,870 et se dissout un peu dans l'alcool. L'huile du fruit mûr bout à 205°. Elle dépose en vieillissant dans un endroit froid un stéaroptène qui est plus lourd que l'eau. L'huile des fruits non mûrs contient une huile plus volatile qui bout à 155° et une autre qui bout à 205° comme celle des fruits mûrs.

Huile du juniperus sabina = (sabine) $C^{20}H^{16}$. — On l'obtient en distillant les branchettes avec l'eau. Incolore, de goût fort et de l'odeur de l'arbuste, d'une densité de 0,89 à 0,94 et bout entre 155 et 161°.

Huile du juniperus virginiana (cèdre rouge ou à crayon).— On l'obtient en distillant le bois avec l'eau. Elle forme une masse molle, blanche, cristalline, d'une odeur aromatique particulière, se solidifie à 27° après dessiccation, distille en général à 282°. C'est un mélange d'un hydrocarbure liquide et d'un stéaroptène oxygéné.

L'hydrocarbure cedren = $C^{30}H^{24}$ est obtenu en pressant l'huile brute; en rectifiant la portion liquide, le cedren passe de 264 à 268° et il est distillé de nouveau avec du potassium métallique. Le produit est alors incolore, d'une densité de 0,948 et bout à 237°. Le stéaroptène-cèdre forme des aiguilles blanches d'un éclat satiné et fond à 79°.

Huile de laurus nobilis (huile de laurier).— On l'obtient en distillant les baies du *laurus nobilis* avec l'eau. Coloration d'un jaune verdâtre; consistance visqueuse; odeur des baies de laurier et de térébenthine, une réaction acide faible et une densité de 0,932. Cette huile consiste en deux hydrocarbures polymériques, $C^{20}H^{16}$, bouillant à 164° et d'une densité de 0,908, et $C^{30}H^{24}$ bouillant à 250° et d'une densité de 0,925, et en acide laurique = $C^{24}H^{24}O^{4}$.

Huile de lavandula (lavande).— On l'obtient par distillation aqueuse des fleurs des *L. Stæchas*, *L. angus-*

tifolia et *L. latifolia*. Coloration jaune pâle, claire, de l'odeur agréable des fleurs ; elle a un goût brûlant, amer, aromatique, âcre; elle est neutre, d'une densité de 0,876 à 0,880, bout entre 185 et 188° et se dissout parfaitement dans l'alcool. Sa composition est de $C^{30}H^{28}O^{4}$, mais elle consiste en deux parties, l'une liquide et l'autre solide, cette dernière est identique avec le camphre commun. L'huile distillée des tiges et des feuilles ou de toute l'herbe est appelée *huile d'épi*. Son odeur n'est pas aussi agréable que celle de l'huile de lavande, elle a une plus forte densité et contient plus de stéaroptène.

Huile du ledum palustre (romarin sauvage). — On l'obtient par distillation avec l'eau. Elle consiste principalement en un hydrocarbure = $C^{20}H$ et en huile oxygénée. Lorsqu'elle est fraîche, sa composition est $C^{80}H^{63}O^{5}$. L'huile ne tarde pas à donner un stéaroptène cristallisé qui forme des prismes incolores de l'odeur faible de l'herbe et qui ressemble un peu à celle de la rose et de la térébenthine. Son goût est chaud, aromatique; le produit fond à une chaleur douce, se sublime à une température plus élevée et contient un hydrocarbure = $C^{20}H^{16}$ et son hydrate = $5\ C^{10}H^{8} + 3HO$.

Huile de lepidium sativum (cresson). — On l'obtient par expression des semences. Jaune brun, d'une odeur et d'un goût particuliers, d'une densité de 0,934; s'épaissit et se trouble à — 6°, se solidifie à — 15°, sèche lentement.

Huile de linum (huile de graine de lin). — On l'obtient par expression des graines du *linum usitatissimum*. Elle est jaune, a une odeur et un goût particuliers, une densité de 0,934, ne se congèle pas à — 15°; il s'en sépare à — 18° un corps gras un peu solide, se dissout dans 32 parties d'alcool de 0,820 et dans 1,6 parties d'éther. Elle forme avec les alcalis des savons très doux et consiste en 99 parties de linoléate de glycérile et de palmitine; elle sèche à l'air.

Huile de lucuma (beurre de shea). — On l'obtient probablement du *lucuma parkii*. Coloration blanc verdâtre ; elle fond à 43° et consiste en 30 d'oléine et 70 de stéarine.

Huile de licopus europeus. — On l'obtient de l'herbe par distillation aqueuse. Verte, butyreuse, a l'odeur de l'herbe et un goût âcre.

Huile de madia sativa. — On l'obtient par expression des graines. Jaune foncé, épaisse, douce, d'une densité de 0,935, se solidifie de — 10° à — 17° et sèche lentement.

Huile de matricaria chamomilla (camomille allemande). — On l'obtient des fleurs par distillation aqueuse. Coloration d'un bleu foncé; elle est épaisse, a l'odeur forte des fleurs, un goût chaud aromatique et est plus légère que l'eau. Sa composition est semblable à celle du camphre commun = $C^{20}H^{16}O^{2}$.

Suivant Kachler, elle contient de l'acide caprique, une huile isomère ou polymère avec le camphre commun et bout de 150 à 165°; une autre huile de la même composition, d'un bleu foncé, bout de 281 à 289° et est identique avec l'huile bleue de galbunum (bouillant à 281°) et renferme aussi une petite quantité d'hydrocarbure = $C^{20}H^{16}$. L'eau distillée contient, en outre, de l'acide propionique.

Huile de melaleuca (cajeput). — On l'obtient par distillation aqueuse du feuillage et des branchettes de différentes espèces, surtout de *M. Leucodondron*. Vert pâle, incolore lorsqu'elle est rectifiée, d'une odeur pénétrante de camphre et d'un goût brûlant; sa densité est de 0,91 à 0,94; elle bout à 175° et se dissout parfaitement dans l'alcool.

Huile de M. ericifolia. — Jaune pâle, odeur et goût comme l'huile de cajeput; claire, d'une densité de 0,899 à 0,902; elle bout entre 149 et 184°.

Huile de M. Wilsonii. — Ressemble à l'huile de cajeput, et a une densité de 0,925.

Huile de M. parviflora.— D'une consistance huileuse et d'une couleur ambrée. Sa densité est de 0,938 ; elle bout de 185 à 209° et ressemble à l'huile précédente.

— *M. uncinata* : verte, sent comme l'huile de *M. ericifolia* avec une odeur en plus de menthe poivrée.

— *M. genistifolia* : d'un jaune pâle verdâtre, d'une odeur et d'un goût doux.

— *M. squarrosa* : verte, d'un goût désagréable.

— *M. linarifolia* : coloration paille claire, mobile, d'une odeur assez agréable, ressemblant à celle du cajeput, d'un goût très agréable, rappelant la muscade et puis la menthe, d'une densité de 0,903 ; elle bout entre 175 à 187°.

Huile de melissa officinalis (mélisse). — On l'obtient de toute l'herbe par distillation aqueuse. Jaune pâle, claire, d'une odeur agréable de citron et d'une densité de 0,85 à 0,92.

Huile de menthe. — On l'obtient par distillation aqueuse de l'herbe.

— *M. piperita* (menthe poivrée) : incolore, jaunâtre ou jaune verdâtre, d'une odeur particulière et brûlante, d'un goût camphré et puis rafraîchissant, d'une densité de 0,84 à 0,92 ; elle bout entre 188 à 193° et se dissout facilement dans l'alcool.

— *M. pulegium* (pouliot) = $C^{20}H^{16}O^{2}$, d'une densité de 0,927 ; elle bout de 183 à 188°.

— *M. viridis* (menthe verte) : densité = 0,91 à 0,93. Après enlèvement du stéaroptène par rectification, sa densité est de 0,876; elle bout assez constamment à 160°. Gladstone a trouvé dans l'huile brute un hydrocarbure presque identique avec l'huile de térébenthine, mélangée avec une huile oxygénée = $C^{20}H^{14}O^2$ qui est isomère du carvol, d'une densité de 0,951, bouillant à 225° et jouissant de l'odeur particulière de la plante.

— *M. australis* : comme l'huile de menthe poivrée de seconde qualité.

— *M. gracilis* : odeur intermédiaire entre celle de la menthe poivrée et du pouliot; sa densité est de 0,914.

M. laxiflora : d'une odeur rude, d'un goût ardent, amer, très désagréable, nauséabond ; densité de 0,924.

Huile de mercurialis annua. — On l'obtient de l'herbe (sèche) par distillation aqueuse ; elle est de consistance un peu épaisse. L'herbe verte passe pour ne pas fournir d'huile.

Huile de moringa oleifera (ben). — Huile grasse obtenue des semences, d'un jaune pâle, d'une densité de 0,912 ; fluide à 25°, épaisse à 15°, solide à des températures inférieures ; elle est inodore, d'un goût agréable (suivant d'autres, âcre et amer), se saponifie lentement, contient un acide gras solide, particulier, l'acide benique = $C^{44}H^{44}O^4$. L'huile de *M. aptera* renferme un acide gras particulier mais liquide, l'acide moringique, qui diffère peu de l'acide oléique.

Huile de myrica (cire myrica). — On l'obtient en faisant bouillir les baies des *myrica cerifera, M. cordifolia, M. quercifolia, M. serrata* avec de l'eau. Cette substance, d'un vert pâle, est transparente, cassante et friable lorsqu'elle est froide; elle a une odeur et un goût aromatiques; sa densité est de 1,00; elle fond de 44 à 49°. Elle contient beaucoup d'acide palmitique, peu d'acide myristique, le plus souvent à l'état libre; elle n'a ni acides volatils, ni acide oléique.

Huile de myrica gale (galé). — On l'obtient en distillant les feuilles avec l'eau. Jaune brunâtre, un peu épaisse à 12°; son odeur est particulière, agréable, balsamique; sa saveur est d'abord douce, puis chaude et enfin styptique; sa réaction est neutre et sa densité = 0,876; elle se dissout dans 40 parties d'alcool de 0,875.

Huile de myristica fragrans. — On l'obtient par distillation aqueuse : (*a*) Du macis, arille, qui couvre les semences; elle est jaunâtre, claire, d'une odeur forte comme le macis, d'un goût brûlant, aromatique; ne donne aucun solide à — 12°, commence à bouillir à 160°, la température montant lentement jusqu'à 180°. La composition de l'huile est $3C^{20}H^{16} + HO$, la portion la plus volatile étant un hydrocarbure de l'odeur du thym; sa densité est de 0,853. (*b*) Des semences (muscades). Cette huile est incolore, claire, ayant l'odeur et le goût fort des graines, neutre; elle ne fournit pas de sédiment, même à — 7°; sa densité est de 0,850; elle commence à bouillir à 160°, la température montant lentement jusqu'au-dessous de 200°. Sa composition est exactement semblable à celle de l'huile extraite du macis.

Huile de myrrhe = $C^{20}H^{14}O^{2}$. — On l'obtient par distillation aqueuse. Jaune pâle, un peu épaisse, ayant l'odeur et le goût de la myrrhe, plus légère que l'eau, de réaction acide.

Huile de myrtus communis (myrte). — On l'obtient des feuilles, des fleurs et des fruits frais par distillation aqueuse. Jaunâtre ou d'un jaune verdâtre et plus légère que l'eau.

Huile de narcissus jonquilla (jonquille). — On l'extrait des fleurs par l'éther. Jaune, de consistance butyreuse, ayant l'odeur agréable des fleurs.

Huile de nasturtium officinale. — On l'obtient par distillation. Elle bout entre 120 et 280°. Elle consiste principalement en $C^{18}H^{9}A$ qui bout à 253,3° et dont la densité à 18° est de 1,0014.

Huile de nicotiana tabacum (tabac). — Huile fixe des semences. Jaune d'or, inodore, douce, d'une densité de 0,917, liquide même à — 15°; elle se dissout dans 168 parties d'alcool de 93 0/0, se saponifie aisément et n'est pas siccative.

Huile de nigella sativa. — On l'obtient en distillant les graines avec l'eau. Incolore avec une fluorescence bleuâtre, plus légère que l'eau ; son odeur ressemble à celle d'un mélange de fenouil et d'huile d'amandes amères.

Huile d'œnanthe phellandrium. — Huile essentielle des fruits. Jaune ou brunâtre claire, d'une odeur et d'un goût pénétrants comme le fruit, d'une densité de 0,852 et de réaction neutre.

Huile d'olea europea (huile d'olive). — On l'obtient par expression des parties succulentes du fruit de l'*olea europea.* Jaune verdâtre, d'un goût doux et agréable, et d'une densité de 0,916 ; elle se congèle en partie en granules à 10° et complètement à 0° ; elle se dissout très peu dans l'esprit de bois et dans l'alcool. Elle consiste principalement en 30 0/0 de palmitine et 70 0/0 d'oléine.

Huile d'olibanum. — On l'obtient par distillation aqueuse. Jaunâtre, claire, a l'odeur de la térébenthine, mais plus agréable ; sa densité est de 0,866 ;

elle bout à 162° ; elle consiste en deux huiles, dont l'une contient de l'oxygène et l'autre est un hydrocarbure = $C^{20}H^{16}$.

Huile d'origanum majorana (marjolaine commune). — On l'obtient par distillation aqueuse de l'herbe. D'un vert jaune, et d'une nuance plus faible après rectification ; elle a l'odeur pénétrante de l'herbe et un goût chaud, âcre, légèrement amer ; de réaction sous-acide et d'une densité de 0,89 ; elle bout presque constamment à 163°, et forme en vieillissant ou par un froid intense un stéraoptène = $G^{14}H^{15}C^{5}$.

Huile d'origanum vulgare (origan) = $C^{50}H^{40}O$. — On l'obtient comme la précédente. Pâle ou jaune-brun, a l'odeur forte de l'herbe et un goût âcre aromatique ; elle est neutre et d'une densité de 0,86 à 0,90 et forme un stéaroptène en vieillissant.

Huile d'osmitopsis astericoïdes = $C^{20}H^{18}O^{2}$. — On l'obtient des fleurs par distillation aqueuse. Jaunâtre, incolore après rectification, claire, a l'odeur pénétrante, désagréable du camphre et du cajeput ; sa saveur est brûlante et rance ; elle se dissout entièrement dans l'alcool, a une densité de 0,921 et bout à 178°.

Huile de papaver somniferum (pavot). — Huile fixe des graines. Jaune d'or, claire, d'un goût légèrement âcre et d'une densité de 0,924 ; elle se solidifie à — 18°, sèche à l'air plus rapidement que l'huile de graine de lin, se dissout froide dans 25 parties d'alcool, chaude dans 6 parties et se saponifie aisément.

Huile de pastinaca sativa. — On l'obtient des fruits par distillation aqueuse. Incolore, claire, d'une odeur agréable et d'un goût aromatique, d'une réaction neutre et d'une densité de 0,8672 à 17°5 ; elle se compose en grande partie du butyrate d'octyl (capryl).

Huile de pelargonium. — On l'obtient par distillation aqueuse des feuilles et des fleurs des *P. odoratissimum*, *P. radula* et *P. capitatum*. Incolore, d'une fluidité épaisse, d'une odeur ressemblant à celle de la rose et devient trouble à 0°. Elle consiste en acide pélargonique et en une huile neutre.

Huile de peucedanum. — On l'obtient par distillation aqueuse : (*a*) De l'herbe du *P. oreoselinum* ; cette huile a une odeur forte, aromatique, ressemblant à celle du genièvre ; sa densité est de 0.840, elle bout à 163° ; hydrocarbure = $C^{20}H^{16}$. — (*b*) De la racine du *P. ostruthium* ; cette huile est incolore ou jaune pâle, claire, d'une odeur pénétrante ; sa saveur est chaude, camphrée et ressemble à celle de l'huile de carotte ; c'est un mélange de divers hydrates d'un hydrocarbure = $C^{20}H^{16}$.

Huile de philadelphus coronarius. — On l'obtient des fleurs par extraction avec l'éther. Jaune d'or, en grandes quantités narcotiques, d'une odeur délicieuse quand elle est diffuse.

Huile de pimenta officinalis (piment toute-épice). — On l'obtient des fruits par distillation aqueuse. Elle ressemble beaucoup à l'huile de clous de girofle, et a une constitution semblable ; sa densité est de 1,030.

Huile de pimpinella. — On l'obtient par distillation aqueuse : (*a*) Des fruits du *P. anisum* (anis) ; cette huile est incolore ou jaunâtre, possède au plus haut degré l'odeur et la saveur douceâtre aromatique du fruit et se liquéfie à 17° ; sa densité est de 0,977 ; elle se dissout parfaitement dans l'alcool et contient des quantités variables d'un élœoptène et d'un stéaroptène, dont la proportion pour ce dernier est de 25 à 80 0/0. (*b*) De la racine de la *pimpinella nigra* ; huile d'un bleu clair, plus légère que l'eau, d'une odeur moins pénétrante que l'huile suivante, du goût brûlant de la racine, irritant ensuite la gorge. (*c*) De la racine de la *P. saxifraga* (mouron) ; huile jaune d'or, claire, plus légère que l'eau, d'une odeur ressemblant à celle des fruits du persil, d'un goût nauséabond, amer et puis rance.

Huile de pinus. — L'huile volatile (huile de térébenthine = $C^{20}H^{16}$) est répartie dans toutes les parties des nombreuses espèces du genre ci-dessus, et est généralement obtenue des exsudations résineuses par distillation aqueuse. Elle est incolore, claire, d'une densité de 0,850 à 0,880, ne se dissout que très peu dans l'eau, médiocrement dans l'alcool et totalement dans l'éther. Le gaz hydrochlorique la convertit en deux composés, l'un solide et l'autre liquide.

On obtient les huiles grasses du *pinus* en pressant les graines : (*a*) Du *P. abies*; cette huile est brune, a le goût et l'odeur de la térébenthine et une densité de 0,928 ; elle reste liquide à — 15°. (*b*) Du *P. picea*; huile brune, d'une odeur agréable, balsamique et d'une saveur douce, aromatique ; sa densité est de 0,926. C'est un mélange de résine, d'huiles volatiles et d'une huile grasse, qui, celle-ci, est plus lentement siccative et plus complètement soluble dans l'alcool absolu que les autres huiles siccatives. (*c*) Du *P. sylvestris* ; huile brune, de l'odeur et du goût de la térébenthine et d'une densité de 0,931 ; elle devient épaisse à — 16°, blanchâtre et trouble à — 27°, solide à — 30° ; elle sèche rapidement.

Huile du pinus sabiniana (abietène).— Hydrocarbure liquide obtenu par distillation de la résine du *pinus sabiniana*. C'est une huile incolore, d'une odeur pénétrante ressemblant à celle de l'orange, d'une densité de 0,694 à 15° ; elle bout à 101°. Très peu soluble dans l'eau, elle se dissout dans 5 parties d'alcool de 95 0/0. Elle ne forme aucun composé avec le gaz acide hydrochlorique et est lentement décomposée par l'acide nitrique chaud. Elle absorbe une grande quantité de chlore et devient épaisse. L'abietène est un excellent dissolvant pour les huiles grasses et volatiles, excepté pour l'huile de ricin, quoique cette dernière dissolve deux tiers de son volume d'abietène. Le baume de Canada dissout 2 parties d'abietène, le baume du Pérou un cinquième de son volume.

Huile de piper cubeba. — On l'obtient des fruits (cubèbes) par distillation aqueuse. Incolore, épaisse ; la portion qui distille en dernier est, après rectification, de consistance butyreuse ; sa densité est de 0,936 ; elle distille généralement de 250 à 260° ; elle a une faible odeur aromatique et une saveur chaude comme le camphre et la menthe poivrée ; elle est de réaction neutre et consiste en un hydrocarbure liquide et un stéaroptène oxygéné. L'hydrocarbure, cubène = $C^{30}H^{24}$, distille le premier, il est moins épais que l'huile brute et a une densité de 0,919. Le stéaroptène = $C^{30}H^{26}O^{2}$ est obtenu en exprimant à froid et en recristallisant de l'alcool. Il forme des prismes incolores, klinorhombiques, d'un éclat vitreux ; il a l'odeur faible du cubèbe, une saveur chaude et puis refroidissante ; il est d'une réaction neutre, se liquéfie à 60° en une huile de 0,926 de densité, bout à 150°, se sublime sans changement en petites quantités, se dissout entièrement dans l'alcool, l'éther, les huiles et l'acide acétique et non dans les alcalis.

Huile de piper angustifolium (matico). — On l'obtient par distillation des feuilles. Coloration d'un vert pâle, elle est un peu épaisse, d'une saveur et d'une odeur fortes, camphrées ; cette huile gardée longtemps, plus lourde que l'eau, devient épaisse et enfin cristalline.

Huile de piper nigrum (poivre) = $C^{20}H^{16}$. — On l'obtient des fruits par distillation aqueuse. Incolore, claire, de l'odeur et de la saveur chaude du poivre et d'une densité de 0,864. Elle bout entre 167°50 et 170°.

Huile de pittosporum undulatum. — On l'obtient des fleurs par distillation. Limpide, incolore, plus légère que l'eau, d'une odeur excessivement agréable, semblable à celle du jasmin, d'une saveur chaude, désagréable et amère, rappelant un peu celle de la térébenthine et de la rue.

Huile de populus (peuplier). — On l'obtient par distillation aqueuse des bourgeons des feuilles du *P. nigra* et autres espèces. Incolore, plus légère que l'eau, d'une odeur agréable, balsamique.

Huile de prostanthera. — On l'obtient des feuilles par distillation aqueuse.

Huile de P. lasianthos. — Jaune verdâtre, de la saveur et de l'odeur de la menthe, et d'une densité de 0,912.

Huile de P. rotundifolia. — De couleur plus foncée et d'une densité de 0,941, ressemblant autrement à l'huile précédente.

Huile de prunus amygdalus. — L'huile grasse (huile d'amande) est obtenue par expression des semences. Elle est jaunâtre, douce, plus claire que l'huile d'olive ; sa densité est de 0,920 ; elle devient un peu épaisse à — 10°, blanche à — 16° ; elle prend la consistance du beurre à — 21° ; elle contient plus d'oléine que l'huile d'olive, se dissout dans 25 parties d'alcool froid, dans 6 parties d'alcool chaud, et dans une quantité quelconque d'éther ; elle n'est pas siccative.

L'huile volatile, l'huile d'amandes amères = $C^{14}H^{6}O^{2}$, n'existe pas toute formée, mais est produite de l'amygdaline, lorsqu'elle est en contact avec l'eau et l'émulsine, jointes à de l'acide hydrocyanique. On connaît beaucoup de plantes dans l'ordre des rosacées qui fournissent ces deux produits. L'huile de la lessive potassique ou du sous-oxyde de fer hydraté et de l'eau ou de l'oxyde de mercure et de l'eau ; on la décante ensuite et on la rectifie. C'est une huile incolore, claire, d'une odeur particulière et d'une saveur brûlante aromatique ; elle a une densité de 1,043, bout à 180°, se dissout dans 30 parties d'eau et complètement dans l'alcool et l'éther ; si on la conserve à l'air, elle se convertit en acide benzoïque ; elle se solidifie sous l'influence de l'ammoniaque et passe lentement à l'état de masse cristalline (hydrobenzamide).

Huile de quercus. — On l'obtient en distillant le fruit (gland) du *Q. robur* avec l'eau ; d'une consistance butyreuse et particulière, d'une odeur forte et est plus légère que l'eau.

Huile de réséda luteola. — On l'obtient par expression des semences. Coloration d'un vert foncé ; elle est claire, d'une saveur et d'une odeur nauséabondes, d'une densité de 0,935 ; elle reste liquide à — 15° et sèche rapidement.

Huile de réséda odorata. — On l'obtient des fleurs par extraction avec l'éther. Jaunâtre, un peu épaisse par le mélange de cire, plus légère que l'eau, d'une odeur très agréable.

Huile de ricinus (huile de ricin). — On l'obtient par expression des graines. Presque incolore, avec une légère teinte d'un jaune-vert faible, d'une fluidité épaisse, d'une odeur indifférente et d'une saveur douce d'abord et puis un peu âcre; elle a une densité de 0,960, ne se congèle pas à 15°, mais donne à froid une petite masse granuleuse ; elle se dissout dans toute quantité d'alcool absolu et d'éther, s'épaissit à l'air et finit par devenir sèche. Elle commence à bouillir à 265°, en fournissant divers produits. Elle consiste principalement en glycéride de l'acide ricinoléique. Quant au corps gras solide, les opinions sont partagées. Bouis affirme que ce corps est le glycéride d'un acide particulier qu'il a nommé *acide isocétique*, parce qu'il a la même composition que l'acide acétique du blanc de baleine.

Huile de roses. — On l'obtient par distillation aqueuse des fleurs de divers rosiers, spécialement des *R. certifolia*, *R. damascena*, *R. indica*, *R. mochata* et *R. sempervirens*. Incolore, d'apparence lamelleuse cristalline, fond entre 20 et 30°, a l'odeur embaumée de la rose et une saveur douce, un peu douceâtre; sa densité est de 0,870 à 18° et elle bout à 227°. C'est un mélange d'un stéaroptène inodore = $C^{16}H^{16}$, fondant de 32 à 35°, distillant sans être décomposé entre 280 et 300°, et d'un élœoptène oxygéné qui est le principe odorant. Suivant R. Baur, l'élœoptène peut être converti en stéaroptène en le traitant avec du zinc, de l'acide hydrochlorique et de l'alcool.

Huile de rosmarinus officinalis (romarin). — On l'obtient des feuilles et des fleurs par distillation aqueuse. Incolore ou jaunâtre, a l'odeur et la saveur de l'herbe, rappelant un peu celle du camphre ; sa densité est de 0,886 à 0,933; elle se dissout complètement dans l'alcool. C'est un mélange d'un hydrocarbure, isomère de l'huile de térébenthine et d'une huile oxygénée.

Huile de ruta graveolens (rue). — On l'obtient de la plante entière par distillation comme d'ordinaire. Incolore, a la saveur et l'odeur de l'herbe, est d'une densité de 0,831, se congèle entre — 1 et — 2° complètement en une masse lamelleuse et bout de 228 à 230°. C'est en principe un aldéhyde caprique = $C^{20}H^{20}O$.

Huile de sagapenum. — On l'obtient en distillant la résine avec l'eau. Claire, jaune, plus légère que l'eau ; fraîche, elle a une odeur nauséabonde comme celle de l'ail, prenant entre temps celle de la térébenthine ; elle fournit, en séchant, un vernis translucide et se dissout entièrement dans l'alcool.

Huile de salvia officinalis (sauge). — On l'obtient de l'herbe par distillation aqueuse. Jaune verdâtre, a la saveur et l'odeur de l'herbe, et une densité de 0,864 ; elle bout entre 130 et 160°. C'est un mélange de plusieurs huiles oxygénées, et aussi d'un stéaroptène qui se forme spontanément après un certain temps de conservation de l'huile.

Huile de sambucus nigra (sureau). — On l'obtient des fleurs par distillation. Coloration d'un jaune pâle ; elle est claire ou de consistance butyreuse, a l'odeur forte des fleurs et une saveur amère, brûlante et puis rafraîchissante ; elle est plus légère que l'eau.

Huile de sassafras officinalis = $C^{18}H^{10}O^{2}$. — On l'obtient de la racine par distillation aqueuse. Jaune brunâtre, d'une odeur et d'une saveur comme le fenouil et d'une densité de 1,09 ; elle bout entre 115 et 228°. Cette huile consiste, suivant Grimaud et Ruotte, en safrène = $C^{20}H^{16}$, en safrol = $C^{20}H^{10}O^{4}$ et en une très petite quantité de phénol. Le safrène bout de 155 à 157°, est dextrogyre (+ 17 $^1/_2$° par 10 centimètres) et a une densité de 0,8345. Le safrol est optiquement inactif, d'une densité de 1,1141 à 0°, et bout de 231 à 233°. Sa distillation doit s'opérer dans un courant de gaz hydrogène.

Huile de sesamum orientale (sésame). — On l'obtient par expression des semences. Jaune claire, inodore, douce, d'une densité de 0,919 à 23°, se congèle à — 5°. L'huile de sésame, pure ou mélangée avec des huiles d'amande ou d'olive, prend une magnifique teinte verte passagère, lorsqu'on l'agite avec un mélange composé moitié d'acide nitrique et moitié d'acide sulfurique.

Huile de spiræa ulmaria (spirée ulmaire, reine des prés = $C^{20}H^{18}O^4$. — On l'obtient des fleurs par distillation aqueuse. L'huile brute contient aussi de l'acide salicyleux et un stéaroptène ; on la débarrasse de ces deux substances en l'agitant avec de la lessive potassique et rectifiant ensuite. Elle est incolore, plus légère que l'eau, a une odeur semblable à celle de l'acide salicyleux, une saveur légèrement brûlante et se solidifie partiellement par le froid ; elle est très soluble dans l'alcool.

Huile de storax (styrax) = $C^{10}H^8$. — Huile volatile du storax liquide. On distille celle-ci avec de l'eau contenant du carbonate de soude (pour retenir l'acide cinnamique), on agite l'huile flottant sur le distillé avec du chlorure de calcium et l'on rectifie. L'huile obtenue est incolore, claire, d'une odeur semblable à celle du storax liquide, d'un goût brûlant et d'une densité de 0,924 ; elle bout à 145°70 en se convertissant en un corps solide isomère (métastyrax) qui est dépourvu de goût et d'odeur, et reprend par une chaleur lente l'état du premier liquide.

Huile de syringa vulgaris (lilas). — On l'extrait des fleurs par l'éther. Jaune d'ambre, d'une odeur semblable à celle des fleurs ; dépose en vieillissant une substance dure, ressemblant à de la cire.

Huile de tenacetum vulgare (tanaisie). — On l'obtient de l'herbe et des fleurs par distillation aqueuse. Jaune claire, de l'odeur particulière de la plante, plus légère que l'eau.

Huile de thea chinensis (thé). — On l'obtient en distillant le thé chinois avec de l'eau, agitant le distillé trouble avec l'éther, décantant la solution éthérée et faisant évaporer. Jaune citron, plus légère que l'eau, se solidifie en vieillissant, jouit d'une odeur fortement narcotique comme le thé et d'une saveur semblable, mais nullement astringente.

Huile de theobroma cacao (beurre de cacao). — On l'obtient par expression des *cabosses* préparées. Blanche ou d'un blanc jaunâtre, aussi dure que le suif de mouton ; d'une densité de 0,90, de l'odeur faible du cacao et d'une saveur douce ; elle fond à 30°, contient de l'oléine, de la stéarine et un peu de palmitine.

Huile de thuya occidentalis. — Distillée des parties vertes avec l'eau. Incolore ou jaune verdâtre, d'une densité de 0,925, d'une odeur et d'une saveur camphrées ; elle bout à 190° et pour la majeure partie de 193 à 197° et se dissout parfaitement dans l'alcool. C'est un mélange d'au moins deux huiles oxygénées.

Huile de thymus serpillum. — On l'obtient par distillation avec l'eau. Jaune d'or, d'une odeur agréable de citron et de thym, et d'une saveur aromatique, un peu amère ; sa densité est de 0,89 à 0,91.

Huile de tilia europæa. — Distillée des fleurs avec l'eau. Incolore ou jaunâtre, plus légère que l'eau, de l'odeur forte et agréable des fleurs fraîches, d'une saveur douceâtre, se dissout complètement dans l'alcool.

Huile de tropæolum majus. — On l'obtient par distillation aqueuse des fruits. Jaune, plus lourde que l'eau; son odeur est particulière, fortement aromatique, et sa saveur est âcre et brûlante; elle enflamme la peau plus fortement même que l'huile de moutarde; elle bout entre 120 et 130° et contient du soufre. Suivant A. W. Hoffmann, son principal constituant est une huile $C^{16}H_7Az$, d'odeur aromatique, incolore, d'une densité de 1,0146 à 18° et bouillant à 226°. Le même composé se trouve aussi dans l'huile éthérée du *lepidium sativum*, qu'on obtient de l'herbe et dont le distillé aqueux demande d'être agité avec du benzol, afin de faire surnager l'huile.

Huile de térébenthine. — Voir *Huile de pinus.*

Huile de valeriana officinalis. — On l'obtient de la racine par distillation aqueuse. Claire, jaunâtre, neutre, a l'odeur de la racine sèche; sa densité est de 0,90 à 0,96; elle se dissout parfaitement dans l'alcool. C'est un mélange de valérol (70 0/0) = $C^{12}H^{10}O^2$, de valerène ou bornéenne = $C^{20}H^{16}$, de bornéol = $C^{20}H^{18}O^2$ et d'acide valérianique.

Huile de vitus vinifera. — On l'obtient par expression des graines (pépins). Incolore ou jaunâtre, presque sans odeur, a un goût aromatique, douceâtre; densité = 0,920; elle se solidifie en prenant la consistance du beurre à — 11°, tourne rapidement au rance, devient jaune et épaisse à l'air et fournit des savons très mous. Elle contient, suivant Fritz, principalement de l'acide crucique ainsi que des acides stéarique et palmitique à l'état de glycérides.

Huile de ziera Smithii. — On l'obtient des feuilles par l'eau. Jaune pâle, de l'odeur et de la saveur de la rue ; d'une densité de 0,950.

Huile de zingiber officinale (gingembre) = $C^{20}H^{16} + HO$. — On l'obtient des rhizomes par distillation aqueuse. Jaunâtre, très claire, de l'odeur forte du gingembre et d'une saveur brûlante, aromatique ; sa densité est de 0,893 ; elle bout à 246° (1).

§ 5. PROPRIÉTÉS DES ESSENCES ET PARFUMS.

Essences. — Les essences naturelles sont des corps de propriétés et de nature chimique très variables, ayant pour caractères communs : une odeur forte rappelant celle de la plante dont on les extrait; une saveur âcre et pénétrante; d'être aisément inflammables et de brûler avec une flamme fuligineuse. Elles sont volatiles, bouillent à des températures qui varient de 140° à 240° C. et distillent facilement à une plus basse température dans un courant de vapeur. Toutes sont solubles dans l'éther, le sulfure de carbone, l'alcool, les huiles et les graisses; non solubles dans l'eau, mais lui communiquant cependant leur odeur et leur saveur : quelques-unes sont plus légères, d'autres plus lourdes que l'eau; leur couleur est verte, jaune, ambrée, brune, rouge ou bleue; mais on les obtient incolores en les rectifiant. La plupart sont liquides à la température ordinaire, d'autres ont la consistance du beurre, d'autres sont solides. Sans entrer dans des détails sur les réactions qu'elles présentent vis-à-vis des divers réactifs chimiques avec lesquels on les met en contact, nous dirons que les chimistes les ont classées en trois groupes :

(1) *Journal of applied science.*

1° Les essences hydrocarburées, à deux éléments : hydrocarbures liquides, telles que les essences de citron, d'orange, éléoptène de roses, etc.

2° Les essences oxygénées, à trois éléments : hydrocarbures oxygénés, telles que les essences d'amandes amères, de cannelle, d'anis, de menthe, de lavande, stéaroptène de roses, etc.

3° Les essences sulfurées, sans oxygène, mais contenant du soufre et de l'azote; essences qui ne sont guère en usage dans la parfumerie.

Les essences sont en général composées de deux matières qu'on peut séparer : l'une concrète, à laquelle on donne le nom de *stéaroptène*, et l'autre qui constitue l'*éléoptène*.

L'extraction des essences est fondée sur la distillation et s'opère par des moyens assez simples dans le midi de la France. Le rendement varie avec le pays, le terrain où la plante s'est développée, les influences climatériques, le genre de plante qui les fournit, et enfin les soins apportés à la fabrication.

Il y a quelques essences, surtout celles de bergamote, de cédrat, de citron, de limette et d'orange, qu'on obtient aussi par expression et qui, par ce moyen, ont une odeur plus suave.

Une exposition à l'air et à la lumière altère les essences, soit dans leurs propriétés physiques, soit dans celles chimiques.

La vapeur d'eau agit sur les essences et les modifie de telle sorte que certaines essences, comme le néroli, par exemple, ne sentent jamais comme la fleur dont on les a tirées.

Voici, d'après le *Laboratoire des merveilles chimiques*, la température à laquelle les diverses essences bouillent et gèlent :

Température à laquelle les diverses essences bouillent et gèlent.

L'huile fixe d'amandes ne bout pas à . .	+	349
L'essence de patchouli bout à.	+	268
— vétiver.	+	287
— bois de santal.	+	288
— bois de cèdre.	+	264
— lavande anglaise.	+	246
— schœnante.	+	227
— rose de Turquie pure. . .	+	222
— géranium d'Espagne. . . .	+	221
— géranium indien.	+	216
— gaulthérine.	+	204
— amandes amères.	+	180
— bergamote pure.	+	188
— carvi d'Allemagne.	+	176
— écorce de citron.	+	174
— écorce d'orange.	+	174
— lavande française.	+	82
La cire blanche fond à.	+	66
Le camphre se vaporise à.	+	63
Le spermaceti fond à.	+	44
La paraffine A.	+	39
La paraffine B.	+	32
L'essence de roses d'Italie gèle à.	—	16.7
— roses de Turquie.	—	14.5
— géranium, néroli, giroflé déposant des cristaux à. .	—	19
— santal, cèdre, schœnanthe se prennent en gelée. . . .	—	20.5
— bergamote gèle à.	—	24.5
— cannelle est encore liquide à	—	25

Densité. Points d'ébullition et de solidification des huiles essentielles employées en parfumerie (1).

NOMS DES HUILES ESSENTIELLES.	DENSITÉS.	POINT D'ÉBULLITION. DEGRÉS.	POINT DE SOLIDIFICATION. DEGRÉS.	OBSERVATIONS.
Essence d'anis. . .	0.980	—	+10—15	
— de bergamote. .	0.880	188	—24	
— d'amandes amères.	1.043	130		
— artificielle d'amandes amères (nitrobenzine).	—	213	—3	
— de glaïeul. . .	0.962	—		
— de cajeput. . .	0.880	—		
Camphre de Bornéo.	—	212		fond à 198°
— de Chine.	0.985	205		fond à 175°
Essence de camomille.	0.924	—		
Essence de cassia. .	1.060	—		
— de bois de cèdre	—	264	—22	
— de citron. . .	0.850	165		
— de coriandre. .	0.871	150		
— de cubèbe. . .	0.880	—		
— de fenouil. . .	0.960—0.980	—	+8	forment des cristaux —16°
— de gautheria. .	1.173	224		
— de géranium. .	—	216—220		
— de rey gras. .	—	226	—22	
— de cumin ou de carvi.	0.960	186		
— de lavande. . .	0.780—0.980	246		
— d'aspic.	—	140		
— de limette. . .	0.931	—		
— de marjolaine.	0.980	—		
— de mélisse (essence de macis)	0.855	—		
Essence de fleur de macis.	—	—		

(1) D'après le *Guide du Parfumeur* d'Atkinson.

NOMS DES HUILES ESSENTIELLES.	DENSITÉS.	POINT D'ÉBULLITION. DEGRÉS.	POINT DE SOLIDIFICATION. DEGRÉS.	OBSERVATIONS.
Beurre de macis. .	—	—	31	
Essence de noix muscade.	—	—		forment des cristaux —16°
Essence d'œillet. .	0.920—0.948	160	au-dessous de +20°	
— de clous de girofle.	1.034—1.055	248		
— de néroli. . .	0.819	—		forment des cristaux —16°
— de patchouli. .	—	268		
— de persil. . . .	1.015	—		
— de Portugal (essence d'écorce d'oranges).. .	0.819—0.900	180		
— de menthe. . .	0.902—0.930	—		
— de menthe poivrée.	0.978	—		
— de serpolet.. .	0.950	—		
— de rue.. . . .	0.911	—		
— de rose. . . .	0.832	222	+14—20	
— de romarin.. .	0.895—0.916	185		
— de sauge.. . .	0.902	—		
— de santal.. . .	—	288	—22	
— de sassafras. .	1.082	—		
— de badiane.. .	0.982	—		
— de thym. . . .	0.905	—		
— de vanille. . .	—	150	76	
— de vetyver. . .	—	286		
— de sureau. . .	0.839	—		
— d'absinthe. . .	0.895	—		
— d'encens. . . .	—	162		
— de wintergreen	—	204		
— d'ylang-ylang..	0.980	—	au-dessous de —25°	
— d'hysope.. . .	0.889	—		
— de cannelle.. .	1.40—1.100	—		
— de feuilles de cannelle. . .	1.50	—		
— de térébenthine	0.80	160		
— paraffine.. . .	—	—		fond à 51°
Cire.	—	—		fond à 65°
Blanc de baleine (sperma ceti). . .	—	—		fond à 45°

§ 6. SOPHISTICATION DES ESSENCES.

Les essences étant, en général, d'un prix élevé, la plupart de celles qu'on rencontre dans le commerce sont allongées ou falsifiées avec des huiles grasses ou fixes, l'alcool, ou des huiles volatiles plus communes. Il importe donc au parfumeur de pouvoir reconnaître la fraude. Nous indiquerons ici quelques moyens.

Un distillateur, M. Méro, a depuis longtemps indiqué un procédé pour reconnaître les mélanges d'essence de térébenthine avec d'autres essences.

Procédés pour reconnaître les mélanges d'essence de térébenthine avec d'autres essences, par M. Méro, *distillateur.*

« Les mélanges, dit-il, qui se font impunément avec les huiles essentielles, sans pouvoir les reconnaître même à l'odorat, principalement avec les essences de menthe poivrée, et avec celles de marjolaine, absinthe, lavande, aspic, sauge, etc., nous ont depuis longtemps fait désirer et chercher un moyen pour constater la présence de l'essence de térébenthine, qui est très souvent employée à ces mélanges.

» En 1838, nous sommes parvenus à obtenir ce résultat par le procédé suivant, auquel nous sommes arrivés en reconnaissant que l'essence de térébenthine dissolvait facilement les corps gras, ce qui n'avait pas lieu avec les essences pures des labiées ci-dessus indiquées. Nous pensions donc qu'il serait possible que l'emploi d'un corps gras pût indiquer la présence de l'essence de térébenthine mélangée avec les essences pures dont l'odeur masque celle de la térébenthine.

» En conséquence, nous avons fait des mélanges dans diverses proportions, et nous avons essayé l'axonge, les huiles d'amande, d'olive, d'œillette, etc. Enfin, après un grand nombre d'expériences, nous avons acquis la certitude que l'huile d'œillette était préférable, en raison de ce qu'elle a toujours la même consistance, n'importe la température : en effet, c'est elle qui nous a donné les résultats les plus exacts pour reconnaître la présence de l'essence de térébenthine mélangée, dans de faibles proportions, avec les essences ci-dessus indiquées.

» Pour cela, nous prenons environ 3 grammes d'huile d'œillette, que nous mettons dans un tube gradué ; ensuite, nous ajoutons quantité égale de l'essence à essayer, nous agitons le mélange, qui doit devenir d'un blanc laiteux si l'essence est pure, tandis qu'il reste transparent et n'offre aucun changement s'il y a de l'essence de térébenthine.

» On peut s'en rendre compte en essayant d'abord une essence pure, ensuite de l'essence de térébenthine; si l'essence est mêlée avec celle de térébenthine, même dans d'assez faibles proportions pour que le commerce puisse trouver encore quelque avantage à mélanger, l'on observera qu'elle se comporte comme la térébenthine elle-même, c'est-à-dire que le mélange ne se trouble pas, parce que les deux liquides se combinent parfaitement, tandis que l'essence pure présente toujours les mêmes caractères, c'est-à-dire que le mélange devient trouble et laiteux, et ne se clarifie qu'après quelques jours de repos.

» Pour faire cette expérience avec succès, il faut que le mélange des deux essences soit bien intime ; pour cela, voici le moyen qu'emploie le commerce : l'on prend l'essence pure, ensuite la quantité de celle de térébenthine que l'on veut y ajouter; on les place dans une bassine à bain-marie, ou dans une capsule, s'il y en a peu à mélanger; l'on chauffe jusqu'à ce que le mélange, qui est d'abord trouble, devienne transparent; par ce moyen l'on peut se rendre compte de l'exactitude du procédé.

» Le mélange qui se fait en mettant l'essence de térébenthine lorsqu'on distille les plantes se reconnaît de la même manière. »

Pour découvrir la présence de l'huile grasse dans une essence, on met l'essence suspecte dans une éprouvette graduée, et l'on verse dessus sept à huit fois son volume d'alcool ; celui-ci dissout l'essence et laisse intacte l'huile, qui se rassemble au fond, et dont on peut constater la quantité sur l'échelle de l'éprouvette.

On imbibe avec cette essence suspecte un peu de papier sans colle, et l'on chauffe doucement. Si l'essence est pure, elle se volatilise entièrement; mais si elle est allongée d'huile grasse, celle-ci reste dans le papier et y laisse une tache permanente.

Les essences sont d'autant moins fluides, que la quantité d'huile grasse qui a servi à les allonger est plus considérable.

Enfin, la distillation est un moyen sûr pour découvrir la présence des huiles grasses dans les essences, puisque les premières sont volatiles et les autres fixes.

Quand la fraude a consisté en un mélange d'alcool, on le reconnaît par une addition d'eau qui donne à ce mélange un aspect laiteux, parce que l'alcool s'unit à l'eau et met l'essence en liberté.

On arrive à un résultat plus précis en introduisant de l'eau dans un tube gradué jusqu'à une certaine hauteur, puis un peu d'essence soupçonnée, et agitant à plusieurs reprises le mélange. Abandonnant ensuite au repos, l'eau et l'alcool s'unissent et occupent la partie inférieure du tube, tandis que l'essence pure monte à la surface, où l'on peut mesurer son volume et le comparer à celui primitif de l'essence falsifiée.

Lorsqu'on soupçonne qu'une essence contient de l'alcool, on en prend une petite quantité dans laquelle on introduit un morceau de potassium gros comme une tête d'épingle. Ce métal prend un aspect blanc d'argent brillant, s'oxyde, s'agite avec un léger bruit, et disparaît en quelques minutes. La rapidité de cette oxydation paraît être proportionnelle à la quantité d'alcool contenue dans l'essence.

Dans son *Manuel d'analyses technico-chimiques*, M. P.-Al. Bolley a consacré un chapitre à l'examen des fraudes qu'on peut exercer sur les essences et certaines eaux aromatiques. Nous croyons, en conséquence, devoir extraire de ce travail ce qui nous a paru avoir le plus d'importance pour le parfumeur.

Parmi les mélanges frauduleux, dit M. Bolley, qu'on fait éprouver aux essences, il faut compter, principalement en fait de substances étrangères, l'alcool, les huiles grasses et les matières résineuses. Indépendamment de ces matières, on y mêle encore d'autres huiles essentielles à plus bas prix, telles que l'essence de térébenthine, l'essence de romarin et d'autres encore.

Examinons d'abord la manière générale dont les essences se comportent à cet égard, avant d'aborder les cas particuliers.

1° *Alcool.* — Quand l'alcool est mélangé en quantité un peu considérable à une essence, la fraude est facile à reconnaître en agitant cette essence avec de l'eau dans un tube gradué; après quelques instants de repos, le volume de l'essence a diminué, et celui de l'eau, qui s'est emparée de l'alcool, a augmenté.

Borsarelli a proposé de remplir aux deux tiers un tube gradué en verre avec l'essence suspecte, puis d'y jeter peu à peu de petits morceaux de chlorure de calcium, de fermer le tube, et, après 4 à 5 minutes pendant lesquelles on a agité plusieurs fois, d'introduire dans un bain-marie. Le chlorure de calcium se dissout dans l'alcool, et la couche d'essence diminue en proportion correspondante à celle de l'alcool contenu. S'il n'y a présence que d'une faible quantité d'alcool, le chlorure de calcium devient humide et pâteux, et enfin s'il y a absence d'alcool, ce chlorure n'éprouve aucun changement.

Bernouilli conseille de remplacer le chlorure de calcium par l'acétate de potasse, qui, employé de la même manière, se dissout aussi dans l'alcool, mais n'éprouve aucun changement dans les essences pures.

On propose aussi de découvrir, par exemple, dans l'essence de bergamote, la présence de l'alcool en agitant avec l'huile d'olive : l'alcool se sépare et l'huile grasse s'empare de l'essence. Le mélange s'opère avec une essence pure facilement et plus promptement.

Redwood recommande, pour découvrir l'alcool dans l'essence d'amandes amères, d'ajouter le double en volume d'acide nitrique, marquant au moins un poids spécifique de 1,42, à un petit échantillon d'essence. Si celle-ci est pure, il n'y a d'abord aucune réaction de la part de l'acide sur l'essence, qui surnage; mais, au bout de 2 à 3 jours, il y a transformation en acide benzoïque, qui cristallise et est coloré en jaune. Si l'essence renferme 8 0/0 d'alcool, il y a immédiatement dégagement de vapeurs rutilantes d'acide nitreux, et quand on se sert d'acide du poids spécifique de 1,5, ce même phénomène se développe, même quand l'essence ne renferme que 3 0/0 d'alcool.

Oberdörffer découvre la présence de l'alcool dans une essence par la propriété dont jouit un semblable mélange, de former de l'acide acétique sous l'influence de l'oxygène. L'appareil dont il se sert pour cet objet consiste dans la lampe sans flamme. Il verse 10 à 12 grammes de l'essence à essayer dans un plat, pose au milieu un pied en verre (le col d'une fiole de médecine), et par-dessus un verre de montre contenant depuis 25 jusqu'à 50 décigrammes d'éponge de platine ; enfin, il recouvre le tout d'une cloche de verre. Une bande de papier de tournesol, posée sur le verre de montre, passe bientôt au rouge s'il y a présence de l'alcool, et d'ailleurs les vapeurs d'acide acétique sont faciles à reconnaître à l'odorat.

2° L'*esprit de savon*, ou liniment savonneux alcoolique, se reconnaît à la mousse considérable qui se forme quand on agite l'essence. Si on ajoute un acide, on élimine une matière grasse qui parfois est concrète. La liqueur sur laquelle nage l'essence renferme en outre un alcali, indépendamment de l'acide ajouté.

3° Les *huiles grasses* épaississent un peu les essences, et, quand on agite, l'on voit adhérer des bulles d'air à la surface de l'essence suspecte. Une essence mélangée à 8 fois son poids d'alcool de 0,823 (40° Baumé) s'y dissout complètement. Une addition d'huile grasse (à l'exception de l'huile de ricin, qui est soluble dans l'alcool) devient ainsi facile à découvrir par la séparation qui s'opère.

Une essence allongée d'huile grasse donne sur le papier une tache qui ne disparaît point quand on chauffe.

4° Les *matières résineuses* restent également sur le papier; mais on peut les enlever par l'alcool, tandis qu'il n'en est pas de même des huiles grasses.

5° Les *huiles essentielles* d'une moindre valeur, qu'on mélange aux essences d'un prix élevé, ne sont pas du tout faciles à reconnaître. On a proposé pour cela, dans ces derniers temps, deux réactions au moyen desquelles on peut partager les essences en deux groupes.

On sait que quelques-unes des essences ne renferment pas d'oxygène, tandis que, dans la majeure partie d'entre elles, ce corps simple entre dans leur composition. M. Hoppe propose donc de s'assurer, par le moyen que voici, si une essence appartient à l'un ou à l'autre groupe.

Du nitroprusside de cuivre (qu'on prépare en précipitant un sel de cuivre soluble par le nitroprusside de sodium, réunissant et lavant le précipité sur un filtre, et le faisant sécher à 100° degrés centigrades) parfaitement sec, dont on prend gros comme une tête d'épingle, est bouilli pendant quelques minutes avec quelques gouttes d'essence dans un verre à expériences, puis on laisse le tout en repos. L'essence qui ne renferme pas d'oxygène, par exemple celle de térébenthine, donne un précipité vert ou vert bleuâtre, tandis que l'essence qui le surnage est incolore ou légèrement colorée en jaune. Dans les essences oxygénées qui sont exemptes de mélanges non oxygénés, le nitroprusside de cuivre devient noir, gris ou brun, et l'essence qui surnage acquiert une nuance plus foncée, c'est-à-dire jaune foncé, jaune-brun ou brun verdâtre.

Les essences qui se comportent comme l'essence de térébenthine sont celles d'orange, de néroli, de genièvre, de citron, de sabine, de moutarde et d'amandes amères. Celles qui se comportent différemment sont les essences de cumin, de fenouil, de lavande, de menthe frisée et de menthe poivrée, de mélisse, de marjolaine, de muguet, de sauge, d'absinthe, de semen-contra, de girofle, de cajeput, de sassafras, de cassie et de rue.

Les réactifs suivants n'opèrent pas de la même manière sur les essences des deux groupes.

Greville Williams a remarqué que quelques essences, dont on versait une goutte sur du papier qu'on avait préalablement plongé dans un solution d'azotate neutre de plomb, puis tenu dans une atmosphère d'hydrogène sulfuré, où il noircissait, blanchissaient ce papier après l'opération, tandis qu'il n'en était pas de même pour d'autres essences.

Le papier est blanchi par les essences de térébenthine, de menthe et de lavande, et aussi, suivant Overbeck, par celle du romarin, et il n'est pas blanchi par les essences d'orange, d'anis, de cassie, et, en outre, suivant Overbeck, par celles de citron, de sabine, de bergamote, de cajeput, de genièvre et de thym.

Cette propriété n'est donc pas, en définitive, en rapport avec la proportion d'oxygène qui entre dans la composition de l'essence; mais il est présumable que l'ozone, ou oxygène actif qu'elle renferme mécaniquement, et qui se forme dans l'essence de térébenthine, sous l'influence de la lumière solaire et l'agitation dans l'air atmosphérique, entre ici en jeu. Dans tous les cas, il sera nécessaire de rechercher si l'ancienneté, le mode de conservation, la différence dans l'éclairage lors des expériences, n'exercent pas une notable influence sur le résultat.

Maintenant, on appellera l'attention sur quelques cas spéciaux :

1° L'essence de néroli est parfois mélangée à l'essence de petit-grain, qui est d'un prix bien inférieur. On reconnaît la fraude en plongeant dans l'essence un morceau de sucre que l'on fait fondre dans l'eau, à laquelle l'essence falsifiée communique une saveur amère.

2° L'essence de rose, outre les mélanges indiqués, renferme parfois du blanc de baleine. En plongeant les flacons qui renferment cette essence dans de l'eau de 25 degrés centigrades, l'essence devient fluide et le blanc de baleine se dépose. Indépendamment de ce mode d'essai, il faut aussi poursuivre l'épreuve, comme on l'a dit ci-dessus à l'occasion des fraudes par les huiles grasses. Lorsque les flacons renferment, ainsi qu'il arrive assez souvent, une gelée translucide qui n'est simplement qu'imprégnée et recouverte d'essence de rose, il faut encore avoir recours à la chaleur, et celle de la main suffit pour constater l'addition frauduleuse.

On se sert aussi souvent d'essence de géranium pour sophistiquer celle de rose. Parties égales d'essence de rose et d'acide sulfurique du commerce présentent l'odeur non altérée de la rose, tandis que l'essence de géranium acquiert une odeur très forte et désagréable, de façon qu'on a là un moyen assez certain de s'assurer que cette dernière essence a été ajoutée à celle de roses. L'essence de bois de rose, dont on se sert aussi pour falsifier l'essence de rose, est, de même que l'essence de géranium, noircie par l'acide sulfurique, tandis que celle de rose reste incolore. On reconnaît encore ces deux dernières essences, quand elles ont été ajoutées à celle de rose, en ce que le mélange, déposé dans un verre de montre, près d'un autre verre où l'on a mis un peu d'iode, le tout placé sur un plat qu'on recouvre d'une cloche en verre, ne tarde pas à passer au brun et même au noir par l'action de l'iode qui s'évapore, tandis que l'essence de rose pure reste incolore.

3° L'essence de cassie est souvent étendue avec l'essence de girofle. M. Ulex soumet à une épreuve, par les moyens suivants : l'essence de cassie véritable, chauffée dans un verre de montre, répand des vapeurs douces d'une odeur agréable, tandis que s'il y a présence d'essence de girofle, ces vapeurs sont âcres et provoquent la toux.

Avec l'acide nitrique fumant, l'essence de cassie véritable ne mousse pas, mais cristallise ; l'essence de girofle mousse et laisse une huile colorée en brun-rouge.

Une lessive concentrée de potasse caustique ne fait pas prendre en masse l'essence de cassie, tandis que celle qui renferme de l'essence de girofle se prend en masse.

Une à deux gouttes d'essence de cassie véritable, dissoute dans l'alcool, passent au brun pur par l'addition de quelques gouttes d'une solution de chlorure de fer ; l'essence de girofle traitée de même devient bleue quand elle est récente, et verte quand elle est ancienne ; et les mélanges fournissent une coloration entre le brun et le vert.

4° On remplace souvent, dans le commerce, l'essence d'amandes amères par le nitrobenzole, auquel on a aussi donné le nom d'essence de mirbane. L'odeur de ce produit présente bien quelque différence avec celle de l'essence d'amandes amères, mais si peu qu'il n'y a que les personnes exercées qui puissent en faire la différence. Du reste, on ne substitue pas seulement l'essence de mirbane à celle d'amandes amères, on la mélange aussi dans un but frauduleux à cette dernière.

Pour reconnaître, d'une manière sûre, cette sophistication, on peut, d'après M. Maisch, avoir recours à la manière dont le nitrobenzole se comporte vis-à-vis d'une solution alcoolique de potasse. Ainsi, tandis que l'essence d'amandes amères véritable, traitée par cette solution alcoolique, se transforme en acide benzoïque qui se combine à la potasse, le nitrobenzole, sous la même influence, se transforme en une résine brun foncé, qui, insoluble dans l'eau, mais soluble dans l'alcool ou l'éther, donne des cristaux jaunes.

L'épreuve se fait de la manière suivante : on prend environ 1 gramme de l'essence suspecte que l'on dissout dans 8 grammes d'alcool, on ajoute 1 gramme d'hydrate de potasse, on chauffe le tout jusqu'à ce qu'on ait chassé les deux tiers de l'alcool, et on abandonne au repos. Si l'essence d'amandes amères est pure, on n'obtient qu'une liqueur colorée en jaune-brun, sans aucune formation de cristaux, liqueur qui, mélangée avec l'eau, forme un liquide limpide. Si au contraire elle contient du nitrobenzole, il s'en sépare, suivant le degré de la sophistication, une proportion plus ou moins grande d'une masse dure, brune, cristalline, tandis que la liqueur alcaline qui surnage est incolore.

Les eaux aromatiques ou les eaux distillées sont des dissolutions d'essences dans l'eau, qu'on opère, soit par distillation, soit par addition d'essence. On substitue souvent aussi des essences de moindre valeur à celles d'un prix plus élevé ; mais si les moyens d'investigation présentent de l'incertitude quand il s'agit des essences, ils sont bien moins sûrs encore quand on veut s'assurer de la légitimité des eaux aromatiques.

Pour constater la présence de l'alcool dans les huiles essentielles, M. J.-J. Bernouilli a conseillé, avons-nous dit plus haut, d'introduire dans l'essence un peu d'acétate de potasse pulvérisé qui se dissout dans l'alcool. La dissolution se sépare de l'essence et se rassemble au fond du tube dans lequel on opère.

On peut aussi soumettre le mélange à la distillation au bain-marie. L'alcool passe dans le récipient, entraînant seulement une trace d'huile volatile; on le reconnaît à l'odeur et au goût. S'il existe le moindre doute, on ajoute au produit de la distillation un peu d'acétate de potasse et d'acide sulfurique dilué; on chauffe dans un tube jusqu'à l'ébullition, et s'il y a de l'alcool, on percevra l'odeur caractéristique de l'éther acétique.

Dosages des essences parfumées; procédé de M. Albert Levallois.

Le procédé suivant a été imaginé par M. Alb. Levallois pour doser les essences dans les liquides aqueux où elles se trouvent diffusées. Il consiste à verser de l'eau bromée dans le liquide parfumé. La coloration jaune caractéristique des brômes disparaît tant que toute l'essence n'est pas combinée au métalloïde; elle persiste à un moment qu'il est facile de constater avec précision, et il suffit de mesurer la quantité de brôme ajoutée pour en conclure exactement la quantité d'essence. Les dosages pour les liquides colorés sont d'autant plus sûrs que la concentration de la solution étudiée est plus grande. M. Alb. Levallois a cherché un moyen de concentration des eaux parfumées par les essences, et il y est parvenu par un procédé qui semble, à première vue, en contradiction complète avec les notions acquises en fait de distillation.

Si l'on fait chauffer dans un alambic un mélange d'eau et d'essence parfumée, cette dernière bouillant à une température bien plus élevée que l'eau, on peut admettre *a priori* que le condensateur ne recevra d'abord que l'eau. Or, il n'en est rien; si l'on adapte à l'alambic un réfrigérant ascendant, renvoyant constamment à la chaudière le liquide condensé, on constatera bientôt que toute l'essence s'accumule dans le réfrigérant, avec une quantité d'eau extrêmement restreinte.

Ce fait, qui semble d'abord paradoxal, s'explique en remarquant que la vapeur d'eau qui sort de l'alambic est très loin d'être saturée d'essence; par suite, un certain volume de cette vapeur peut se condenser dans le réfrigérant ascendant sans abandonner l'essence. A côté de son intérêt purement analytique, la découverte de M. Levallois se présente comme devant avoir une véritable importance industrielle.— (*La Nature*).

Compte-goutte.

On a souvent besoin, dans la parfumerie, de verser seulement quelques gouttes d'essences, de solutions, de teintures, ou de substances volatiles liquides, pour donner à certains produits une légère odeur de ces matières, et les aromatiser comme il convient. Jusqu'à présent cette opération a été faite au hasard, mais M. J. Salleron a inventé depuis peu, pour cet objet, un *compte-goutte* (fig. 18), dont nous allons faire connaître la construction.

Cet appareil se compose d'un petit flacon à écoulement constant, laissant tomber goutte à goutte, d'une manière très régulière, le liquide qu'il contient; les dimensions de l'orifice d'écoulement sont calculées pour que le poids d'une goutte d'eau distillée soit de 5 centigrammes : 20 gouttes d'eau, ainsi recueillies, pèsent donc exactement 1 gramme; et cette exactitude est si grande que ces 20 gouttes, étant comptées à plusieurs reprises et pesées à la balance d'analyse, donnent toujours le même poids, à quelques milligrammes près.

Tous les liquides ne possèdent pas le même poids spécifique, ni la même cohésion; il en résulte que les gouttes des divers liquides pèsent des poids très différents.

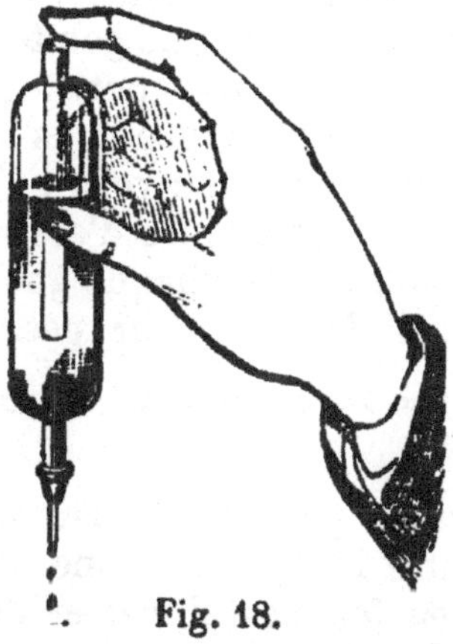

Fig. 18.

M. Salleron a déterminé, par expérience, le poids d'une goutte des liquides les plus habituellement employés en médecine et le nombre de gouttes de ces liquides représentant 1 gramme; mais ses expériences ne s'étant pas étendues aux liquides employés dans la parfumerie, nous allons chercher à y suppléer de manière à rendre le compte-goutte d'un emploi usuel dans les mains du parfumeur.

On peut très bien admettre que le nombre des gouttes de corps liquides divers qui représentent 1 gramme, est en raison inverse de la densité de ces liquides, et en se rappelant que le compte-goutte est établi pour qu'une goutte d'eau distillée qu'on en fait écouler pèse 5 centigrammes, ou que 20 gouttes de cette eau pèsent 1 gramme, on pourra opérer comme dans les exemples ci-après.

Supposons qu'il s'agisse d'ajouter 1 gramme d'essence de citron à une préparation quelconque.

On dira : puisque l'essence de citron a une densité de 0,847, celle de l'eau étant 1, on peut faire la proportion suivante :

1, densité de l'eau : 0,847, densité de l'essence :: x : 39. D'où l'on tire : $x = 23{,}6$, ce qui veut dire qu'il faut laisser écouler de 23 à 24 gouttes de l'essence pour en avoir 1 gramme. Une goutte d'essence de citron, versée par le compte-goutte, pèse donc 42 milligrammes 2, et cette donnée nous suffit pour résoudre un second problème que voici :

Il s'agit d'ajouter 6 décigrammes d'essence de citron à un alcoolat. Dans ce cas, chaque goutte pesant 42 milligrammes 3, il faudra, pour peser 6 décigrammes $\frac{0^{gr}.06}{0.00423} = 14$ gouttes 18 ou environ 15 gouttes.

On propose encore de partager 16 grammes d'essence de menthe entre 25 flacons d'une préparation quelconque. Combien faudra-t-il verser de gouttes dans chaque flacon ?

On dira : l'essence de menthe a une densité de 0,85, par conséquent, d'après ce qui a été dit ci-dessus, une goutte devra peser 42 milligr. 51. Les 16 grammes d'essence en renfermeront donc 3,763 gouttes, et on pourra en répartir à peu près 150 gouttes dans chaque flacon.

On peut opérer de même pour les dissolutions alcooliques, mais pour cela, il faut avoir sous les yeux la table des densités, dressée par Gay-Lussac, pour des mélanges divers d'alcool et d'eau, qu'on trouve dans le *Manuel du Liquoriste*, qui fait partie de l'*Encyclopédie-Roret*.

Par exemple, on demande d'ajouter à une préparation 2 grammes d'une teinture alcoolique marquant 90° à l'alcoomètre de Gay-Lussac. A ce degré, l'alcool a une densité de 0,8326, et par conséquent une goutte versée par le compte-goutte a un poids de 24 milligrammes 02; il sera donc nécessaire de laisser écouler 83 à 84 gouttes de celui-ci pour compléter les deux grammes.

On le voit, tout se réduit à établir les densités des liquides, chose qu'on peut reconnaître à l'aide d'un aréomètre ou d'un alcoomètre très précis, sans qu'il soit nécessaire d'avoir recours à des pesées qui exigent des instruments extrêmement délicats quand il s'agit de plus petites quantités, et qui sont toujours des opérations longues et réclamant des soins minutieux, soins dont dispense le compte-goutte et un calcul bien simple.

Nous ne prétendons pas qu'on arrive ainsi à une exactitude absolue, parce qu'il faudrait tenir compte de la viscosité ou cohésion des liquides et surtout de la température, mais nous sommes persuadés que le procédé est parfaitement suffisant dans la pratique, et c'est le motif qui nous a déterminé à le faire connaître.

Pour faire usage du compte-goutte de M. Salleron, on ouvre le flacon, on y verse le liquide qu'on veut mesurer, on referme, et on retourne le flacon sens dessus dessous; le liquide s'échappe goutte à goutte par le tube soudé dans le bouchon.

On peut interrompre instantanément l'écoulement en appuyant le doigt sur l'extrémité du tube soudé sur le fond du flacon.

Le bec d'écoulement doit être entretenu très propre et très sec, et il faut l'essuyer et le laver avec soin chaque fois qu'on s'en est servi.

Noël, au laboratoire de l'Ecole supérieure de pharmacie de Nancy, a fait connaître un procédé simple et rapide pour différencier les essences d'aurantiacées.

Dans un tube, il verse 5 gouttes d'essence et 1 centimètre cube d'acide chlorhydrique pur et concentré. Il agite à froid : il se produit une coloration allant du jaune citron au rouge brun. Après une minute de contact, on ajoute de 7 à 8 centimètres cubes d'alcool à 90°, la coloration se détruit, change ou s'accentue : ainsi le néroli passe au rose clair; le petit grain, le portugal, l'orange amère se décolorent; le cédrat et la bergamote donnent du violet, etc.

TABLE DES MATIÈRES

CHAPITRE III.

Généralités sur la Parfumerie.

CHAPITRE IV.

Eaux aromatiques distillées. Esprits d'odeurs.

CHAPITRE V.

Couleurs, Infusions, Teintures, Esprits, Alcools aromatisés, etc.

CHAPITRE VI.

Préparation des Essences et des Parfums.

FIN DE LA TABLE DES MATIÈRES
DU TOME PREMIER.

BAR-SUR-SEINE. — IMP. Ve C. SAILLARD.

Spotted something that isn't quite right?

Let us know and we'll fix it for future reprints.
And as a thank you for your diligence, we'll
send you a free Sothis book of your choice.

publisher@sothis.press

This page intentionally left blank

Made in the USA
Monee, IL
08 November 2026

67812131R00215